INES MARIA SCHULZ

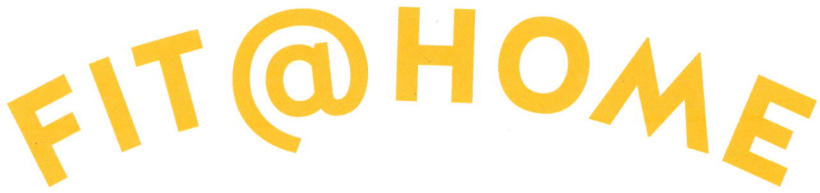

Rezepte gegen
Extrapfunde im Homeoffice

FOTOGRAFIE: JOCHEN ARNDT

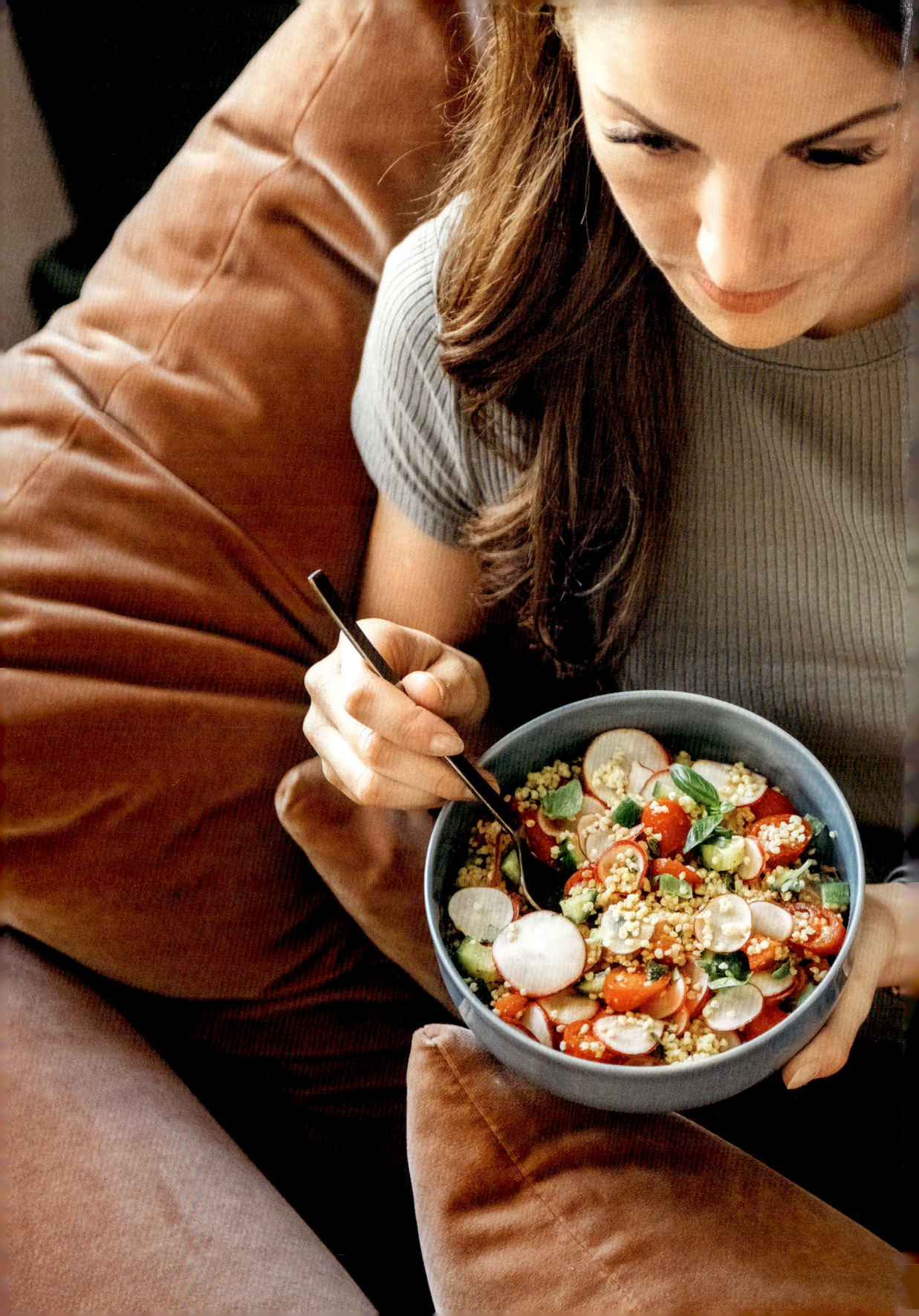

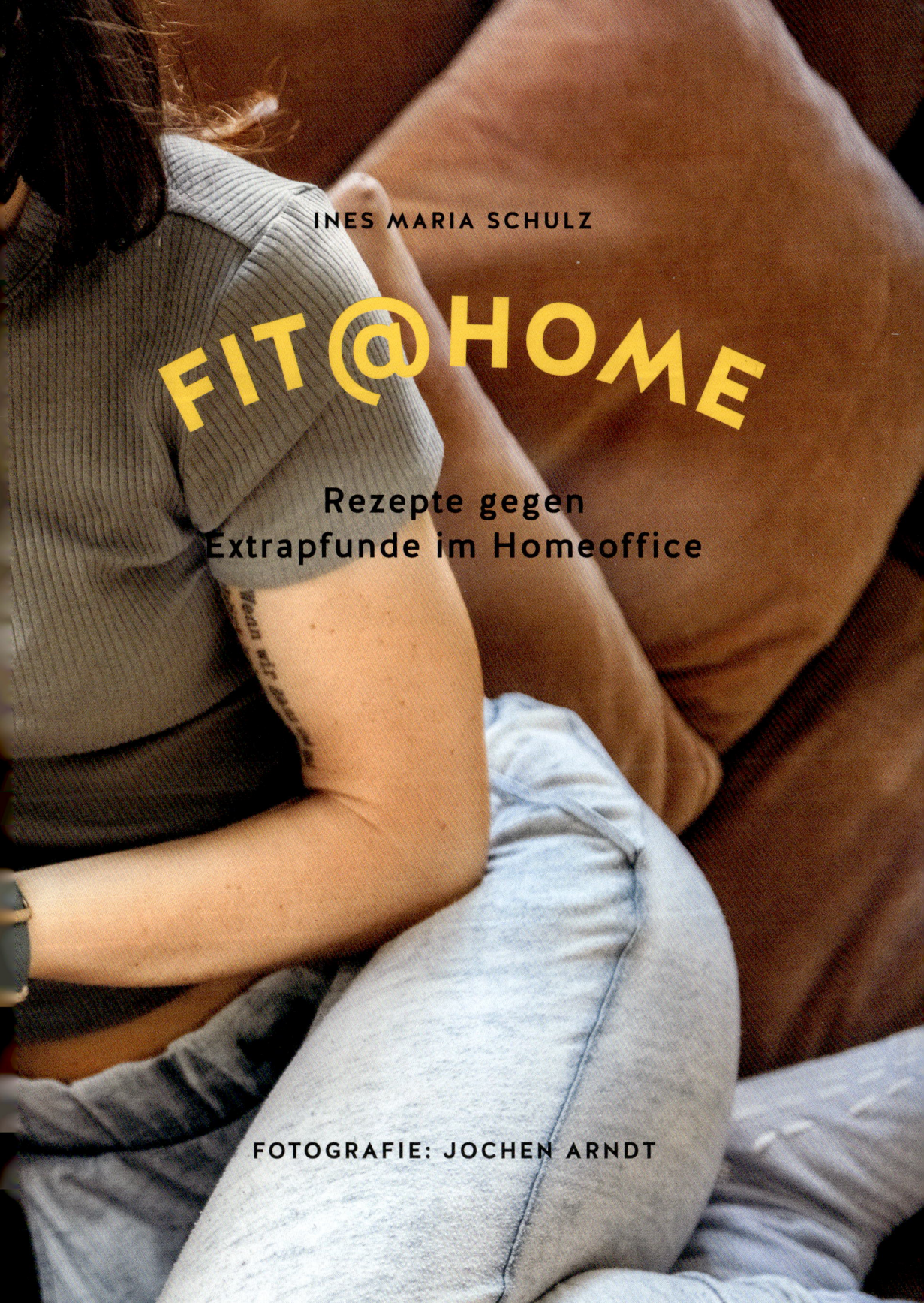

INES MARIA SCHULZ

FIT@HOME

Rezepte gegen
Extrapfunde im Homeoffice

FOTOGRAFIE: JOCHEN ARNDT

INHALT

SERVICE

REZEPTE

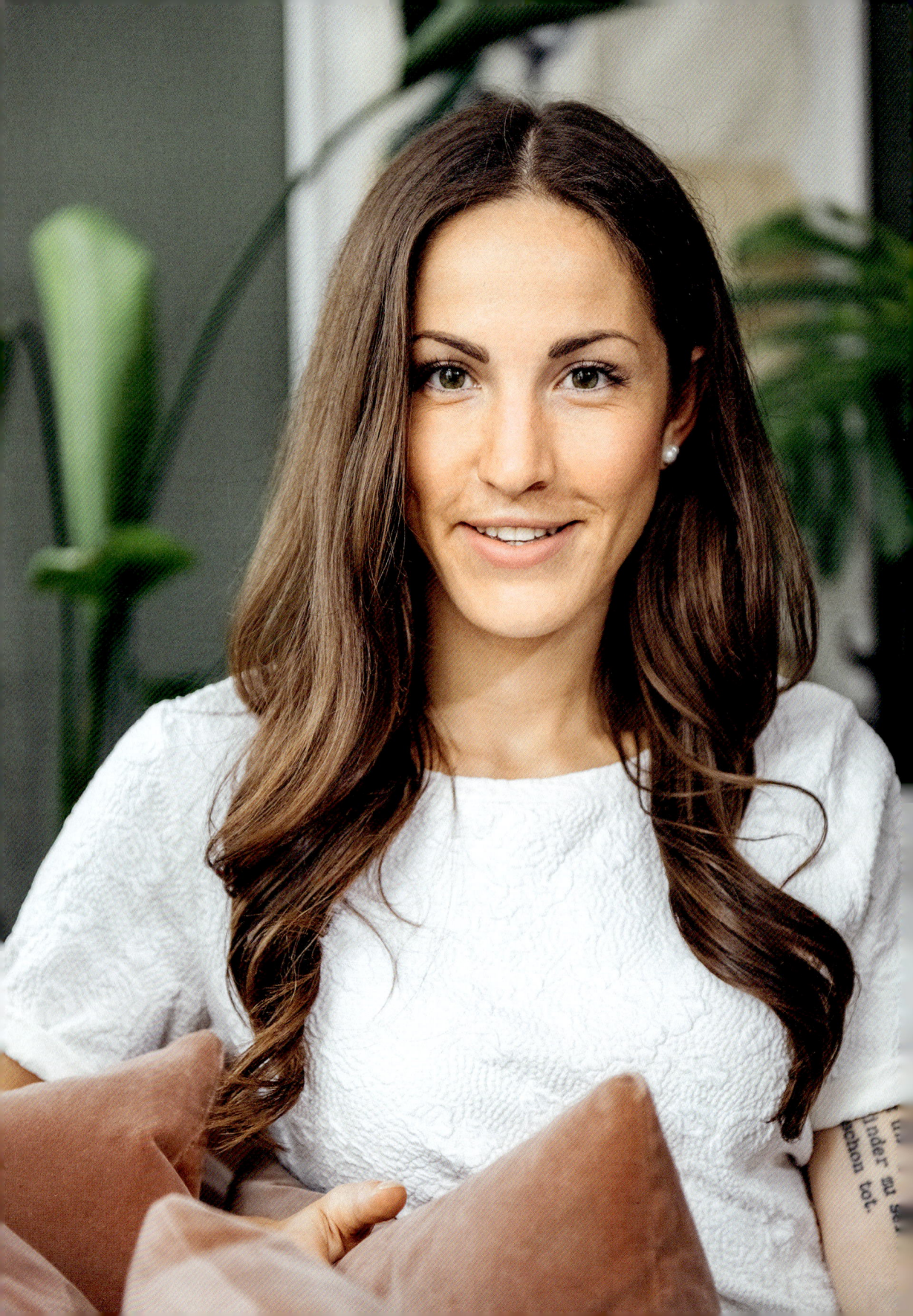

VORWORT

In meinem Job als Personal-Trainerin und Gesundheits-Coach habe ich tagtäglich mit Menschen zu tun, die vor denselben Herausforderungen stehen: Gewichtszunahme, Energietiefs, persönlicher Stress, schlechter Schlaf, Rücken-, Nacken- und Knieschmerzen, aber auch ein allgemeines Unwohlsein im Körper, was sich dann auch als mangelndes Selbstbewusstsein äußert, sind die Zustände, aus denen meine Kunden sich befreien möchten.

Vor allem seit die Zeiten mit Lockdown und Homeoffice begonnen haben, sind diese Beschwerden deutlich mehr geworden. Habt auch ihr euch durch die mangelnde Bewegung zu Hause am Schreibtisch und durch den sehr verkürzten Weg zum Kühlschrank schleichend gehen lassen? Gibt es nicht auch bei euch die Tage, an denen ihr nur noch eine Jogginghose tragt? Wenn ja, dann seid ihr damit auf jeden Fall nicht alleine! Aber keine Sorge, mit meinem Konzept für fit@home könnt ihr wieder in die Spur kommen, sodass ihr euch körperlich, aber vor allem auch mental wieder deutlich besser fühlt. Euer Energielevel wird sich verbessern, ihr könnt die im Homeoffice dazugewonnenen Kilos Schritt für Schritt nachhaltig verlieren und problemlos auch von zu Hause aus mehr Bewegung in den Alltag integrieren.

Manchmal kommen von neuen Kunden erst einmal kritische Blicke zu den Tipps und Ernährungsumstellungen, die ich ihnen an die Hand gebe. Aber es hat sich bis jetzt für jeden gelohnt, mir sein Vertrauen zu schenken. So wünsche ich mir von Herzen, dass auch du mir vertraust und dein Leben im Homeoffice so gestalten kannst, dass auch du das Beste für dich persönlich herausholst.

Eine Sache ist mir noch wichtig: Alle Tools im Buch sind zwar zunächst mit klaren Grenzen abgesteckt, das bedeutet aber nicht, dass du sie nicht für dich persönlich anpassen kannst. Ich möchte die Menschen dazu bringen, ihren Körper so gut kennenzulernen, dass sie selber spüren, was ihnen guttut. Wenn der Blutzucker stabil und der Darm gesund ist, dann entwickelt sich das Gespür dafür am allerbesten!

Viel Spaß und Erfolg im Homeoffice mit fit@home wünscht euch

Ines

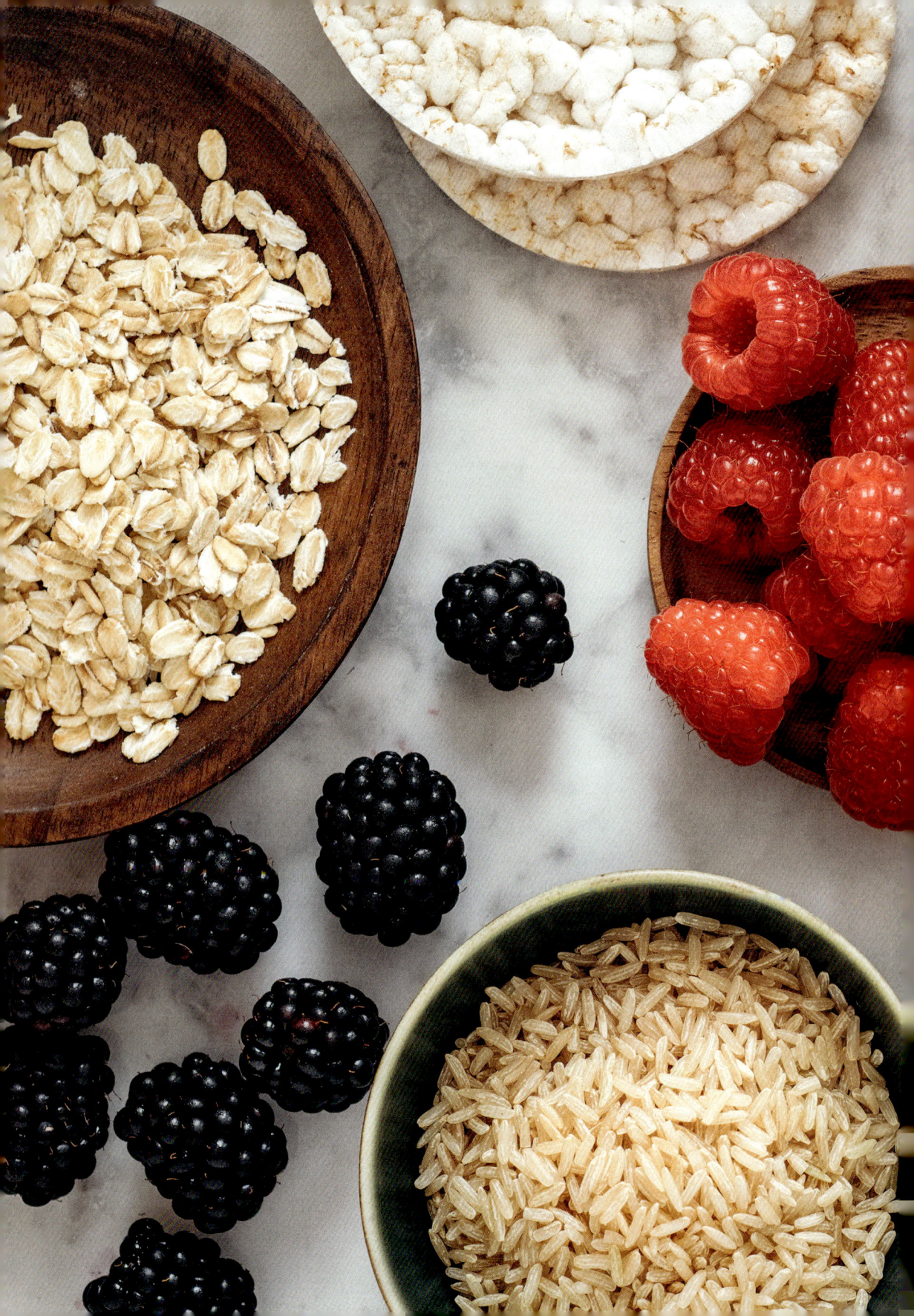

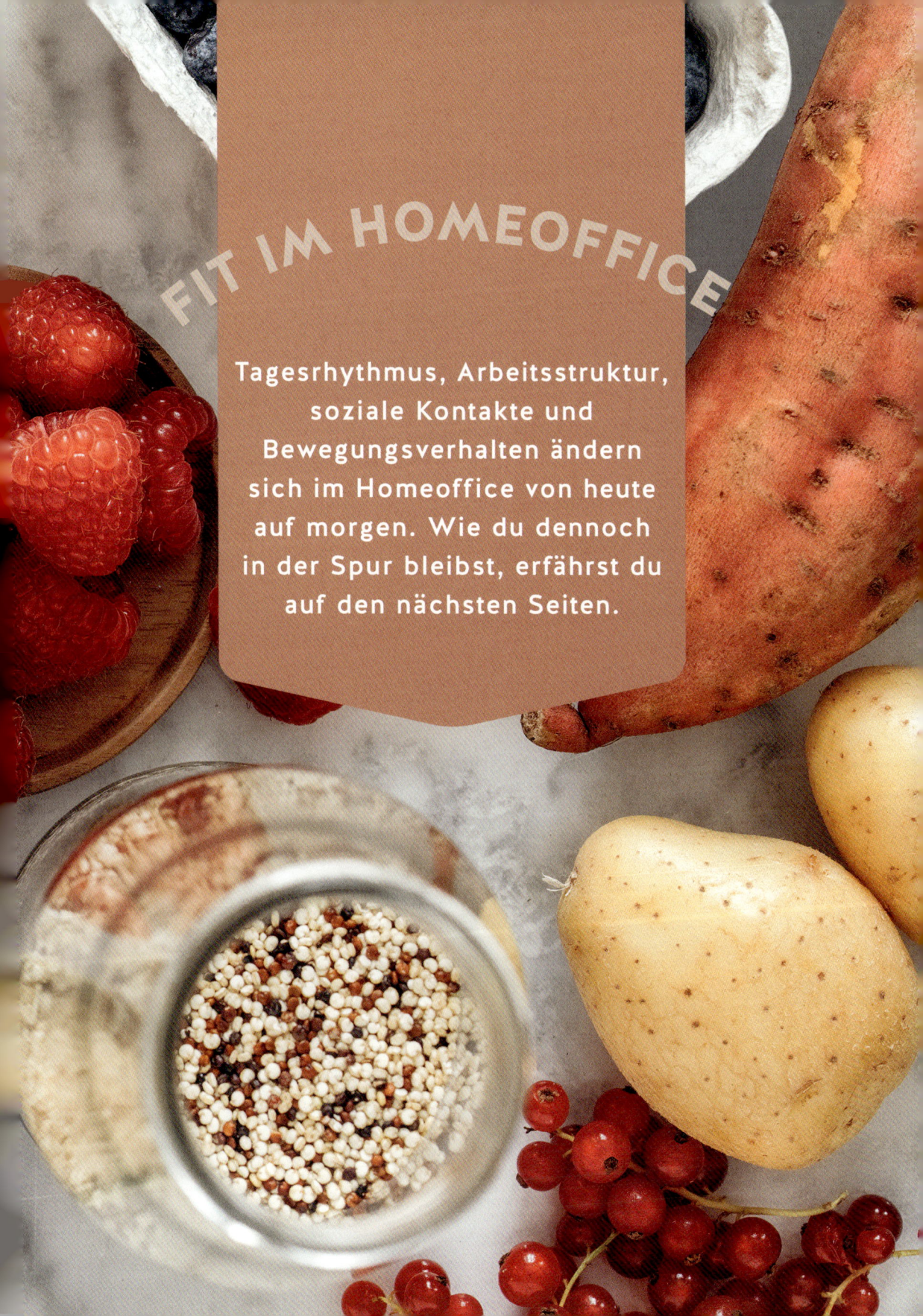

FIT IM HOMEOFFICE

Tagesrhythmus, Arbeitsstruktur, soziale Kontakte und Bewegungsverhalten ändern sich im Homeoffice von heute auf morgen. Wie du dennoch in der Spur bleibst, erfährst du auf den nächsten Seiten.

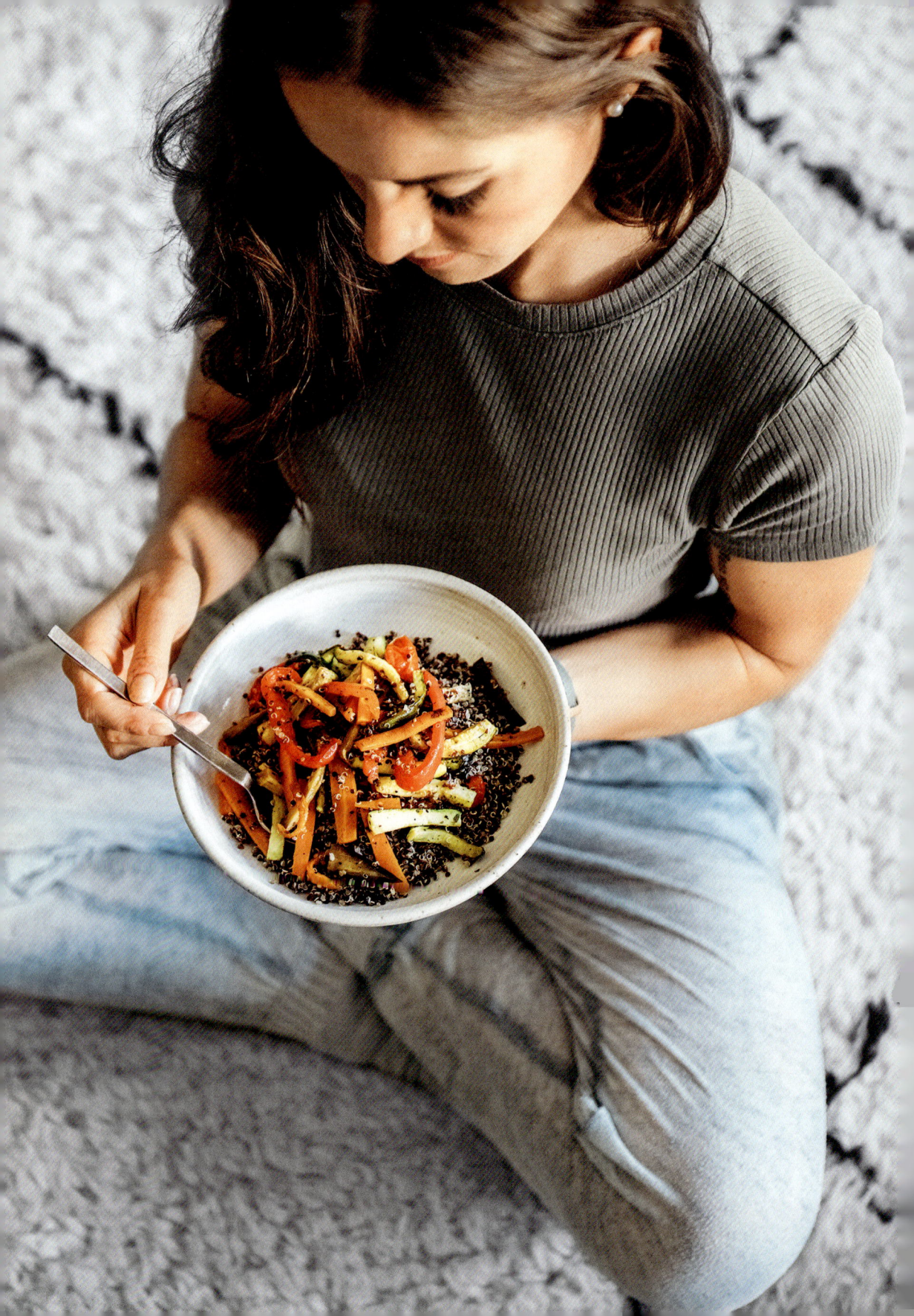

DAS MACHT HOMEOFFICE MIT UNS

Durch äußere Umstände haben sich in relativ kurzer Zeit viele Arbeitsbedingungen verändert: Es wird viel mehr zu Hause gearbeitet. Meetings finden per Video Calls statt, viele halten sich teilweise kaum noch im Büro auf. Das hat nicht nur Einfluss auf die Arbeitskultur, sondern auch auf unsere Lebensbedingungen.

Homeoffice hat viele Vorteile: Man spart sich den Arbeitsweg, sieht die Familie und die Kinder mehr, die Arbeitszeiten sind flexibler und auch anstrengende Dienstreisen und Flüge fallen weg. Trotzdem ist zu beobachten: Das verstärkte Arbeiten im Homeoffice hat zunehmend negative Auswirkungen auf unsere physiologische und mentale Gesundheit.

Homeschooling unter einen Hut bringen zu müssen, führen zu ungesundem Essverhalten und somit auch zu einer Gewichtszunahme. In diesem ganzen Teufelskreis wird Sport gerne vernachlässigt, denn direkt von der Arbeit zum Fitnessstudio zu gehen, fiel vielen leichter, als sich von zu Hause aus nochmals auf den Weg zu machen.

DER KÖRPER IM HOMEOFFICE

Zuhause fehlen ergonomische Arbeitsplätze, stattdessen wird am Küchentisch oder in der Abstellkammer gearbeitet: Unbequeme Stühle, zu tiefe Tische und Platzmangel lassen Rücken-, Nacken- und andere Schmerzen zunehmen. Gerade, wer vorher den Arbeitsweg zu Fuß oder per Fahrrad zurückgelegt hat, bewegt sich deutlich weniger. Der Kühlschrank ist immer in der Nähe, oft verschwimmen die Grenzen zwischen Arbeit und Pausen – vielen fehlt eine Esskultur und -struktur. Auch die mentalen Mehrbelastungen, wie zum Beispiel als Single permanent alleine zu sein oder als Familie Arbeit und

MENTALE AUSWIRKUNGEN

Mehr Homeoffice bedeutet für viele auch oft mehr Ablenkung – etwa durch Hausarbeit, Kinder oder auch mal den Postboten, der klingelt. Es steigt das mentale Stressempfinden. Auch mehr Arbeit zu sonst untypischen Zeiten, weil man sich nicht mehr im Office ein- und auscheckt, sondern beinahe immer erreichbar ist, löst Stress aus. Gleichzeitig verschwimmen die Grenzen zwischen Arbeits- und Freizeit. Zusätzlich ist es für einige Personen belastend, weniger Sozialkontakte mit Arbeitskollegen zu pflegen, sie fühlen sich weniger gesehen, alleingelassen und der Austausch fehlt ihnen.

IM HOMEOFFICE

Damit wir uns den Herausforderungen im Homeoffice stellen können, muss unser Körper die richtige Tankfüllung erhalten. Das ist vergleichbar mit der Pflege eines Sportwagens. Ein Auto auf der Rennstrecke bekommt den besten Sprit und eine hervorragende Ausstattung, damit es Leistung erbringen kann. Genauso braucht das Gehirn die richtige Nahrung, um auf Hochtouren arbeiten zu können.

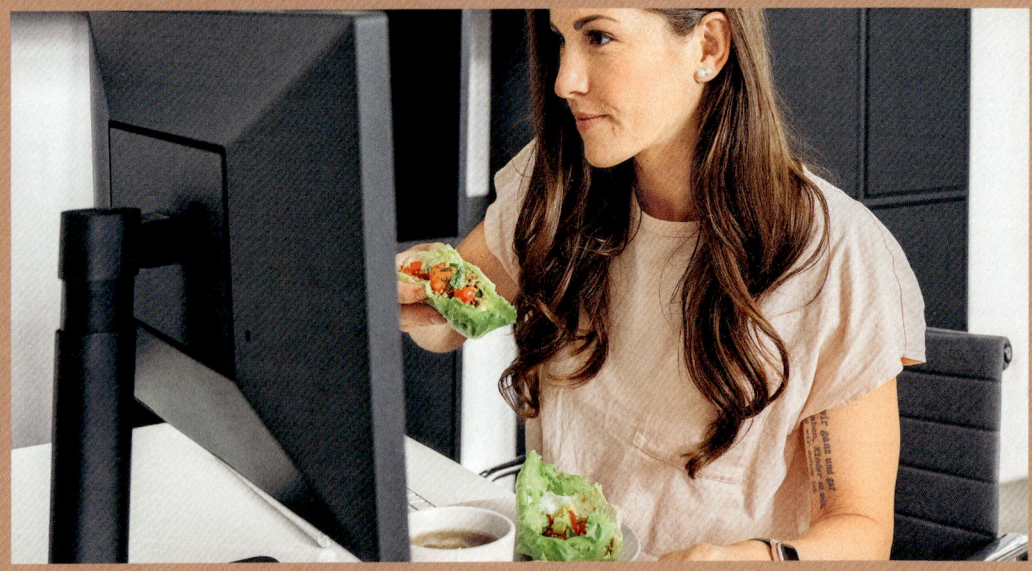

Wird morgens gar nichts gegessen oder schnell ein Brötchen mit Marmelade oder ein »Fruchtjoghurt«, der viel Zucker enthält, heruntergeschlungen? Mit einem solchen Start in den Tag kann der Motor nicht richtig laufen und der Tank ist auch schnell wieder leer. Meine Ernährungstipps, die Rezepte und die Lifestyle-Cues garantieren dir einen energiereichen Kickstart in den Tag, der deine Aufmerksamkeit lange hoch hält. Die leckeren super-easy Gerichte machen dich lange satt, sind blutzuckerfreundlich und verhindern so Energietiefs und Heißhungerattacken, sie pflegen deinen Darm und bringen deine Hormone in Balance. Wer seinen Arbeitstag mit meinen Tipps strukturiert, wird garantiert ausgeglichener und mental stärker, weil Routinen den Tag effizienter gestalten. Probier es doch gleich aus!

Meal Prep hilft an stressigen Tagen.

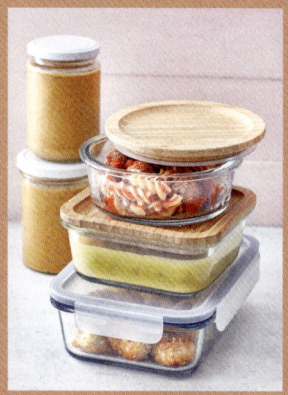

MEINE REZEPTE SIND ZUCKERARM BIS ZUCKER-FREI.

GESUNDE, NATUR-BELASSENE FETTE SIND GUT FÜR **HERZ UND HIRN!**

IHR BEWEGT EUCH WENIG? Dann esst kohlenhydratarm.

Verzichtet auf potenzielle Allergene wie Kuhmilch, Soja und gluten-haltiges Getreide.

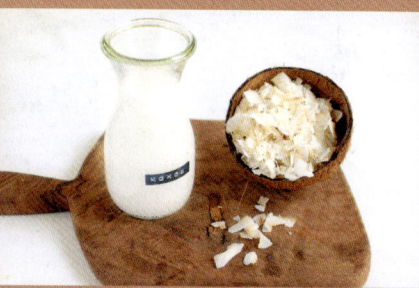

WER MEHR UND INTENSIVER SPORTELT, DARF ETWAS MEHR KOHLENHYDRATE AUF DEN TELLER LEGEN.

Sättigend, lecker und mit Freude gemacht!

Versorge dich individuell an deinen Kalorien- und Makronährstoffbedarf angepasst:

MEHR MUSKULATUR
+ WENIGER KÖRPERFETT
+ MEHR BEWEGUNG
= MEHR KOHLENHYDRATE

TANKT REICH-LICH PROTEINE UND BALLAST-STOFFE!

BLUTZUCKER UND KOHLENHYDRATE

Wer vor Lockdown-Zeiten noch nie im Homeoffice gearbeitet hat, wird feststellen, dass es gar nicht so einfach ist, im privaten Umfeld auf Arbeitsmodus umzuschalten, diszipliniert am Ball zu bleiben, Tagesstrukturen aufzubauen und den Energielevel gleichbleibend hoch zu halten.

Mit dem richtigen Frühstück werden körpereigene Signale – sogenannte Neurotransmitter – aktiviert, die uns mit Motivation, Konzentration und einem ausgeglichenen Energielevel in den Tag starten lassen. Außerdem wird morgens mit dem ersten Bissen im Hormonsystem die Basis für den gesamten Tag gelegt. Der wichtigste Faktor dafür ist ein stabiler Blutzuckerspiegel, denn das blutzuckersenkende Hormon Insulin und die blutzuckersteigernden Stresshormone Cortisol, Adrenalin und Glukagon beeinflussen den gesamten Hormonzyklus:

→ Essen wir zum Frühstück hauptsächlich Kohlenhydrate (Brötchen, Müsli, Porridge, Früchte, Toast, Marmelade, Fruchtsaft) oder Lebensmittel mit Nahrungsallergenen (Kuhmilch, Gluten, Soja), die eine Stressreaktion im Immunsystem auslösen, dann wird der Blutzucker direkt oder indirekt erhöht. Da der überschüssige Zucker im Blut bei geringer körperlicher Aktivität, die das Homeoffice oft mit sich bringt, zur Speicherung in die Zellen abtransportiert werden muss, wird vermehrt Insulin ausgeschüttet. Insulin gibt den Zellen das Signal, dass sie sich für die Zuckerspeicherung öffnen. Meist sinkt der Blutzucker dann so stark, dass nach einer Weile ein Tief kommt und der Körper nach neuem Zucker verlangt. Es beginnt also ein Dilemma von Blutzucker-Aufs und -Abs und das führt zu Energietiefs, Heißhungerattacken und der Ausschüttung von Entspannungssignalen: Wir werden müde.

MUSKELN UND BEWEGUNG SIND WICHTIG

Dasselbe gilt auch für den weiteren Tagesverlauf, denn wenn wir viel sitzen und im Verhältnis zu wenig Muskelmasse zu viel Körperfett haben, dann wandelt die Leber allen überschüssigen Zucker direkt in Fette um, die dann eingespeichert werden und sich vor allem um die Körpermitte an Bauch und Hüfte zeigen. Man spricht von subkutanem (unter der Haut) und viszeralem Fett, das die Organe umgibt.

ISS DICH FIT!

Zum Frühstück startest du mit Protein, guten Fetten, Vitaminen und Ballaststoffen. Tagsüber snackst du dich mit guten Fetten, Ballaststoffen und/oder Protein aus dem Konzentrationsloch. Mittags darf es eine kleine Portion ballaststoffreiche Kohlenhydrate, Protein, etwas Fett und Gemüse oder ein Low-Carb-Gericht sein. Abends gibt es Kohlenhydrate, etwas Protein, weniger Fett und Gemüse oder eine Low-Carb-Mahlzeit.

Ein muskulöser und aktiver Körper hat einen effektiveren Motor und einen größeren Tank. Der Motor verbrennt die Kohlenhydrate und der Tank speichert sie. Und natürlich wird bei viel Bewegung auch mehr Brennstoff benötigt. Aber ein Auto, das nur herumsteht, braucht weder eine neue Tankfüllung noch einen laufenden Motor. Da man im Homeoffice viel sitzt, läuft der Motor kaum und der Kohlenhydrattank ist bereits voll. Es ist also einerseits sinnvoll, bei primär sitzenden, körperlich inaktiven Tätigkeiten tendenziell weniger Kohlenhydrate zu essen und den Fokus mehr auf Protein, gute Fette und Ballaststoffe zu setzen. Andererseits kannst du deinen Tank vergrößern und deinen Motor verbessern, indem du mit Krafttraining Muskulatur aufbaust. Um den Tank immer wieder zu leeren, ist es zusätzlich wichtig, auch in den Alltag genügend Bewegung zu integrieren: Stretching, Spaziergänge und kurze Bewegungspausen eignen sich gut. Schau doch mal zu den Seiten 102 bis 105 und 160 bis 163. Dort

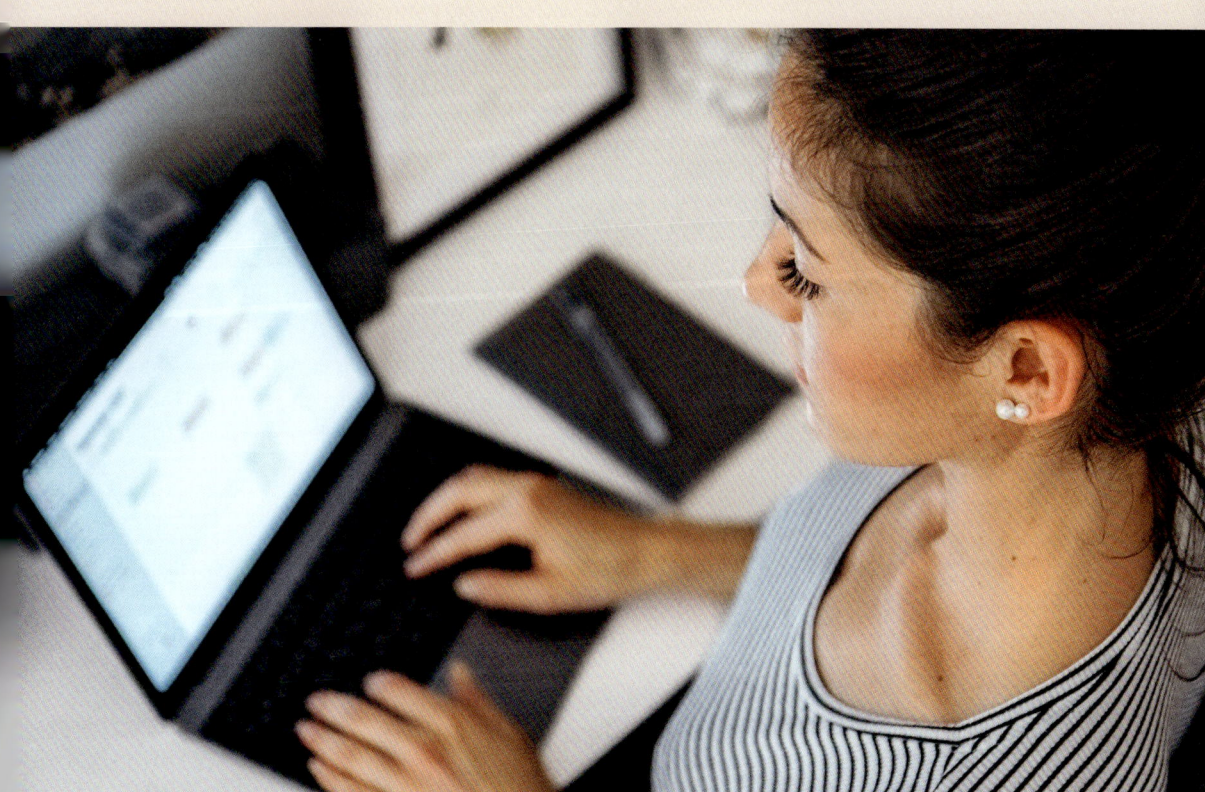

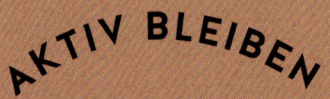

AKTIV BLEIBEN

Im Homeoffice leidet häufig beides: die richtige Ernährungsweise und genügend Bewegung. Die Kombination aus Bewegung im Alltag, wie Fahrradfahren, zum Einkaufen laufen, spazierengehen, Stretching, Yoga und zusätzlich mindestens zwei intensivere Krafttrainingseinheiten pro Woche spielt eine sehr wichtige Rolle für die allgemeine Gesundheit: um mental ausgeglichen zu sein, gut zu schlafen, die Hormone und den Blutzucker in Balance zu halten, konzentriert zu sein, schmerzfrei im Alltag zu sein, die Knochen und das Gewebe zu stärken und einen Körper zu haben, in dem man sich wohlfühlt. Das sind nur wenige von vielen weiteren Gründen, warum Bewegung so wichtig ist.

du gerne mehr Kohlenhydrate zu dir nehmen. Das gilt auch, wenn sich um deine Körpermitte an Bauch und Hüften keine größeren Pölsterchen sammeln. Das sogenannte Bauchfett oder viszerale Fett ist nämlich mit ein Motor für Herz-Kreislauf-Erkrankungen – und das solltest du erst reduzieren, bevor Nudeln, Couscous, Brot & Co. wieder eine größere Rolle auf deinem Teller spielen dürfen.

Du treibst regelmäßig Sport und bewegst dich auch im Homeoffice-Alltag nicht nur zwischen Schreibtisch, Kühlschrank und Couch hin und her? Auch Spaziergänge zum Einkaufen oder zur Post gehören zu deiner Tages-Routine? Dann darfst du bei der Kohlenhydratportion gerne ein bisschen aufstocken.

Und auch Menschen, die schlecht ein- und durchschlafen, können von erhöhten Kohlenhydratmengen vor dem Schlafen profitieren, um erholter in den nächsten Arbeitstag zu starten.

WANN BRAUCHST DU EIGENTLICH KOHLENHYDRATE?

Während des Trainings leeren sich die Kohlenhydratspeicher, darum darfst du nach einer Sporteinheit gerne zu Zuckerlieferanten, wie Nudeln, Reis, Hirse oder Quinoa greifen. Das Gleiche gilt auch vor einem Spaziergang oder um abends besser einschlafen zu können.

Zeigt deine Körperfettwaage einen niedrigen Wert für deinen Körper an und sammelt sich bei dir um Bauch und Hüften kaum Fett, dann sind kohlenhydrathaltige Mahlzeiten in der Mittagspause oder als Snack auch kein Problem.

WELCHE KOHLENHYDRATE SIND IDEAL FÜR MICH?

Ob du am ehesten schnell oder langsam verfügbare Kohlenhydrate brauchst, hängt vor allen Dingen von der Tageszeit und deinem Bewegungsverhalten ab.

findest du Anregungen für mehr Aktivität, auch wenn du wegen Homeoffice gerade nicht so viel raus kommst und z. B. der Weg mit dem Rad zur Arbeit fehlt.

WER BRAUCHT KOHLENHYDRATE?

Wenn dein Körperfettanteil relativ gering und deine Muskelmasse gut ausgeprägt ist, darfst

→ Nach dem Training sorgt Zucker aus Haferflocken und Reiswaffeln sowie Früchten und manchmal etwas Honig, Ahornsirup, Banane oder Datteln für schnelle Energiespeicherung in den Muskeln und für eine rasche Regeneration. Am Mittag und am Abend sollten nur komplexe Kohlenhydrate auf dem Teller liegen, die du zusammen mit Gemüse, Protein und wenig Fett isst. Kartoffeln, Reis, Reisnudeln, Hirse, Haferflocken, Quinoa, Süßkartoffeln und Rote Bete sind für diese Mahlzeiten eine gute Wahl. Deine Snacks untertags sollten aus langsam verwertbaren Kohlenhydraten und ab und zu Obst am Stück (kein Saft oder Smoothie) zusammengesetzt sein, wenn du sowieso im Anschluss noch etwas Bewegung (Mobility, Spaziergang) auf dem Plan hast.

MOBILITY

Du suchst Übungen für fixe Bewegungseinheiten zwischendurch? Dann blättere doch mal weiter nach hinten im Buch. Dort findest du ab Seite 102 schnelle Stretchings am Schreibtisch und ab Seite 160 Bewegungs-Quickies für zwischendurch sowie Tipps für mehr Aktivität im Alltag. Lass sie zu deiner täglichen Routine werden und genieße dadurch ein Plus an Wohlbefinden.

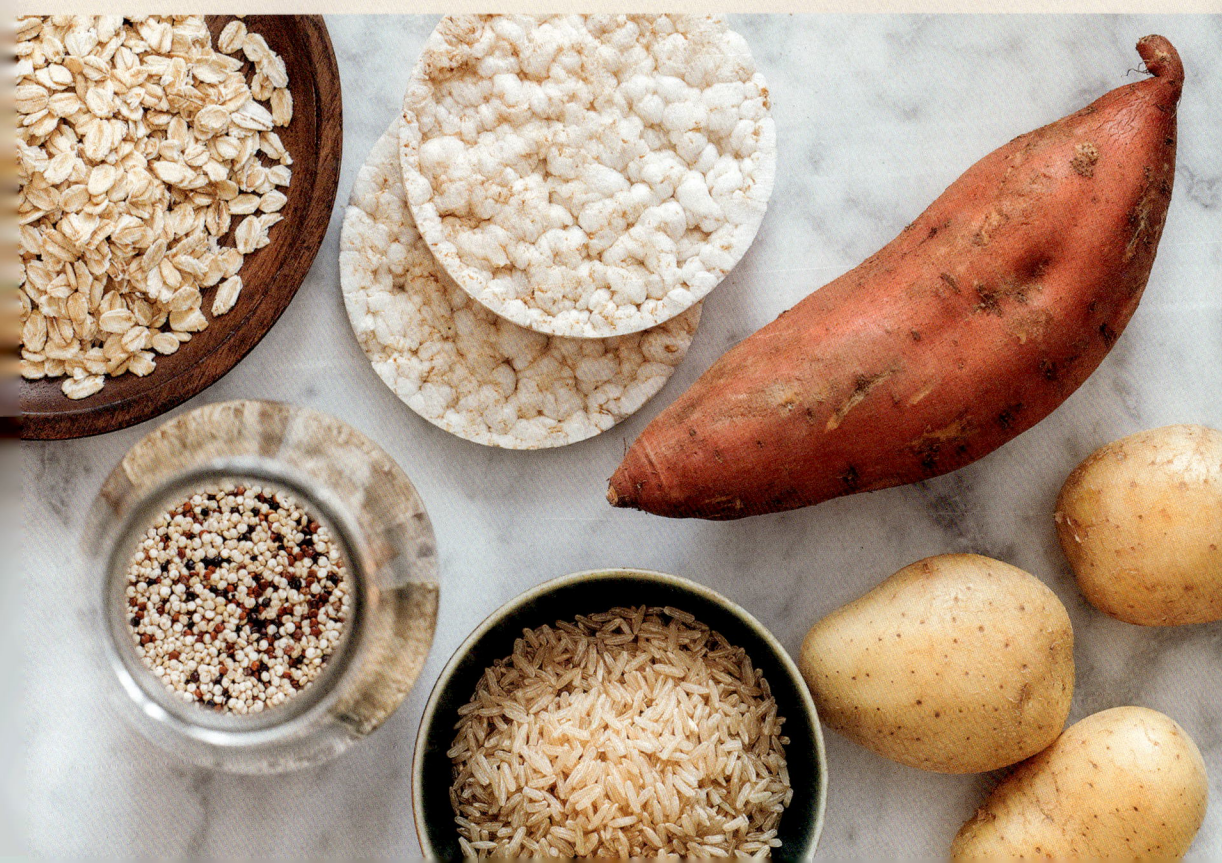

HORMONE UND DARM-GESUNDHEIT

Der Darm ist physiologisch gesehen nicht innen im Körper, sondern wie die Haut, eine äußere Schutzmauer. Diese Mauer – die Darmschleimhaut – besitzt unzählige kleine Durchgänge, durch die Nährstoffe in den Blutkreislauf gelangen. Achte darauf, dass diese wunderbare Barriere intakt bleibt, denn so bleibst du gesund.

Solange die Darmschleimhaut stabil gebaut ist und die Durchgänge von intakten Schranken bewacht werden, gelangen hauptsächlich die Nährstoffe in den Blutkreislauf, die wir brauchen und die gut für uns sind. Wird die Mauer jedoch beschädigt und das Schrankensystem nicht mehr korrekt bedient, gelangen entzündungsfördernde Stoffe in den Körper, die uns müde, schlecht gelaunt und langfristig dick oder sogar krank machen.

→ Auslöser für ein solch gestörtes Kontrollsystem sind: ein Mangel an naturbelassenen Fetten (vor allem Omega-3), hochwertigem Protein und Mikronährstoffen wie B-Vitamine, Vitamin A, Zink, Eisen und Magnesium durch schlechte Ernährungsgewohnheiten; zu wenige Ballaststoffe in der Ernährung und demzufolge zu wenige gute Darmbakterien, die für eine Balance in unserer Darmflora sorgen; darmreizende Stoffe in der Ernährung, die teilweise Immunreaktionen auslösen, dazu gehören Kuhmilchprodukte, Zucker, industriell verarbeitete Produkte mit Transfetten und Zusatzstoffen sowie Soja, uneingeweichte Hülsenfrüchte und glutenhaltiges Getreide.

DEN DARM REGENERIEREN

Damit die Schranke und die Mauer in unserem Darm wieder ein optimales Kontrollsystem entwickeln, ist es sinnvoll, ihnen vier bis zwölf Wochen Zeit zu geben, sich wieder richtig aufzubauen. In dieser Zeit sollten keine der genannten potenziell reizenden Stoffe konsumiert werden, denn es braucht nur kleine Mengen davon, um die Regeneration zu stören. Ist die Darmschleimhaut wieder erholt und die neue, darmförderliche Ernährungsweise Routine, so kann der Körper auch ab und zu ein Essen, das diese Stoffe enthält, vertragen, denn dann ist die Mauer stark genug.

Zusätzlich unterstützen können wir die Mauer mit prä- und probiotischen Lebensmitteln wie Flohsamenschalen, fermentierten Lebensmitteln (z. B. Kimchi und Sauerkraut) und Bitterstoffen (Grapefruit, Chicorée-Salat, Rucola).

DER BLUTZUCKER UND DIE HORMONE

Indem wir zur richtigen Zeit das richtige essen und unser Kohlenhydrat-Management in den Griff bekommen, stabilisieren wir unseren Blutzucker, und dieser ist auch die Basis für Hormone, die sich in der Balance befinden.

SO WERDEN DER DARM UND DIE HORMONBALANCE UNTERSTÜTZT

Achte darauf, dass gute Fette – vor allem Omega-3-Fettsäuren aus Fisch, Leinsamen und Walnüssen – auf deinen Teller kommen. Vitamin- und ballaststoffreiches Gemüse (Blattsalate, Spinat, Brokkoli, Möhre, Zucchini, rote Paprika) sowie zuckerarmes Obst (Beeren, Grapefruit) halten deinen Darm gesund. Bei Kohlenhydratbedarf sind Haferflocken, Wildreis, Hirse, Amarant und Buchweizen eine gute Wahl. Obendrein sorgen qualitativ hochwertige Proteine (z. B. Fisch aus Wildfang, Bio-Rindfleisch, Bio-Hähnchenfleisch, Reisproteinpulver, Nüsse, Nussmehl, Quinoa, Bio-Ei) für einen intakten Darm und ausgeglichene Hormonspiegel.

MIKROORGANISMEN

Diese Kleinstlebewesen, zu denen auch Krankheitserreger wie Viren gehören, sind nicht alle böse. Bakterien auf unserer Haut, Mundschleimhaut und im Darm sind als kleine Helferchen überlebenswichtig für unseren Organismus. Im Darm verarbeiten sie unverdauliche Kohlenhydrate (Ballaststoffe), bekämpfen Krankheitserreger und Toxine, produzieren schützende Fettsäuren und versorgen die Darmschleimhaut mit Nährstoffen. Füttere die Darmbakterien mit Ballaststoffen aus Gemüse, Flohsamenschalen, Haferflocken, Leinsamen und Nüssen sowie mit fermentierten Produkten wie beispielsweise Sauerkraut oder Kimchi.

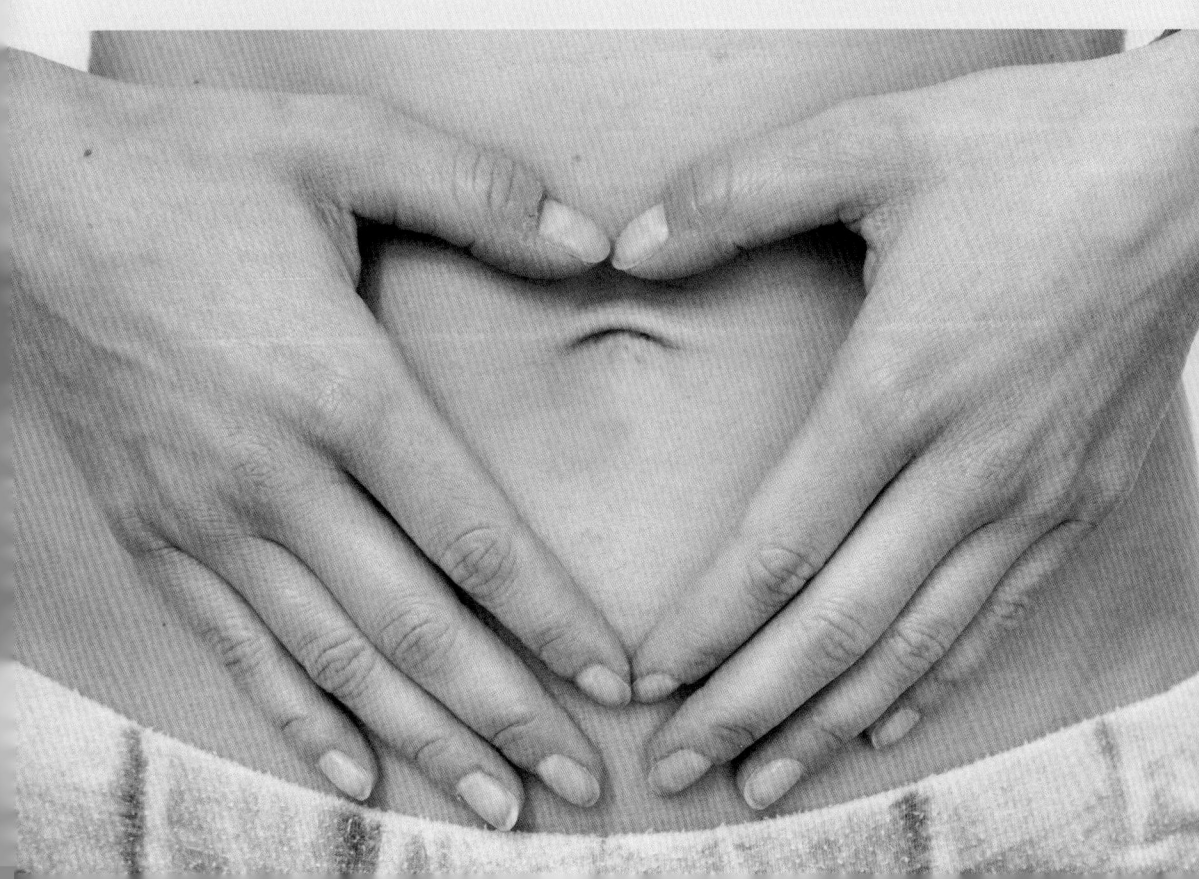

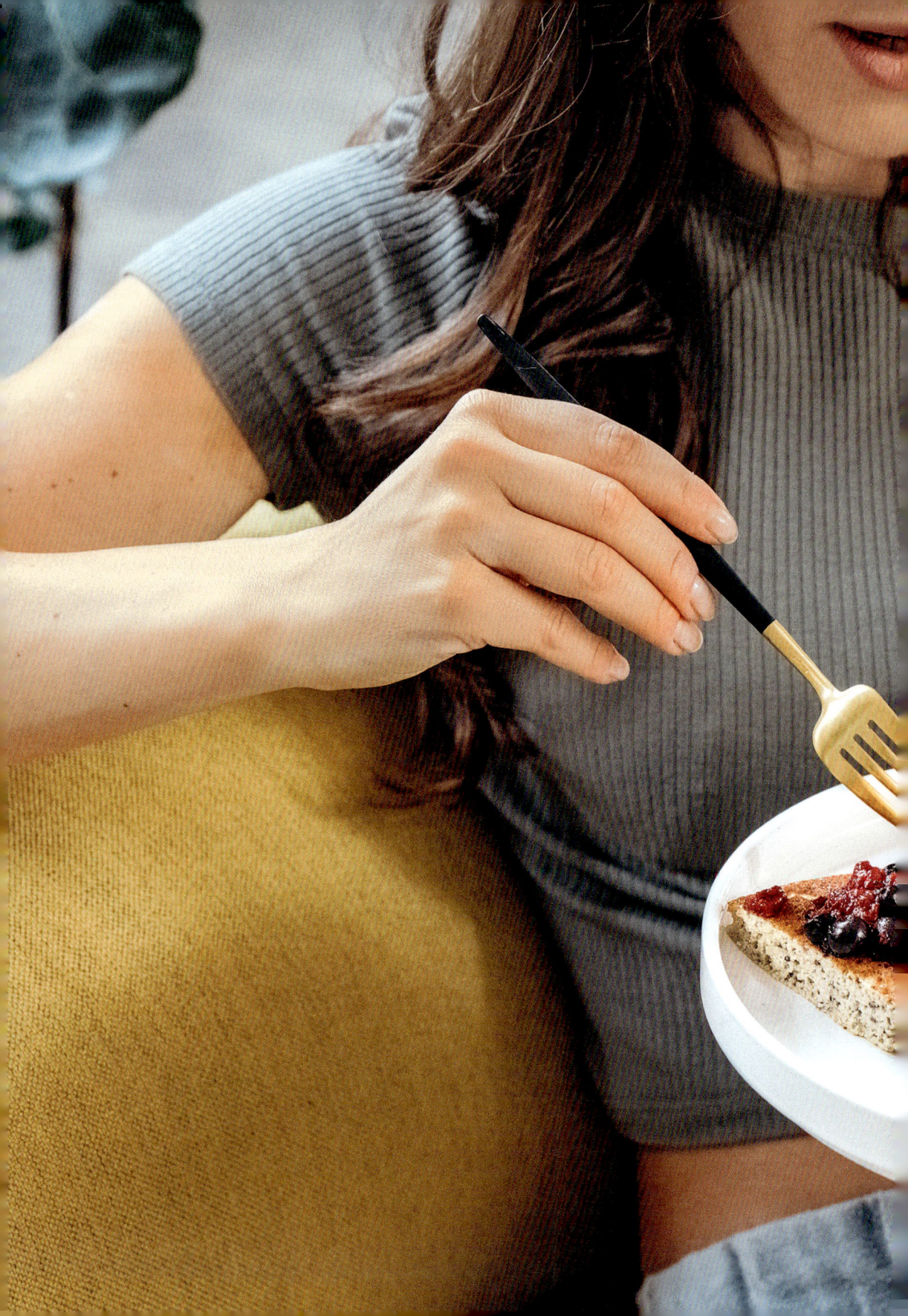

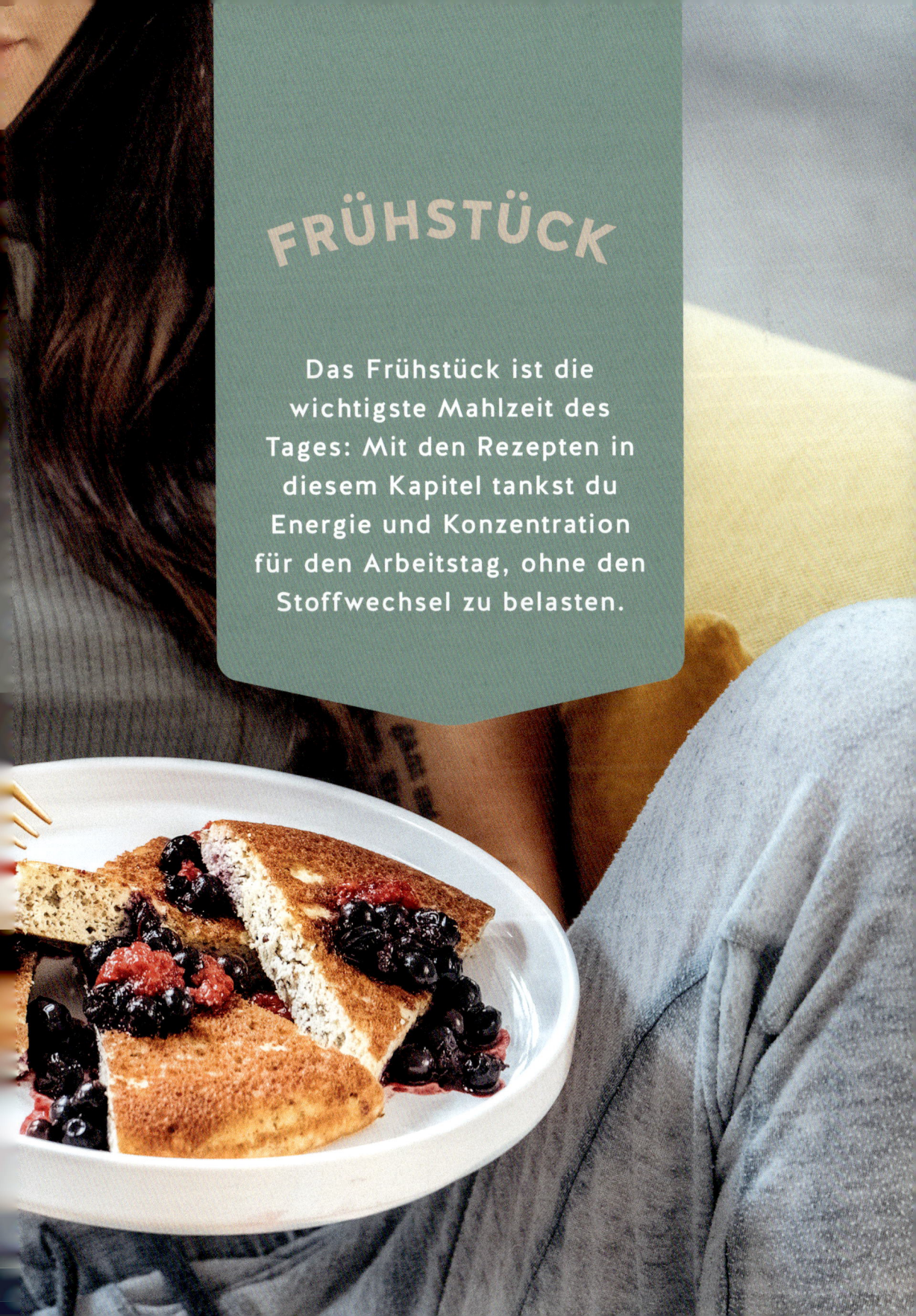

FRÜHSTÜCK

Das Frühstück ist die wichtigste Mahlzeit des Tages: Mit den Rezepten in diesem Kapitel tankst du Energie und Konzentration für den Arbeitstag, ohne den Stoffwechsel zu belasten.

DER FITTE START
IN DEN TAG

Ob Homeoffice oder nicht: Morgens sind wir in Eile, die fertige Müslimischung oder das Honigbrot geben schnell Energie, um in den Tag zu starten. Zwei Stunden später wird der Körper aber hibbelig, müde und gestresst – und verlangt nach mehr Zucker. Konzentriertes Weiterarbeiten geht dann nur noch mit Schokolade oder Kuchen … und so dreht sich der Teufelskreis den Tag über weiter.

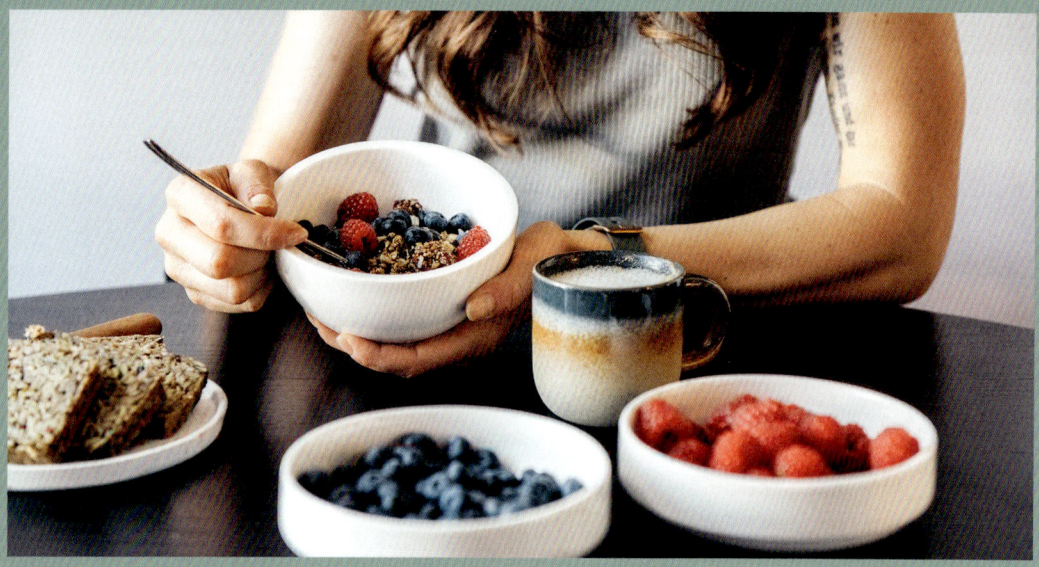

Die gute Nachricht ist: Das muss so nicht sein. Wer schon morgens auf den Blutzuckerspiegel achtet, bleibt länger konzentriert und fokussiert. Protein, gute Fette und Vitamine sowie Ballaststoffe führen unter anderem zu einer Ausschüttung von Dopamin – einem Neurotransmitter, der uns motiviert, zielgerichtet und gut gelaunt macht. Außerdem bleibt so der Blutzucker stabil, es gibt keine Heißhungeratta-cken und Energietiefs! Da vor allem Kohlenhydrate den Blutzucker direkt und indirekt beeinflussen, sollten sie im Frühstück besser nicht vorkommen. Erlaubt sind sie nur, wenn früh morgens schon vor dem Frühstück Sport gemacht wurde. Aber auch, wer über einen niedrigen Körperfettanteil und mehr Muskelmasse verfügt, kann am Morgen von Kohlenhydraten auf dem Teller profitieren.

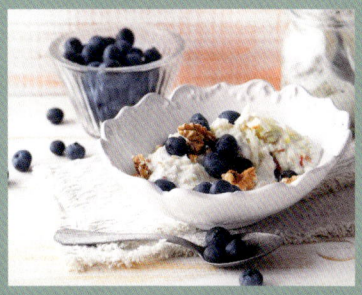

FITTER START:

Nicht nur das Frühstück gehört zur Morgenroutine. Ein flotter Spaziergang um den Block oder eine Runde Yoga bringen Kreislauf und Stoffwechsel in Schwung. Hauptsache ist, nicht gleich vom Bett direkt an den Schreibtisch zu fallen.

TSCHÜSS STRESS:

Wer den Morgen schon am Vorabend plant und das Frühstück vorbereitet oder die Kaffeemaschine befüllt, startet gelassen in den Tag.

Nur natürliche Fette sind

GUTE FETTE!

PROTEIN-QUELLE+
GUTE FETTE
+VITAMINE
+BALLAST-STOFFE

DAS FITTE
FRÜHSTÜCKSBÜFETT:

Ei, Paprika, Rinderschinken, Nüsse, Saaten, Kerne, Tomate, Gurke, Himbeeren, Erdbeeren, Heidelbeeren, ungesüßter Kokosjoghurt, schwarzer Kaffee, Tee

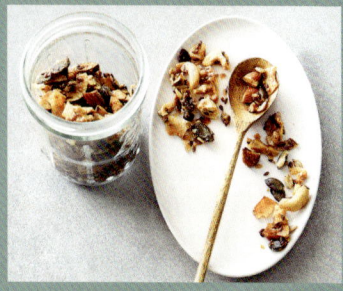

GOOD MORNING!

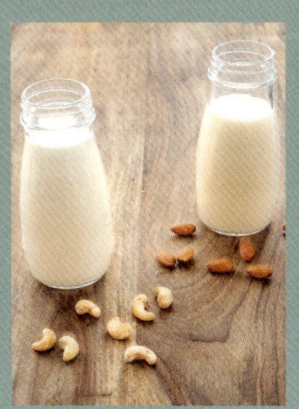

NO MOO:

Morgens sind ungesüßter Cashew-, Mandel- oder Kokosdrink sowie Joghurtalternativen auf Mandel-, Hanf-, Cashew- oder Kokosnuss-Basis die richtige Wahl.

! NO-GOS IN DER FRÜH:

Zucker und auch andere Kohlenhydrate morgens besser meiden, damit der Blutzucker stabil bleibt! Also kein Brötchen, kein Müsli, keinen Fruchtsaft und bloß keinen Zucker in den Kaffee!

Kokosjoghurt mit Schokostückchen

FÜR 1 PERSON • ZUBEREITUNG : CA. 5 MIN.
PRO PORTION CA. 380 KCAL, 22 G E, 25 G F, 17 G KH

10 g Schokolade
(90–95 % Kakao-
anteil)
10 g Mandeln (ersatz-
weise andere
Nusskerne oder
Nussmus)
60 g Heidelbeeren
20 g ungesüßtes
Reisprotein
¼ TL gemahlene Vanille
(nach Belieben)
150 g pflanzlicher
Kokosjoghurt

1 Die Schokolade in kleine Stückchen schneiden. Die Mandeln grob hacken. Die Heidelbeeren verlesen, in einem Sieb abbrausen und abtropfen lassen.

2 Das Reisproteinpulver und nach Belieben die Vanille unter den Kokosjoghurt mischen. Den Joghurtmix in eine Schüssel füllen, mit den Mandeln, den Schokoladenstückchen und den Heidelbeeren garnieren und genießen.

OHNE ZUCKER, BITTE! Nimm einen Kokosjoghurt für dieses Frühstück, der kein Soja und/oder keine Zusatzstoffe sowie keinen Zuckerzusatz enthält. Das Proteinpulver sollte zuckerfrei oder mit **Stevia oder Erythrit** gesüßt sein.

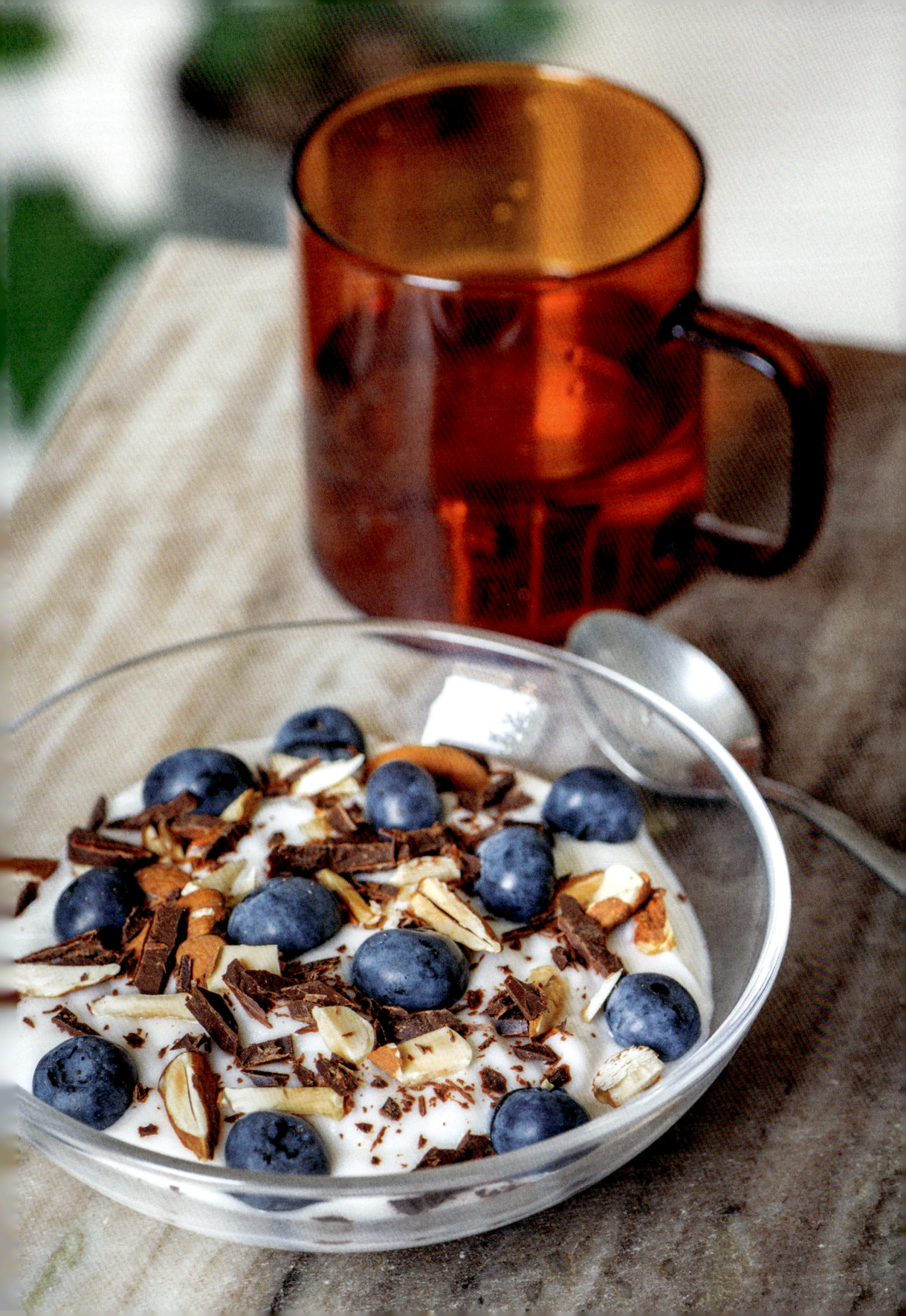

Frühstücks-Smoothie mit Raw Cacao

FÜR 1 GLAS (CA. 400 ML) • ZUBEREITUNG: CA. 10 MIN.
PRO PORTION CA. 480 KCAL, 32 G E, 33 G F, 18 G KH

Für den Drink

⅓ Avocado

3 Eiswürfel

1 TL Kokosmus (plus nach
   Belieben etwas mehr
   zum Garnieren)

2 EL Erythrit

2 EL Raw-Cacao-Pulver
   (ersatzweise unge-
   süßtes Kakaopulver)

25 g Weidekollagenpulver

1 EL Zimtpulver

1 TL Mandelmus

½ TL gemahlene Vanille

Außerdem

ein paar Beeren und
Nüsse (z. B. Mandeln,
Hasel- oder Walnuss-
kerne) zum Garnieren

1 Das Avocadostück vom Stein befreien und schälen. 250 ml Wasser, Eiswürfel und Avocado in den Standmixer geben. Eventuell das Kokosmus-Glas kurz in einen Behälter mit heißem Wasser stellen, damit es eine cremige Konsistenz bekommt (bei niedriger Zimmertemperatur ist es sonst zu hart und lässt sich nicht gut untermixen), und gut rühren.

2 Alle anderen Drink-Zutaten in den Mixer geben, sodass die Oberfläche trocken ist. Dann das flüssige Kokosmus vorsichtig darübergeben und den Mixer starten. So lange mixen, bis ein cremiger Smoothie entstanden ist.

3 Smoothie in ein Glas füllen und mit Beeren, Nüssen und eventuell etwas flüssigem Kokosmus garnieren.

ROH IST INTENSIVER Verwende 100 % Raw Cacao. Das Rezept funktioniert zwar auch mit gewöhnlichem Kakao, aber rohes Kakaopulver schmeckt viel intensiver nach Schokolade und enthält dennoch **keinen Zucker**.

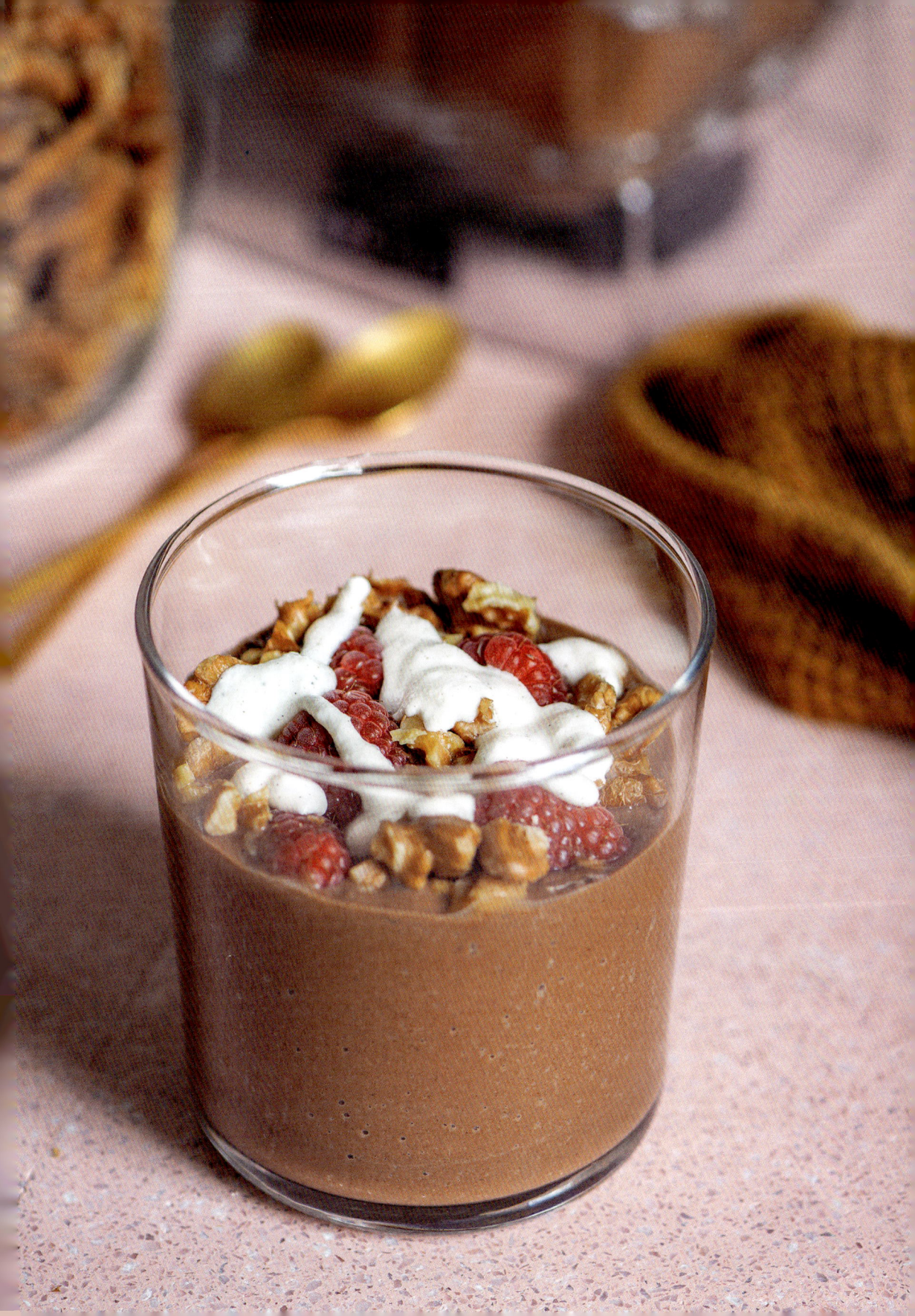

Erdbeer-Mandel-Proteinshake

FÜR 1 GLAS (CA. 400 ML) • ZUBEREITUNG: CA. 5 MIN.
PRO PORTION CA. 215 KCAL, 19 G E, 11 G F, 8 G KH

200 ml ungesüßter
Mandeldrink
40 g Mandelmehl
80 g TK-Erdbeeren

1 Den Mandeldrink in den Standmixer geben, dann das Mandelmehl und die gefrorenen Erdbeeren dazugeben.

2 Mit der Icecrush-Funktion die Zutaten im Mixer zu einem cremigen Shake mixen, in ein Glas füllen und sofort genießen.

MANDEL PUR IST BESSER Der Mandeldrink sollte **ohne Zusatzstoffe** und ohne zugesetzten Zucker sein. Mit der Aufschrift »ungesüßt« ist man auf der sicheren Seite. Achtung: »Mit Agave gesüßt« bedeutet auch, dass Zucker zugesetzt ist.

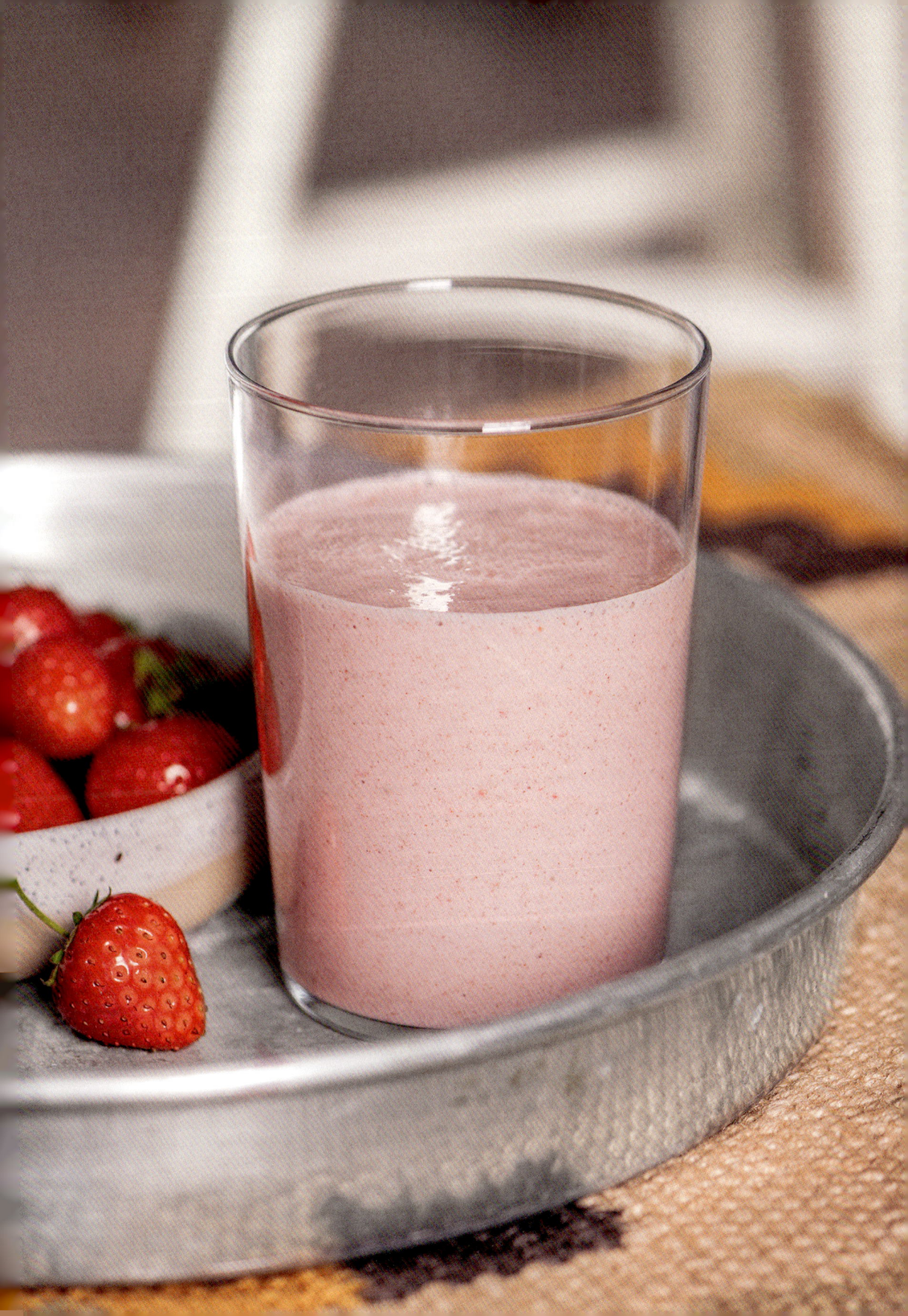

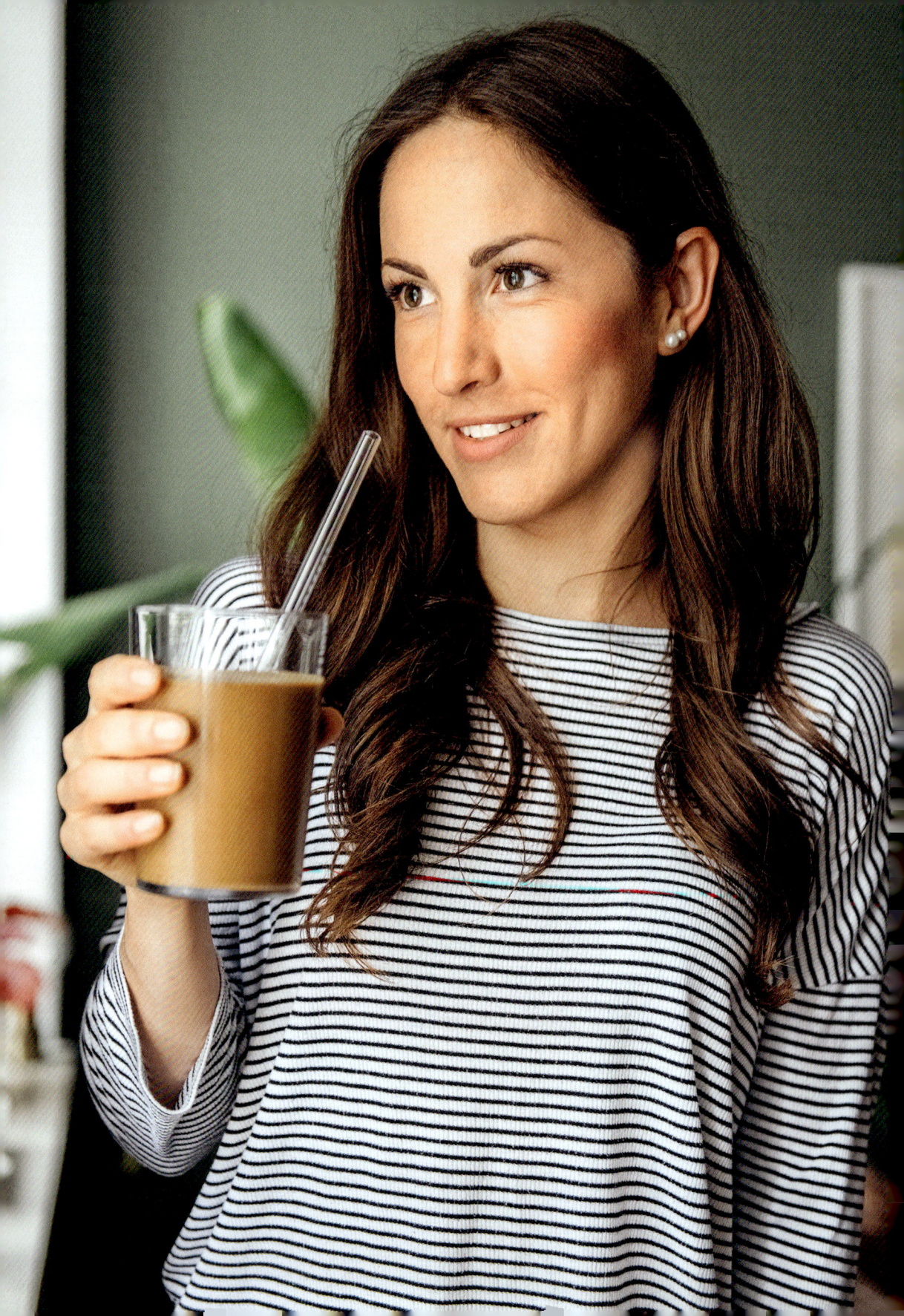

ROUTINEN ETABLIEREN – ZIELE & ACTION STEPS

Seine Lebensweise verändern zu müssen, klingt für die meisten anstrengend. Dabei steckt oft nicht mehr dahinter, als an ein paar kleinen Stellschrauben zu drehen. Und wenn du dir vor Augen führst, dass dein Tagesablauf dadurch viel effizienter wird, dann lohnt sich ein bisschen Schweinhund-Mobbing doch auf alle Fälle, oder?

DISZIPLIN IST GUT – ROUTINE IST NOCH VIEL BESSER

Um nachhaltig einen gesunden Lifestyle zu entwickeln, müssen die Veränderungen zur Gewohnheit werden. Die ersten Tage und Wochen fordern eine Ernährungsumstellung, das Integrieren von Bewegung und Strukturen in den Alltag sowie eine gesunde Schlafroutine erstmal Disziplin und innere Stärke. Wenn sich die Verhaltensweisen aber danach zur Routine etabliert haben und die ersten Ergebnisse zu sehen sind, wird alles zum Selbstläufer: Man merkt, dass man sich fit, gesund und leistungsfähig fühlt, weniger müde ist, abnimmt und besser schläft.

STRUKTUR UND PLANUNG SIND DIE HALBE MIETE

Die richtige Planung ist das A und O. Vor allem zu Beginn der Veränderungen ist es hilfreich, ganz genau zu planen, wann man kocht, trainiert, Bewegung in den Alltag integriert und schlafen geht. Die Ziele und die Dinge, die man tun muss, um sie zu erreichen, müssen möglichst genau geplant werden, denn nur dann werden sie auch umgesetzt: Datum, Tag und Zeit aufzuschreiben, wann man sie tun möchte, wofür man den inneren Schweinehund überwinden muss, sind ein hilfreiches Tool. Sonst schiebt man die Dinge immer auf.

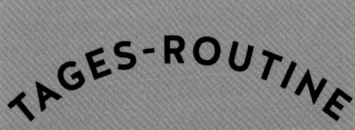

TAGES-ROUTINE

- Frühstück
- Dankbarkeitstagebuch: Ziele
- Wochen- und Tagesplan: Training, Spaziergänge
- To-do-Listen plus Priorisieren der Tätigkeiten
- Einkauf und Meal Prep
- Planung von Training

DANKBARKEIT
IST DIE BASIS

Wenn man dankbar für das ist, was man hat, dann ist der Weg zu dem, was man noch erreichen möchte, deutlich leichter. Eine Unzufriedenheit entsteht immer nur dann, wenn übersehen wird, dass alles da ist, was man wirklich braucht. Denn auch wenn du die Gesundheit und die Schlafqualität verbessern oder abnehmen möchtest, weißt du, dass du schon in vielen Bereichen gesund bist, Stellen am Körper hast, die dir bereits gut gefallen und du auch immer wieder Nächte hast, in denen der Schlaf gut ist.

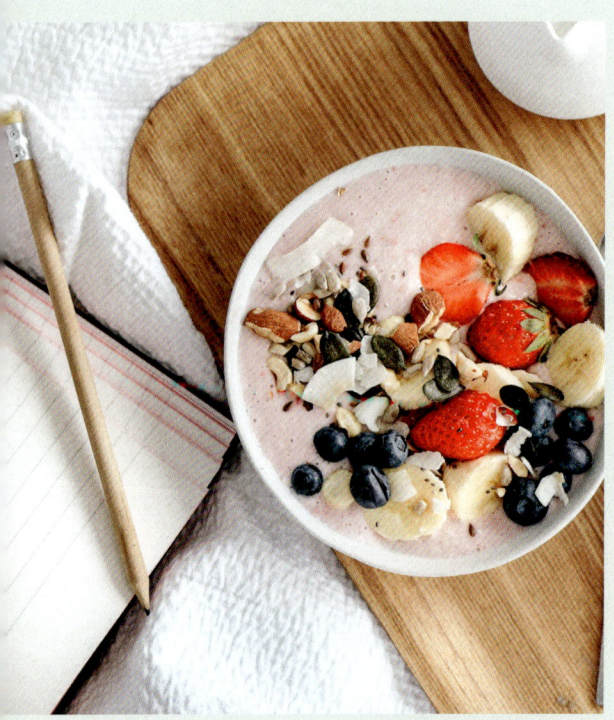

DAS DANKBARKEITSTAGEBUCH
—

Wer jeden Morgen mit Dankbarkeit in den Tag startet, der sieht die Welt aus einer neuen Perspektive. Das Führen eines Dankbarkeitstagebuchs ist ein Routine-Tool, mit dem man sich regelmäßig bewusst macht, wie viele Dinge man bereits hat, die einem wichtig sind.

Das Tagebuch kann handschriftlich oder digital erfolgen. Entweder, man lädt sich eine App dazu aufs Smartphone oder kauft sich einfach ein analoges Dankbarkeitstagebuch. Ein simples Notizbuch oder Word-Dokument reicht jedoch auch völlig aus.

STEP 1

—

Am besten legt man einen fixen Zeitpunkt – optimalerweise gleich morgens – fest, an dem man das Tagebuch führt. Das Schreiben dauert nicht länger als zwei bis drei Minuten. Notiere Datum und Wochentag sowie mindestens drei Dinge, für die du dankbar bist: »Ich bin dankbar für meine Wohnung, dass ich jeden Tag gesund aufstehe, für meine Familie, für eine gute Ausbildung, eine Heizung zu Hause ...«.

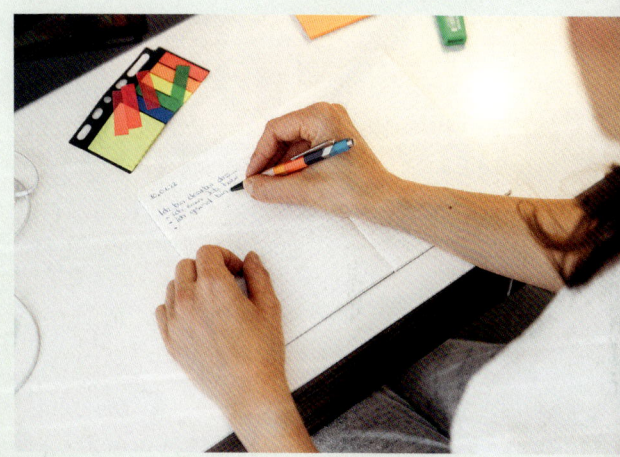

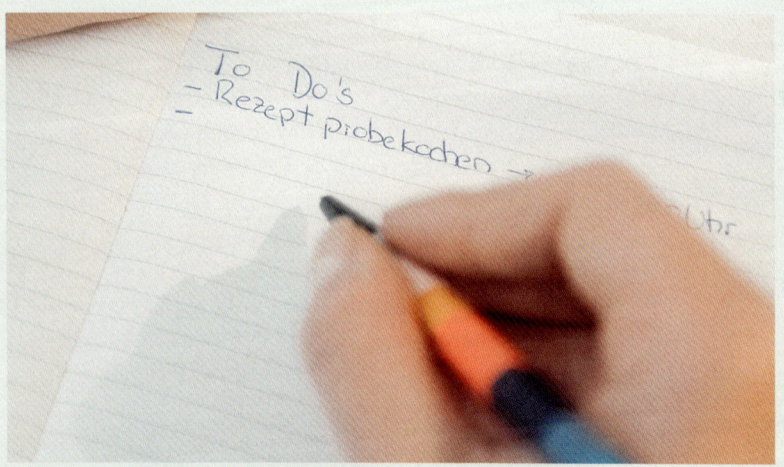

BENEFIT

Das Dankbarkeitstagebuch hilft, bewusster zu leben und auch Ordnung ins Leben zu bringen. Mit den Zielen und To-dos schafft man es, Dinge, die man sich vornimmt, auch wirklich umzusetzen.

STEP 2

—

Im zweiten Schritt notierst du dir noch zwei bis drei Ziele oder To-dos für den Tag. Diese sollten sehr präzise formuliert werden, am besten mit dem genauen Zeitpunkt, an dem sie umgesetzt werden: »Heute um 10.00 Uhr stretche ich mich 5 Minuten«, »heute um 18.00 Uhr koche ich für den nächsten Tag vor« oder auch »um 13.00 Uhr mache ich einen kleinen Spaziergang zur Post und bringe endlich die Briefe weg, die seit Tagen hier liegen«.

Chia-Pudding mit Zimt und Schokolade

FÜR 1 PERSON • ZUBEREITUNG: 15 MIN. • ZIEHEN: MIND. 1 STD.
PRO PORTION CA. 375 KCAL, 19 G E, 26 G F, 10 G KH

5 g Schokolade
 (95 % Kakaoanteil)
2 EL Chia-Samen
1 EL Raw-Cacao-Pulver
 (ersatzweise unge-
 süßtes Kakaopulver)
10 g ungesüßtes Reis-
 protein mit Schoko-
 geschmack
½ TL Zimtpulver
1 TL Erythrit
 (nach Belieben)
80 ml ungesüßter
 Cashewdrink
25 g cremige Kokosmilch
50 g Himbeeren
20 g Mandelstifte

1 Die Schokolade klein hacken, mit Chia-Samen, Raw Cacao, Reisprotein, Zimt und nach Belieben Erythrit in eine Schüssel geben und mischen.

2 Den Cashewdrink dazugeben und gut rühren. 5 Min. warten, bis der Pudding bereits etwas aufgequollen ist und daraufhin die cremige Kokosmilch dazugeben (vorher gut schütteln). Erneut gut rühren und den Pudding mindestens 1 Std. oder über Nacht im Kühlschrank stehen lassen.

3 Vor dem Verzehr die Himbeeren verlesen, in einem Sieb abbrausen und abtropfen lassen. Den Pudding mit den Mandeln und Himbeeren garnieren.

LOW-CARB-SÜSSE Wer es süßer mag, gibt Erythrit dazu. Der natürliche Süßstoff wird im Darm nicht resorbiert und hat einen geringen bis gar keinen Einfluss auf **Blutzuckerspiegel und Insulinausschüttung**.

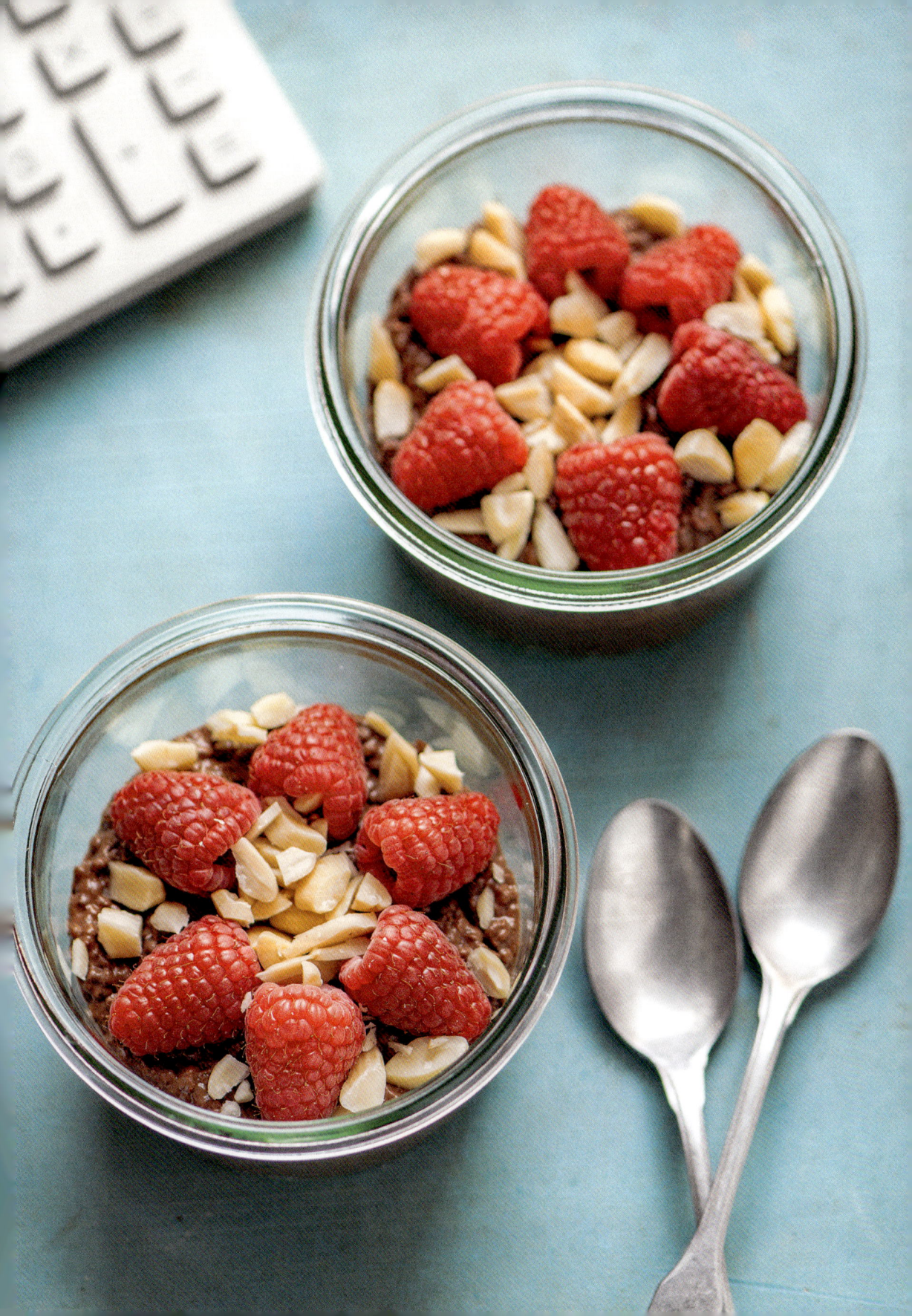

Low-Carb-Crunch-Müsli

FÜR 10 PORTIONEN (1 BLECH) • ZUBEREITUNG: CA. 15 MIN. • BACKEN: CA. 35 MIN.
PRO PORTION CA. 170 KCAL, 6 G E, 14 G F, 6 G KH

40 g Cashewkerne
40 g Mandeln
40 g Pecannusskerne
40 g Kürbiskerne
40 g Sonnenblumenkerne
30 g gepuffter Amarant
30 g gefriergetrocknete
　　　Beeren
30 g geschrotete
　　　Leinsamen
2 EL Erythrit
1 TL gemahlene Vanille
1 TL Zimtpulver
2 EL natives Kokosöl
1 Eiweiß (M)

1 Cashewkerne, Mandeln und Pecannüsse mit einem Messer zerkleinern und in eine große Schüssel geben. Dann alle anderen Zutaten – bis auf das Kokosöl und das Eiweiß – dazugeben und alles gut mischen.

2 Den Backofen auf 125° Umluft vorheizen. Das Kokosöl schmelzen, zusammen mit dem Eiweiß in die Schüssel geben und unter die trockenen Zutaten mischen, bis alles feucht ist.

3 Den Müsli-Mix auf ein mit Backpapier belegtes Backblech geben, gleichmäßig auf dem gesamten Blech verteilen und im heißen Ofen (Mitte) in ca. 35 Min. goldbraun backen. Das Müsli auskühlen lassen und in ein luftdicht verschließbares Glas füllen. So hält sich das Müsli ca. 3 Wochen.

CLEVER KOMBI-NIERT Dieses Knuspermüsli in Kombination mit ein paar frischen Beeren und cremiger Kokosmilch oder Mandel-Vanille-Drink schmeckt nicht nur wunderbar, sondern sättigt durch die **naturbelassenen Fette** auch gut.

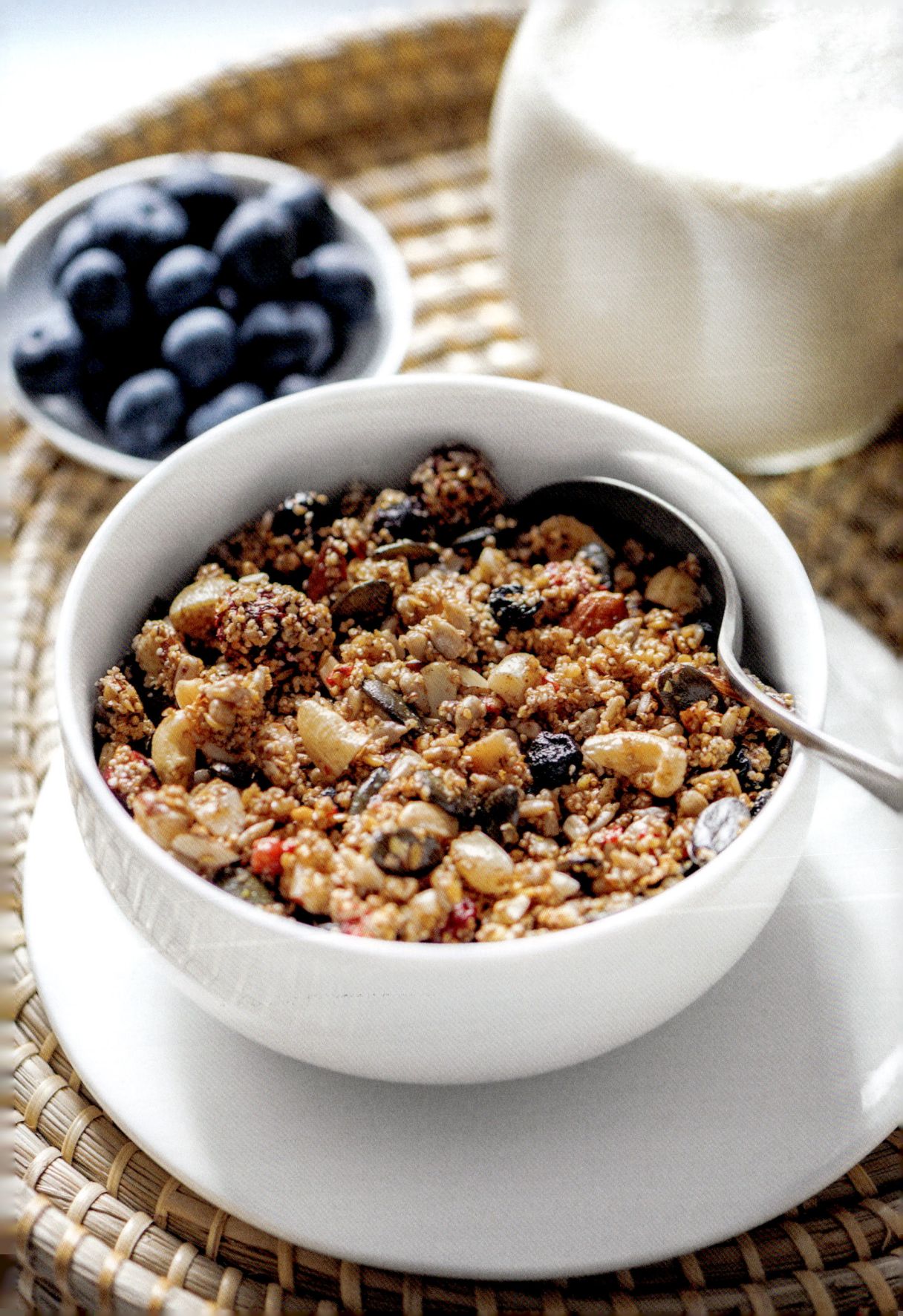

Riesen-Pancake mit Beerensauce

FÜR 2 PERSONEN • ZUBEREITUNG: CA. 40 MIN.
PRO PORTION CA. 360 KCAL, 28 G E, 21 G F, 11 G KH

75 g Mandelmehl
1 EL Chia-Samen
1 TL FLohsamenschalen
1 TL Weinsteinbackpulver
½ TL gemahlene Vanille
½ TL Zimtpulver
40 g Erythrit
3 Bio-Eier (M)
210 ml ungesüßter
    Mandeldrink
½ EL natives Kokosöl
100 g TK-Beeren-
    mischung

1 Alle trockenen Zutaten in einer Schüssel gut mischen. Die Eier in ein separates Gefäß aufschlagen und gut verquirlen (für eine noch schaumigere Konsistenz auch gerne mit den Rührbesen des Handrührgeräts).

2 Anschließend den Mandeldrink zu den Zutaten in der Schüssel geben und alles zu einem homogenen Brei verrühren. Erst jetzt die Eier dazugeben und mit den Rührbesen des Handrührgeräts zu einem zähflüssigen Teig mixen.

3 Das Kokosöl in eine beschichtete Pfanne geben und erhitzen. Dann den gesamten Teig mittig in die Pfanne geben und diese etwas hin- und herschwenken, damit sich die Masse gleichmäßig verteilt. Den Pancake bei kleiner Hitze zugedeckt 10–15 Min. backen. Eventuell gelegentlich kurz den Deckel vorsichtig heben, um das Kondenswasser mit einem Handtuch abzutrocknen.

4 Währenddessen die TK-Beeren in einem kleinen Topf warm machen und anschließend bei sehr kleiner Hitze warm halten. Wenn die Oberfläche nicht mehr flüssig ist, den Pancake in der Pfanne vierteln, vorsichtig wenden und weitere 2–3 Min. backen. Pancake zum Servieren auf zwei Tellern anrichten und die heißen Beeren darübergeben.

MEHL-KNOW-HOW Mandelmehl und gemahlene Mandeln sind nicht dasselbe. Mandelmehl ist **entölt** und enthält nur etwa halb so viele Kalorien. Man bekommt es in größeren Drogeriemärkten.

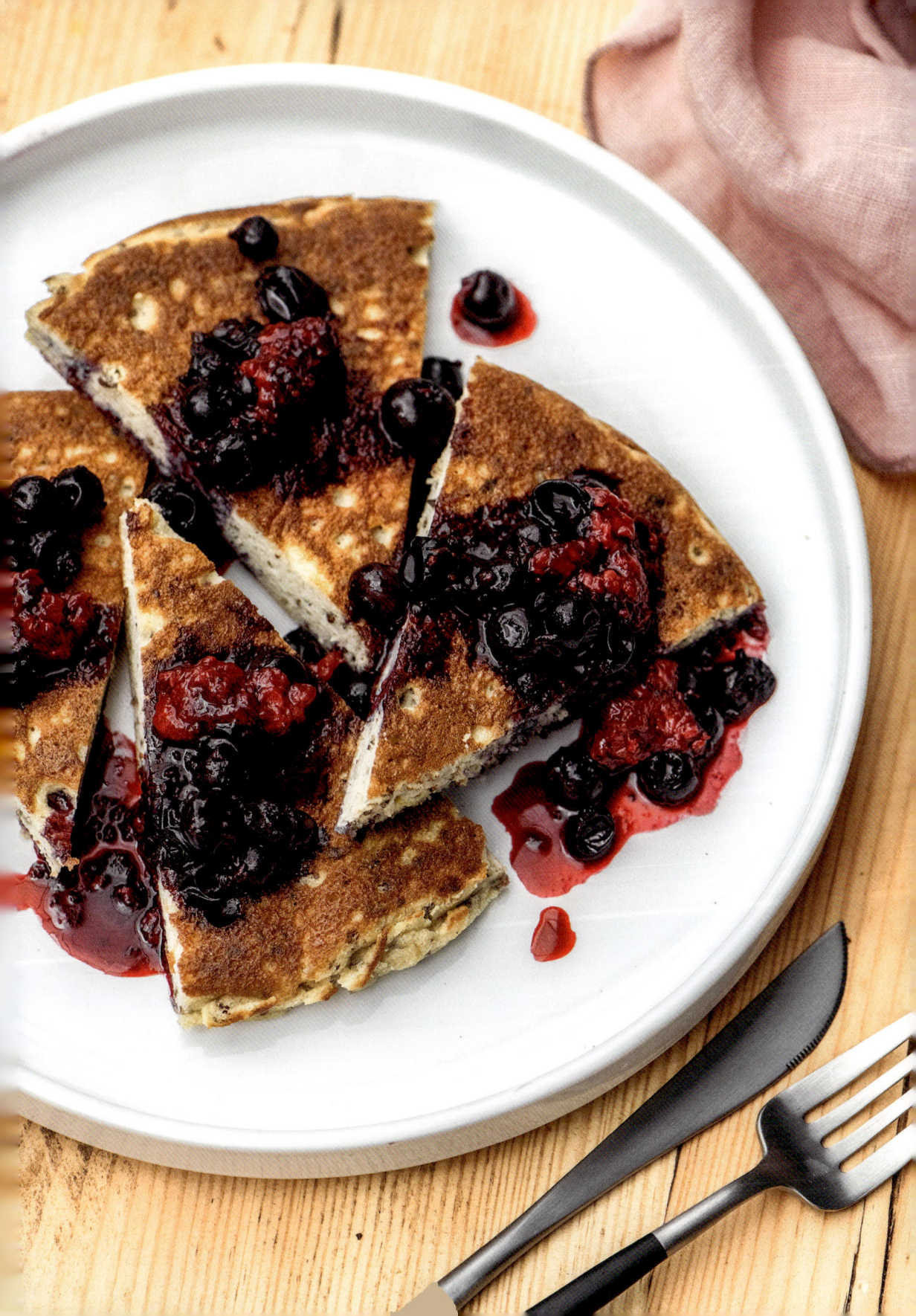

Morning Kick Coffee

FÜR 1 BECHER (CA. 400 ML) • ZUBEREITUNG: CA. 5 MIN.
PRO PORTION CA. 285 KCAL, 16 G E, 23 G F, 5 G KH

250 ml frisch gebrühter
    Kaffee
1 EL natives Kokosöl
1 EL Butter
50 g cremige Kokosmilch
½ TL ungesüßtes
    Kakaopulver
½ TL Zimtpulver
½ TL gemahlene Vanille
15 g Weidekollagen-
    pulver (nach
    Belieben)

1 Alle Zutaten in einen hitzebeständigen Standmixer oder Smoothiemaker geben und 1 Min. lang schaumig mixen.

2 Den Kaffee entweder in einen To-go-Becher geben oder zu Hause direkt aus der Tasse genießen.

DAS MACHT SCHÖN Kollagen ist ein Protein, das für gesunde Haut, Haare, Knochen, Nägel und Weichgewebe sorgt. Der Morning Kick Coffee funktioniert aber auch ohne Proteinpulver oder **alternativ mit Reisprotein**.

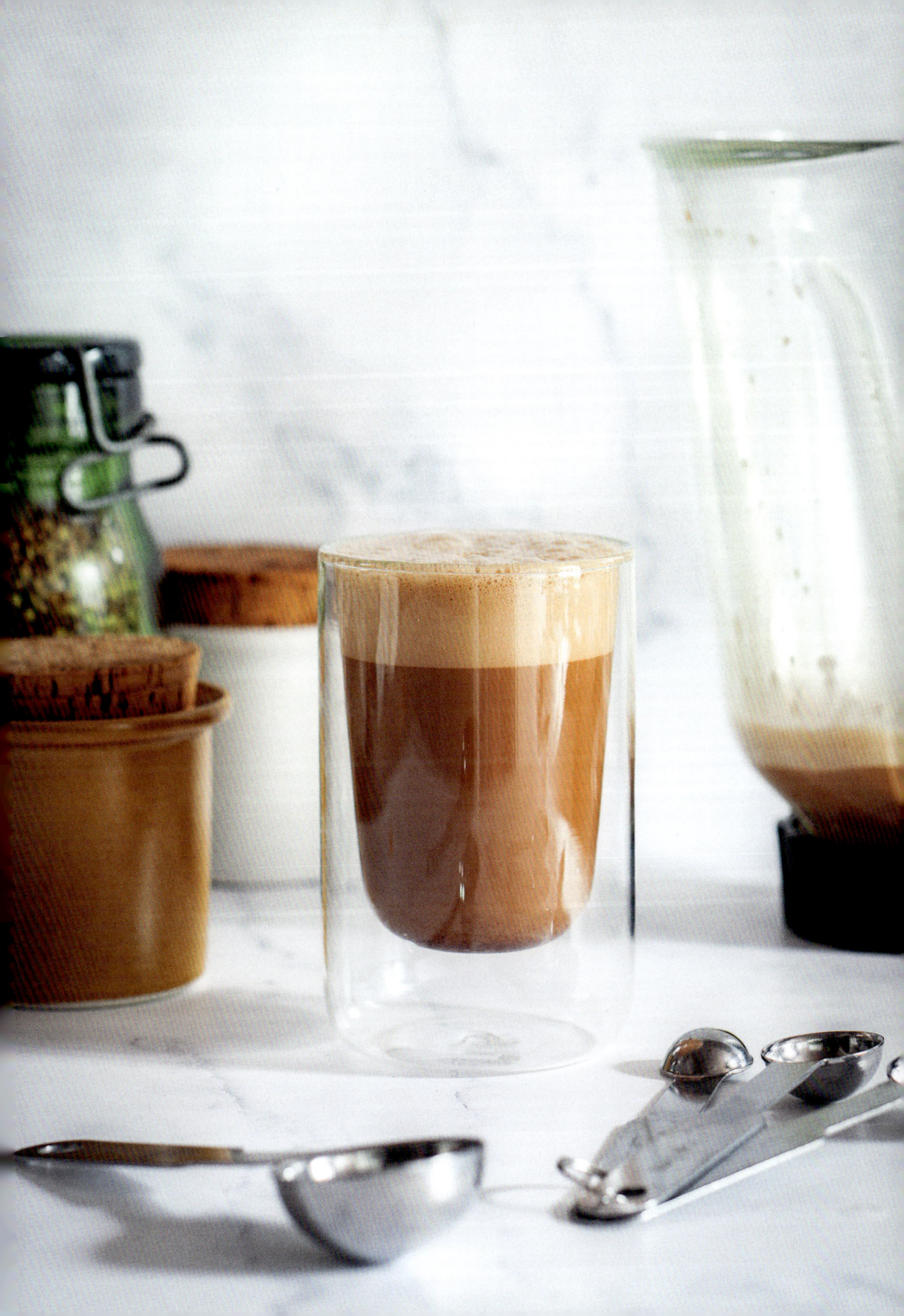

Heidelbeer-Açai-Bowl

FÜR 1 PERSON • ZUBEREITUNG: CA. 5 MIN.
PRO PORTION CA. 445 KCAL, 23 G E, 29 G F, 20 G KH

Für die Bowl
¼ reife Avocado
75 g TK-Heidelbeeren
20 g ungesüßtes Reis-
   protein (ersatzweise
   Mandelmehl)
½ EL ungesüßtes
   Kakaopulver
1 EL ungesüßtes
   Açai-Pulver
10 g Erythrit
   (nach Belieben)
125 ml ungesüßter
   Mandeldrink

Für das Topping
1 TL Kakao-Nibs (roh)
1 TL Chia-Samen
1 EL Heidelbeeren
   (frisch oder TK)
1 TL flüssiges, zimmer-
   warmes Kokosmus

1 Das Avocadostück vom Stein befreien, schälen, zusammen mit allen anderen Bowl-Zutaten in den Standmixer geben und mit der Icecrush-Funktion zu einem cremigen Brei mixen.

2 Die Masse in eine Schüssel geben und Kakao-Nibs, Chia-Samen und Beeren nebeneinander darauf anrichten.

3 Zuletzt das flüssige Kokosmus (dieses eventuell kurz im Wasserbad erwärmen) auf der Bowl verteilen.

SO GEHT'S AUCH Die Toppings kannst du beliebig variieren. Nüsse, Kerne, frische Beeren, Cashew- oder Mandelmus passen auch sehr gut. Ein **rotes Smoothie-Beerenpulver** kann statt Açai-Pulver auch in die Bowl.

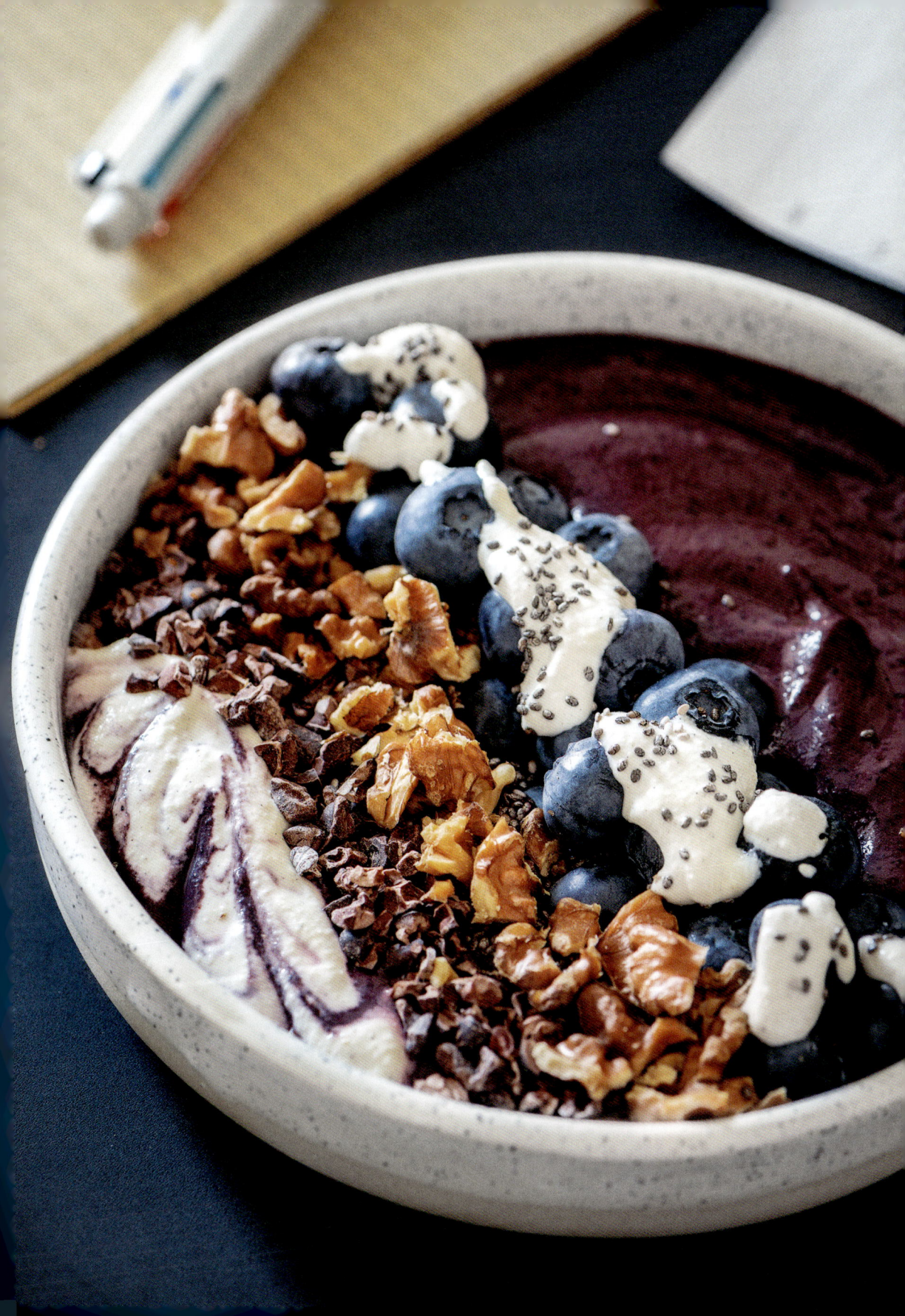

Fluffiger Frühstücksauflauf

FÜR 4 PERSONEN • ZUBEREITUNG: CA. 15 MIN. • BACKEN: CA. 30 MIN.
PRO PORTION CA. 320 KCAL, 13 G E, 20 G F, 20 G KH

3 Bio-Eier (M)
60 g Kokosmehl
2 TL Weinsteinbackpulver
4 EL Erythrit
1 TL gemahlene Vanille
300 g ungesüßter
    Mandeljoghurt
400 g TK-Beeren-
    mischung
40 g gemahlene Mandeln
40 g Mandelstifte

1 Den Backofen auf 200° vorheizen. Die Eier aufschlagen, verquirlen und beiseitestellen. Kokosmehl, Backpulver, Erythrit und Vanille in einer Schüssel mischen. Dann die Eimasse und den Mandeljoghurt unterrühren.

2 Nun den gefrorenen Beeren-Mix mit der entstandenen Creme mischen und in eine Auflaufform geben. Am Ende noch die gemahlenen Mandeln und die Mandelstifte über die Masse geben und den Auflauf im heißen Ofen (Mitte) 25–30 Min. backen, bis die Oberfläche goldbraun ist.

SUPER
MEAL
PREP
Dieser Frühstücksauflauf lässt sich super vorbereiten und kann am nächsten Tag auch gerne nochmals kurz aufgewärmt werden. Er schmeckt aber **auch kalt** sehr lecker und macht richtig satt.

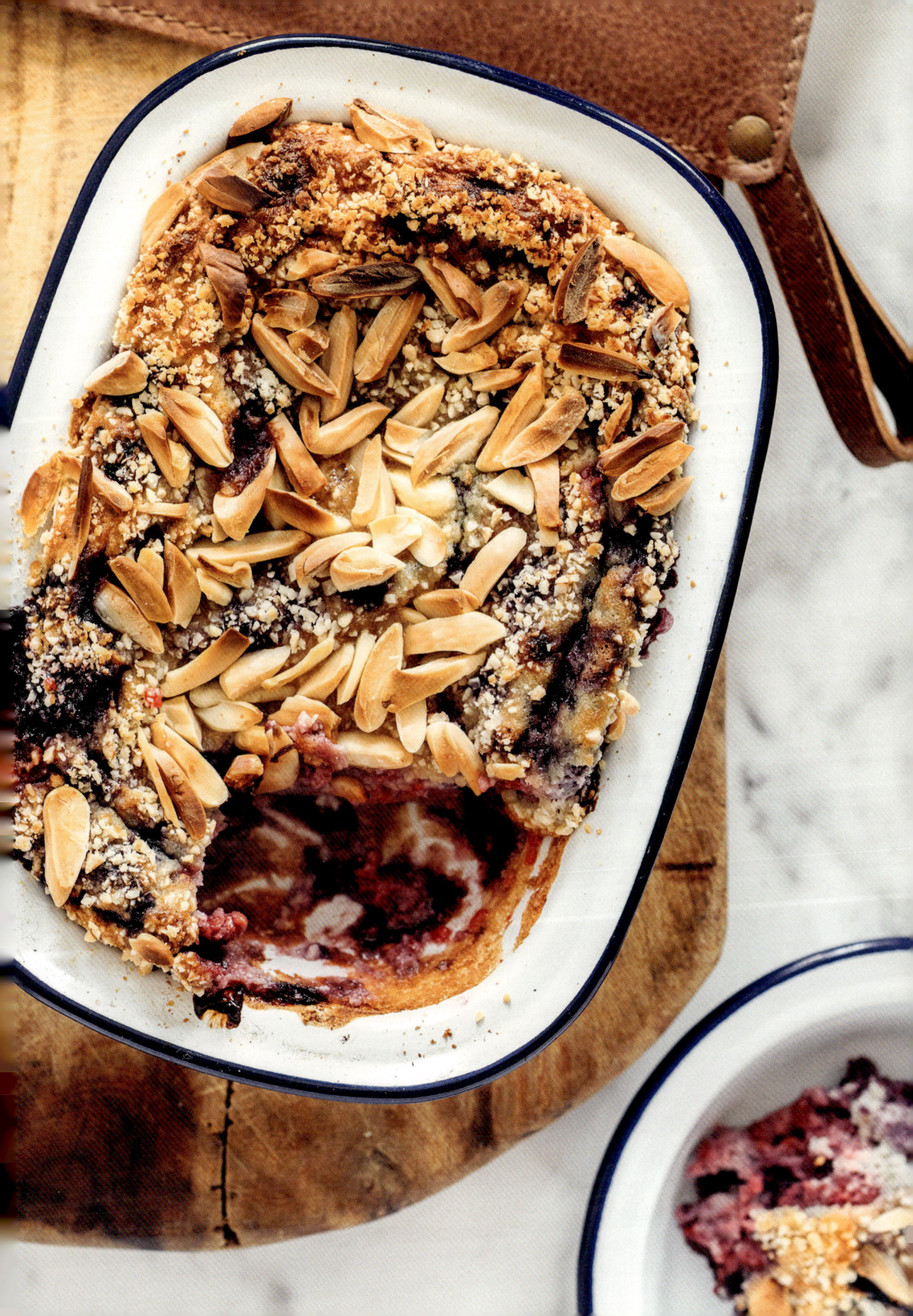

Saaten-Kerne-Cracker mit Lachs

FÜR 1 PERSON • ZUBEREITUNG: CA. 25 MIN. • RUHEN: CA. 8 STD. • BACKEN: CA. 40 MIN.
PRO PORTION CA. 315 KCAL, 23 G E, 22 G F, 5 G KH

Für die Cracker

50 g geschrotete
    Leinsamen
10 g Flohsamenschalen
100 g Mandelmehl
50 g Kürbiskerne
50 g Sonnenblumenkerne
1 EL Salz

Für den Belag

¼ Salatgurke
1 Stängel Dill (ersatz-
    weise Petersilie)
1 TL Butter
50 g geräucherter Lachs
    (in Scheiben)

1 Am Vortag für die Cracker die Leinsamen und Flohsamen-schalen mit 150 ml Wasser mischen und kurz stehen lassen. Inzwischen das Mandelmehl mit den Kürbis- und Sonnenblu-menkernen sowie dem Salz mischen. Leinsamenmischung dazugießen und alles mit den Knethaken des Handrührgeräts mischen. Die Masse kurz mit den Händen durchkneten und zu einem festen Teig zusammendrücken.

2 Den Backofen auf 140° vorheizen. Den Teig auf eine Lage Backpapier geben und mit Frischhaltefolie belegen. Den Teig zwischen Papier und Folie mit dem Nudelholz vorsichtig zu einem 2–3 mm dünnen Teig ausrollen.

3 Die Folie entfernen, den Teig mit dem Backpapier auf ein Blech ziehen und mit einer Gabel mehrmals einstechen. Die Cracker-Teigplatte im heißen Ofen (Mitte) in 30–40 Min. knusprig backen, dann herausnehmen und auskühlen lassen. Die Platte anschließend in ca. 6 × 8 cm große Stücke brechen und über Nacht in einer Papiertüte trocken lagern.

4 Am nächsten Morgen für den Belag das Gurkenstück waschen, putzen und in Scheiben schneiden. Den Dill wa-schen, trocken schütteln und die Spitzen abzupfen. Ein Viertel der Cracker mit Butter bestreichen, dann mit Lachsscheiben, Gurke und Dill belegen. Die restlichen Cracker in der Papier-tüte aufbewahren – so halten sie sich 1–2 Wochen und reichen für drei weitere Frühstücke.

KITZEL
DEN
GAUMEN

Die Kerne können durch Sesam oder Mohn ergänzt, bzw. ausgetauscht werden. Auch **zusätzliche Gewürze** wie Kräutersalz, Thymian oder Rosmarin kannst du unter den Cracker-Teig mischen.

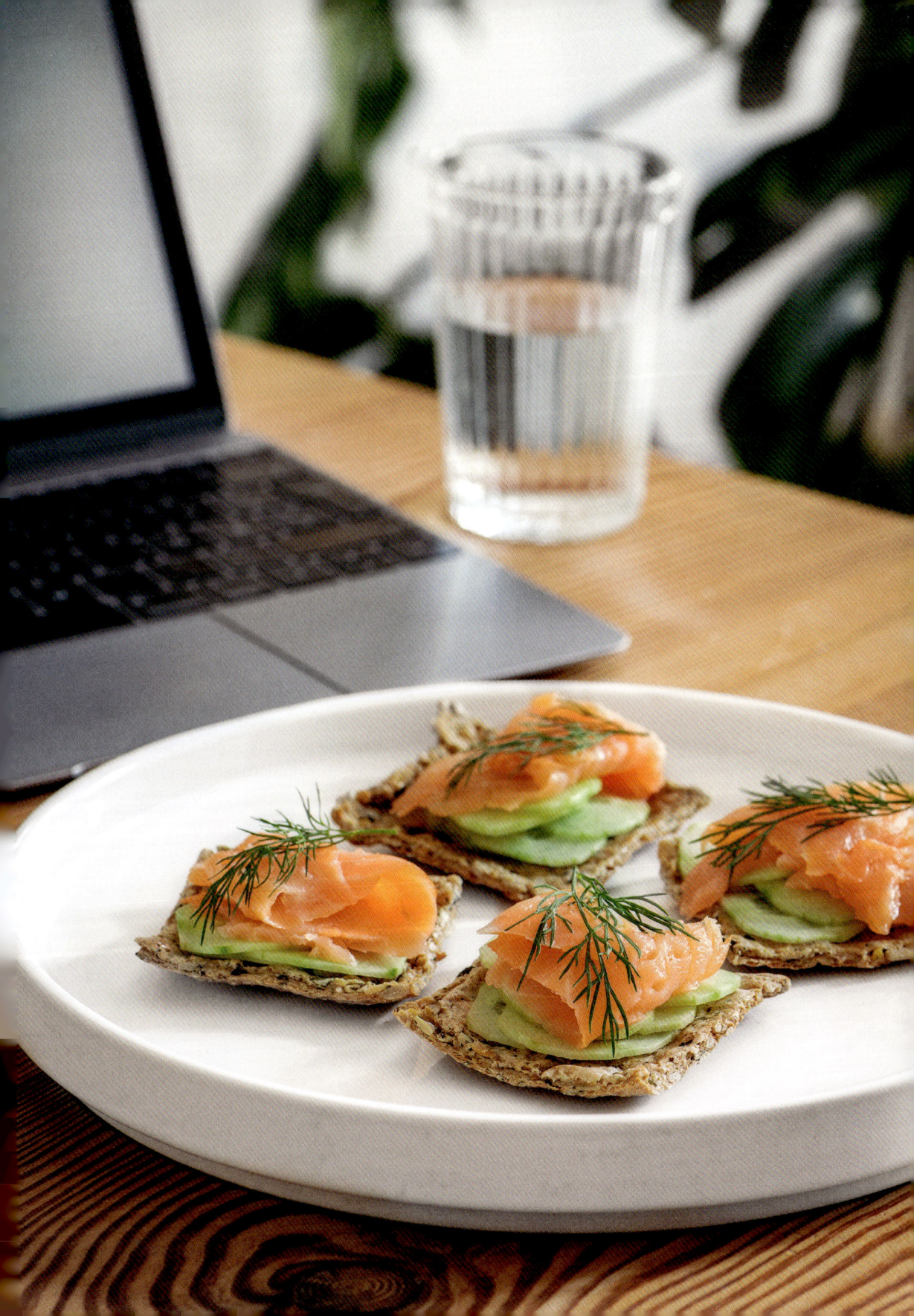

Rührei mit Pak Choi und Cashewmus

FÜR 2 PERSONEN • ZUBEREITUNG: CA. 15 MIN.
PRO PORTION CA. 410 KCAL, 25 G E, 31 G F, 8 G KH

6 Bio-Eier (M)
Salz
200 g Pak Choi
1 EL Butter
Kräutersalz
Pfeffer
2 EL Cashewmus

1 Die Eier in eine Schüssel aufschlagen, 2 Prisen Salz dazugeben und die Eier mit dem Schneebesen zu einer schaumigen Masse verquirlen.

2 Den Pak Choi waschen, putzen, längs halbieren, vom Strunk befreien und quer in schmale Streifen schneiden.

3 Die Butter in einer beschichteten Pfanne erhitzen und mit dem Pfannenwender gut verteilen. Pak Choi in die Pfanne geben und bei mittlerer Hitze 3–4 Min. braten. Das Gemüse mit Kräutersalz und Pfeffer würzen.

4 Die Eimasse hinzugeben und alles so lange braten, bis die gewünschte Rühreikonsistenz erreicht ist. Das Rührei auf vier Teller verteilen und je 1 EL Cashewmus darauf verteilen.

GUTE BUTTER ROCKT! Nimm hochwertige Butter, die aus der Milch von **Weiderindern** hergestellt wurde – gerne auch in Bioqualität. Denn Weidetiere nehmen durch die Wiesenkräuter, die sie fressen dürfen, viel mehr Nährstoffe zu sich.

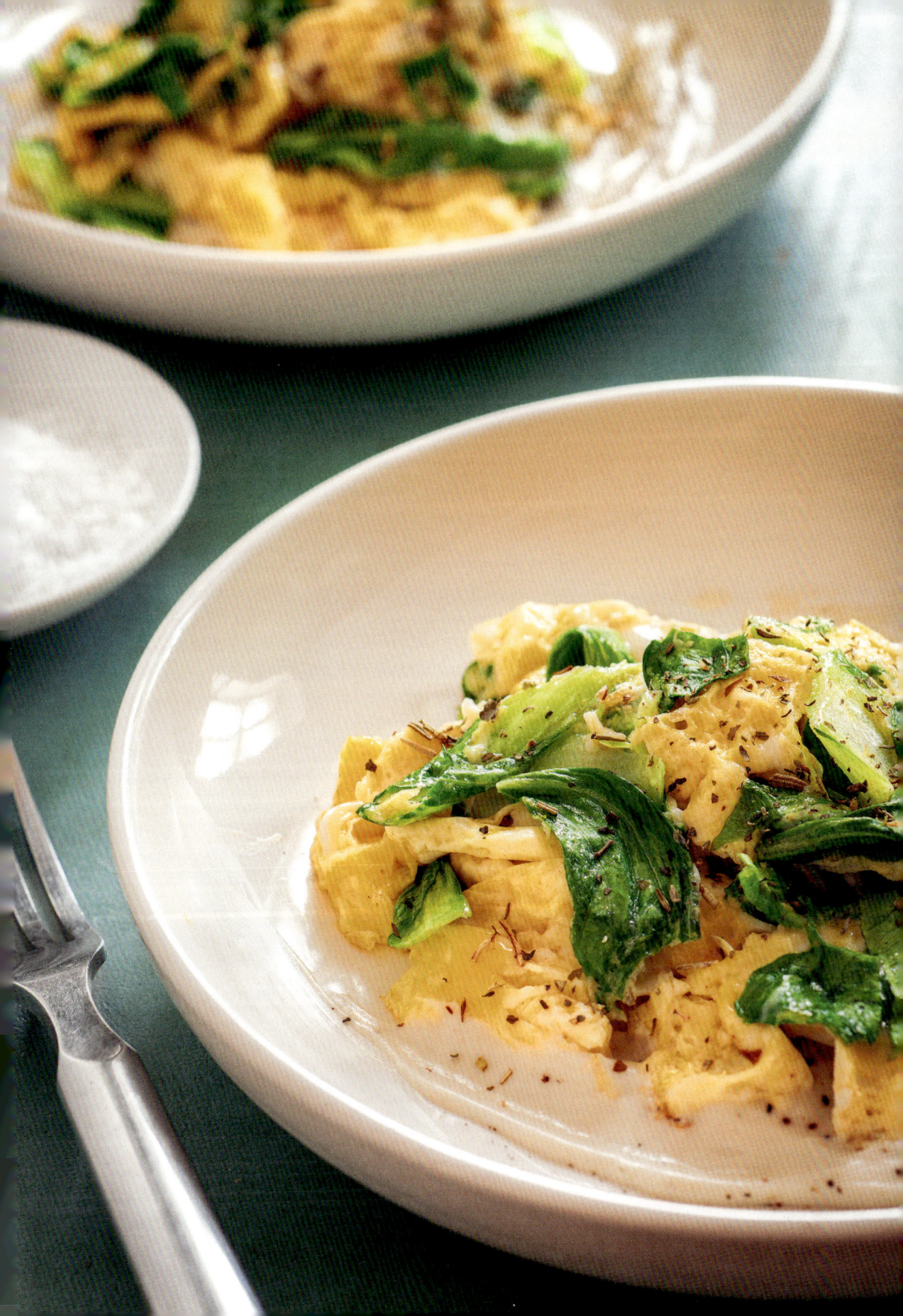

Low-Carb-Frühstücksbrot

FÜR 1 PERSON • ZUBEREITUNG: CA. 15 MIN. • BACKEN: CA. 1 STD.
PRO PORTION CA. 435 KCAL, 23 G E, 25 G F, 21 G KH

1 Pck. Low-Carb-Brot-
backmischung
(400–500 g)
¼ Romana-Salatherz
1 EL Butter
25 g Rinderschinken
½ TL Senf

1 Die Brotbackmischung am Vorabend nach Packungsangabe backen. Sobald das Brot ausgekühlt ist, sieben Achtel davon in dünne Scheiben schneiden, zwischen jede Scheibe ein Stück Backpapier legen, in einen Gefrierbeutel geben und ins Tiefkühlfach für den Vorrat legen.

2 Morgens dann den Salat in einzelne Blätter teilen, diese waschen und trocken schleudern. Das restliche Brotachtel in dünne Scheiben schneiden, mit der Butter bestreichen und mit Salat belegen. Dann etwas Senf daraufstreichen und jedes Brot mit Rinderschinken belegen.

LOW-CARB-BROT Achte bei der Brotbackmischung darauf, dass sie gluten- und milchfrei ist, kein Soja enthält und pro 100 g weniger als 30 g Kohlenhydrate liefert. Optimal ist eine **ballaststoffreiche Mischung**.

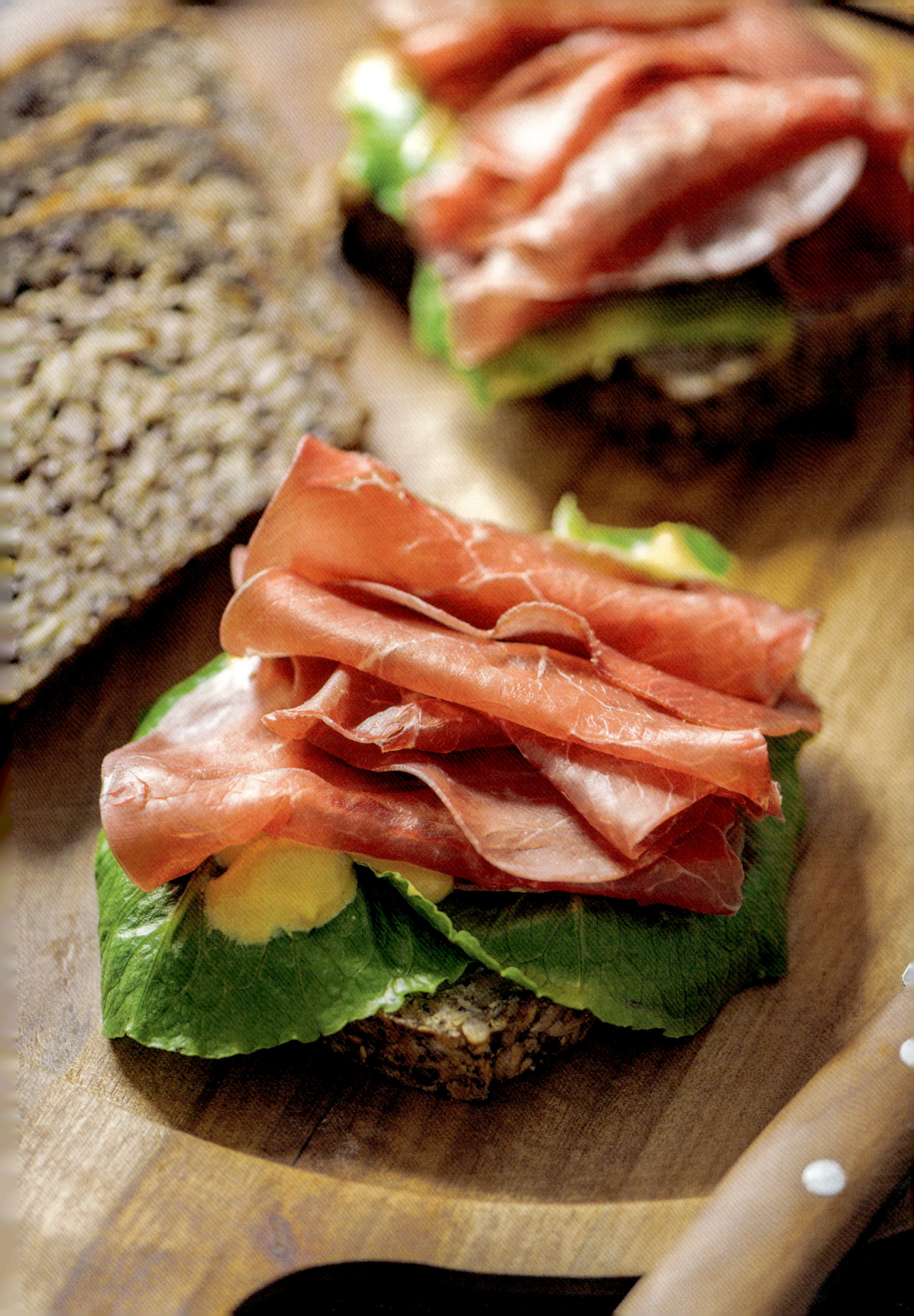

Lachs-Tatar mit Staudensellerie

FÜR 1 PERSON • ZUBEREITUNG: CA. 10 MIN.
PRO PORTION CA. 300 KCAL, 22 G E, 20 G F, 8 G KH

½ Stange Staudensellerie
75 g geräucherter Lachs
Kräutersalz
Pfeffer
½ EL natives Olivenöl
¼ Zitrone
1 Stängel Petersilie
1 Reiswaffel

1 Den Sellerie putzen, waschen und zusammen mit dem Lachs in ca. 5 mm große Würfel schneiden. Beides in eine Schüssel geben und mit Kräutersalz, Pfeffer und Olivenöl mischen und abschmecken.

2 Die Zitrone auspressen und den Saft zum Tatar geben. Die Petersilie waschen, trocken schütteln, die Blätter abzupfen und klein hacken. Petersilie unter das Lachstatar heben. Tatar auf der Reiswaffel verteilen und genießen.

FIT MIT GUTEM FISCH Achte auf die Qualität von Lebensmitteln – insbesondere bei tierischen Erzeugnissen. Bei Fisch kann man sich an **Wildfang-Labels** orientieren, die für **Nachhaltigkeit** stehen.

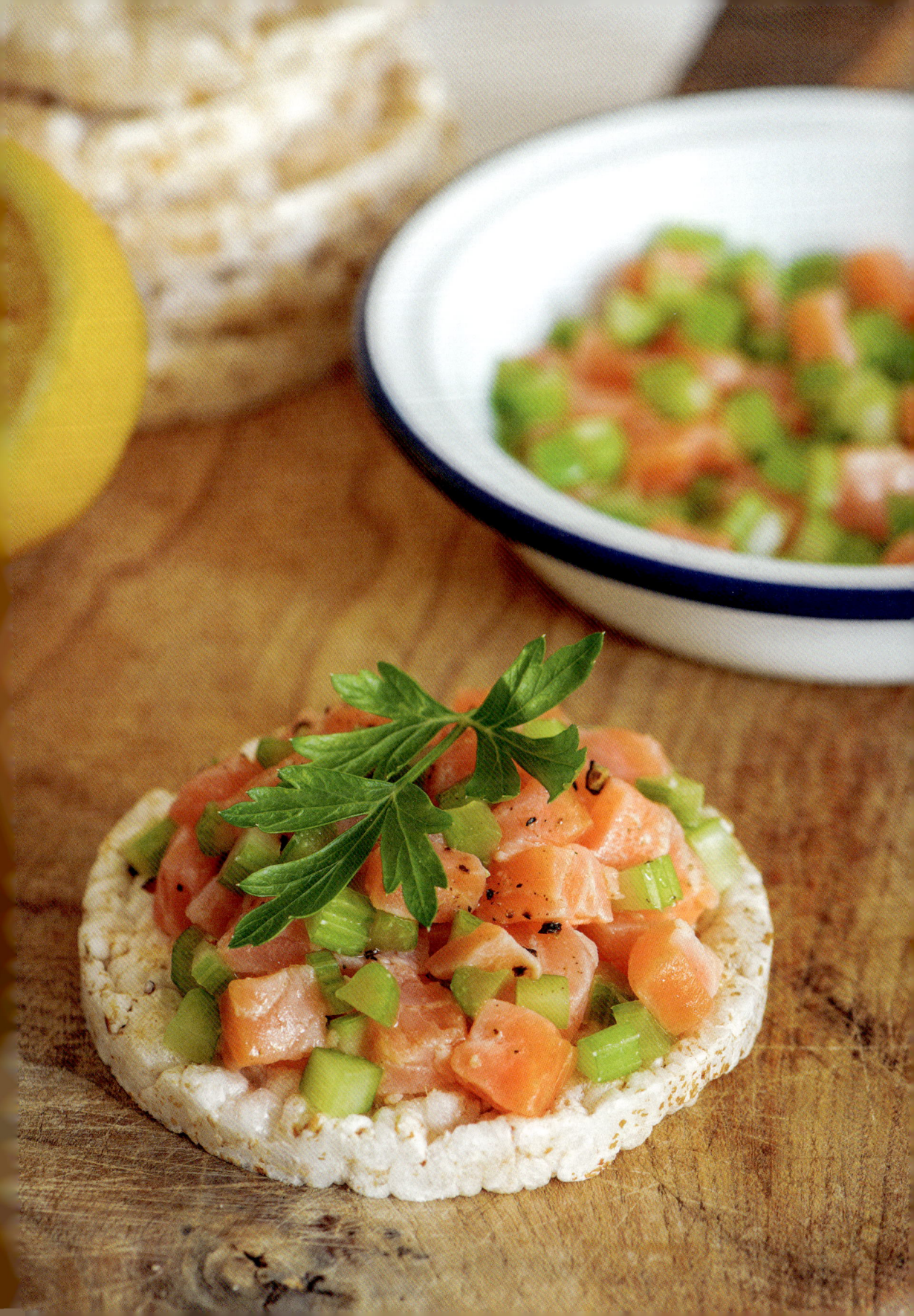

Rührei mit Ziegen-Feta und Limette

FÜR 2 PERSONEN • ZUBEREITUNG: CA. 20 MIN.
PRO PORTION CA. 355 KCAL, 24 G E, 27 G F, 4 G KH

5 Bio-Eier (M)
Salz
Pfeffer
300 g Zucchini
1 EL Butter
Kräutersalz
½ Bio-Limette
50 g Ziegen-Feta
2 EL gehackte Petersilie
(frisch oder TK)

1 Die Eier in eine Schüssel aufschlagen, Salz und Pfeffer dazugeben und die Eier gut verquirlen. Die Zucchini waschen, putzen und längs in feine Streifen schneiden (eventuell einen Sparschäler dafür benutzen).

2 Die Butter in einer beschichteten Pfanne erhitzen, die Zucchinistreifen darin anbraten und mit etwas Kräutersalz und Pfeffer würzen. Die Limette heiß waschen, abtrocknen, die Schale fein abreiben und den Saft auspressen. Saft und Schale zu den Zucchini geben.

3 Das verquirlte Ei mit in die Pfanne geben und braten, bis das Ei eine etwas festere Konsistenz hat. Dann den Ziegen-Feta mit den Händen zum Rührei krümeln und unterrühren.

4 Rührei mit Kräutersalz und Pfeffer abschmecken, die Petersilie dazugeben. Das Rührei auf zwei Tellern anrichten.

WAS STECKT IM EI? Je besser und natürlicher das Huhn lebt, desto **mehr Nährstoffe** sind auch im Ei: Eiweiß mit guter biologischer Wertigkeit, B-Vitamine, Vitamin A, E und D sowie Kalzium, Zink und Eisen.

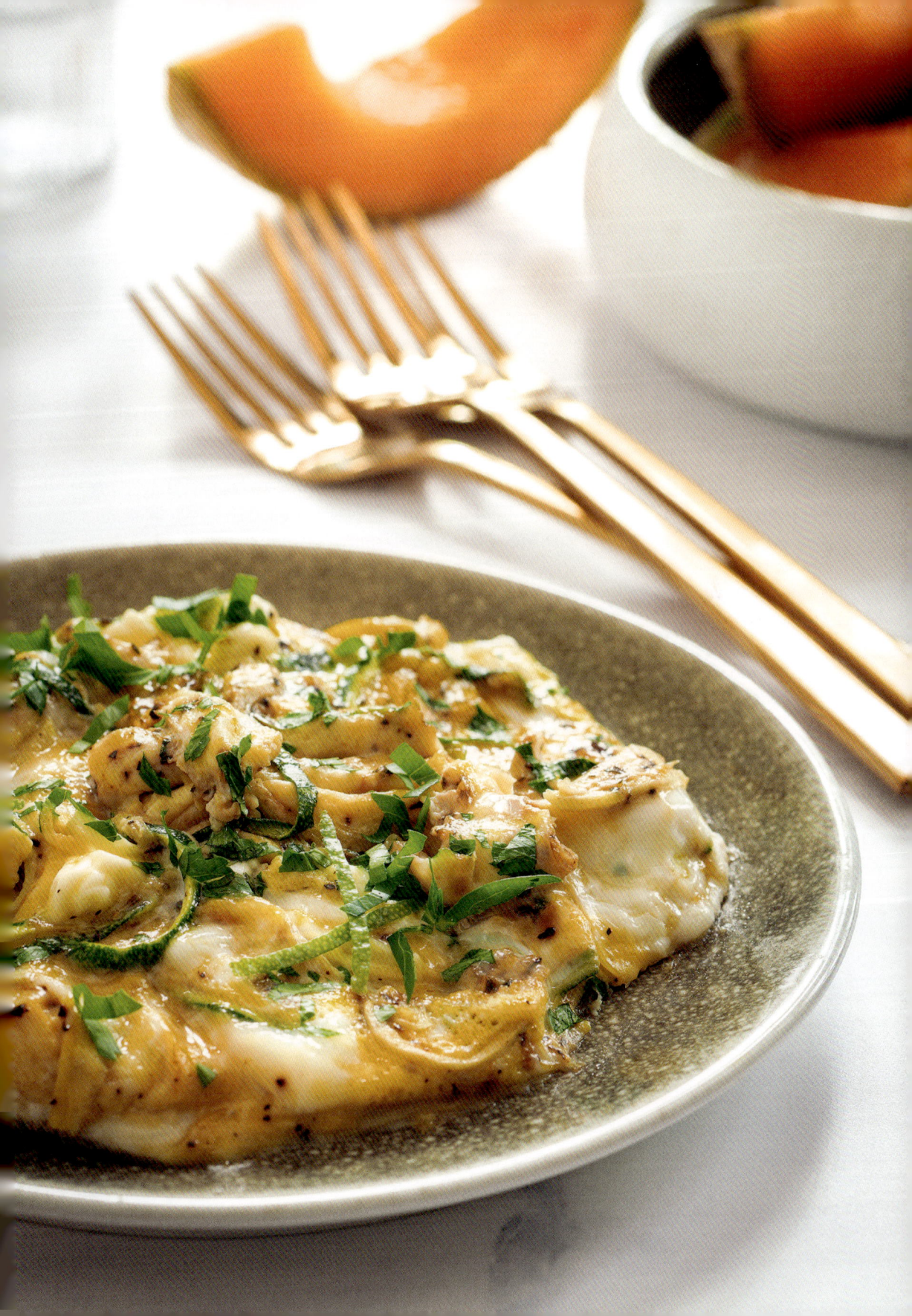

Gemüse-Omelett

FÜR 2 PERSONEN • ZUBEREITUNG: CA. 30 MIN.
PRO PORTION CA. 320 KCAL, 23 G E, 24 G F, 3 G KH

5 Bio-Eier (M)
Kräutersalz
Pfeffer
75 g Kirschtomaten
1 Frühlingszwiebel
50 g Baby-Blattspinat
1 TL Butter
40 g Ziegenhartkäse
1 EL gehackte Kräuter
    (z. B. Basilikum oder
    Kräutermix; frisch
    oder TK)

1 Die Eier in eine Schüssel aufschlagen, mit Kräutersalz und Pfeffer würzen und verquirlen.

2 Die Tomaten waschen und halbieren. Die Frühlingszwiebel putzen, waschen und klein schneiden. Den Spinat in einem Sieb abbrausen und abtropfen lassen.

3 Die Butter in einer beschichteten Pfanne erhitzen und Frühlingszwiebel, Spinat und Tomaten darin unter Rühren bei mittlerer Hitze braten, bis das Wasser vom Spinat verdampft ist. Inzwischen den Ziegenkäse reiben.

4 Das Gemüse gleichmäßig auf dem Pfannenboden verteilen und Eier und Käse darauf verteilen, die Pfanne nicht mehr schwenken. Das Omelett bei kleiner bis mittlerer Hitze ca. 10 Min. braten, bis die Eioberfläche gestockt ist.

5 Das Omelett mit den Kräutern bestreuen, vorsichtig mit einem Pfannenwender zusammenklappen, halbieren, auf zwei Tellern anrichten, nach Belieben mit Pfeffer übermahlen und mit mehr frischen Kräutern bestreuen.

MILCH-FREIE ZONE Wer keine Milchprodukte isst, kann den Ziegenkäse durch **1–2 zusätzliche Eier** ersetzen und statt der Butter ein pflanzliches Öl, wie beispielsweise **natives Olivenöl** verwenden.

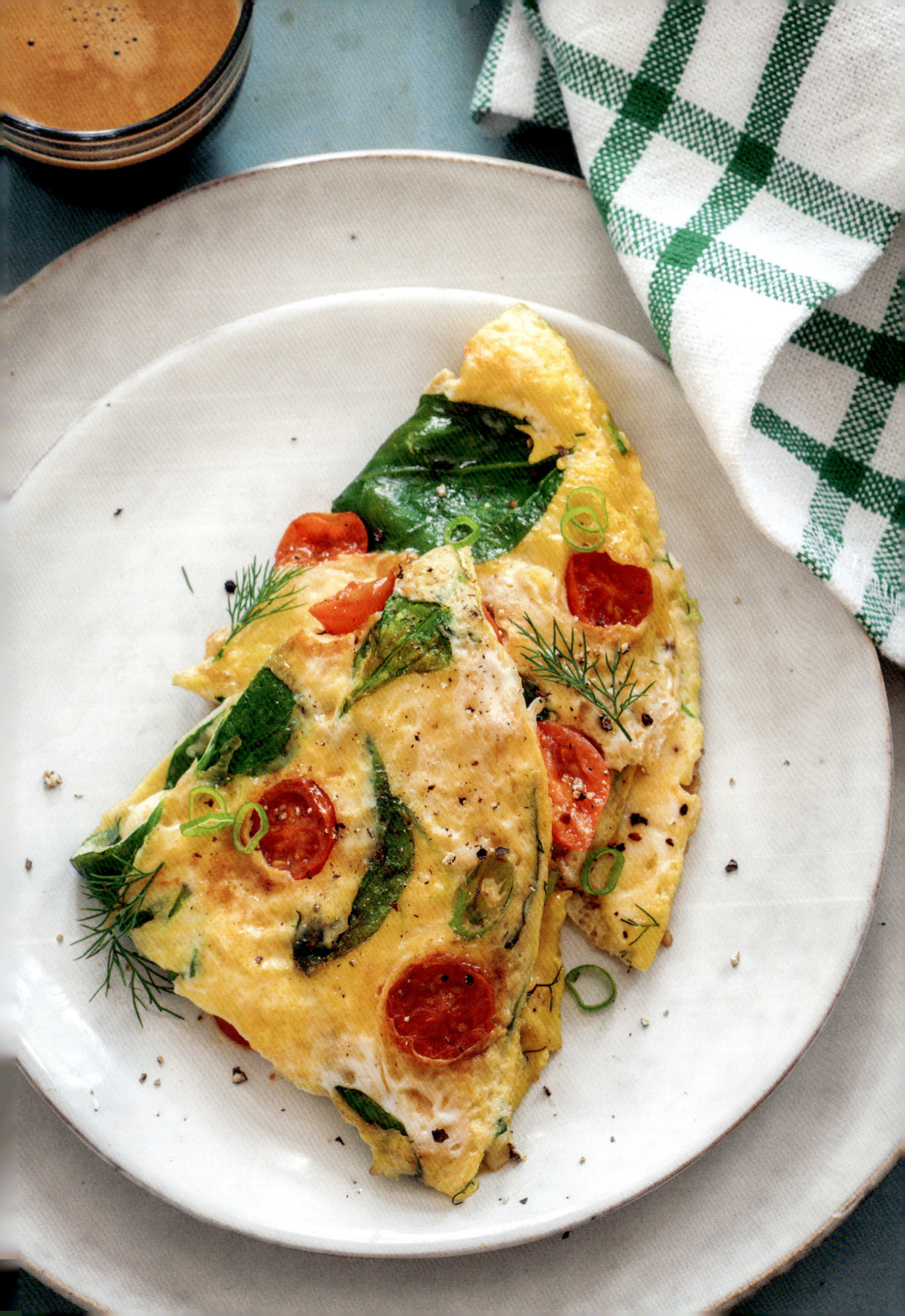

Shakshuka mit Blumenkohlreis

FÜR 2 PERSONEN • ZUBEREITUNG: CA. 20 MIN.
PRO PORTION CA. 260 KCAL, 17 G E, 17 G F, 9 G KH

½ Bund glatte Petersilie
½ Zwiebel
½ rote Paprika
1 EL natives Olivenöl
150 g TK-Blumenkohl-
   »Reis«
65 g Thunfisch in Wasser
   (abgetropft gewogen;
   aus der Dose)
200 g stückige Tomaten
   (aus der Dose)
Salz
Pfeffer
Chilipulver
2 Bio-Eier (M)

1 Die Petersilie waschen, trocken schütteln, die Blätter abzupfen und fein hacken, dann bis zum Servieren beiseitestellen. Die Zwiebel schälen und klein hacken. Die Paprika waschen, von Kernen und weißen Trennwänden befreien und in kleine Würfel schneiden.

2 Das Olivenöl in einer Pfanne erhitzen und die Zwiebel darin anschwitzen. Dann die Paprika und den Blumenkohl-»Reis« dazugeben und 5 Min. dünsten.

3 Den Thunfisch in ein Sieb abgießen und abtropfen lassen, zusammen mit den Tomaten zum Gemüse in die Pfanne geben, gut durchrühren, die Mischung mit Salz, Pfeffer sowie Chilipulver würzen und weitere 5 Min. garen.

4 Mit einem Esslöffel zwei Mulden in die köchelnde Sauce drücken. Die Eier nacheinander aufschlagen und vorsichtig immer je 1 Ei in jede Mulde geben. Shakshuka ca. 5 Min. offen bei kleiner Hitze weiterköcheln lassen, bis die Eier gar sind, dann auf zwei Teller verteilen und mit Petersilie bestreuen.

CLEVER ZEIT SPAREN Alles bis auf die Eier kann problemlos **am Vortag** zubereitet werden, so wird der Geschmack sogar noch intensiver. Morgens musst du die Shakshuka dann nur noch kurz warm machen und die Eier pochieren.

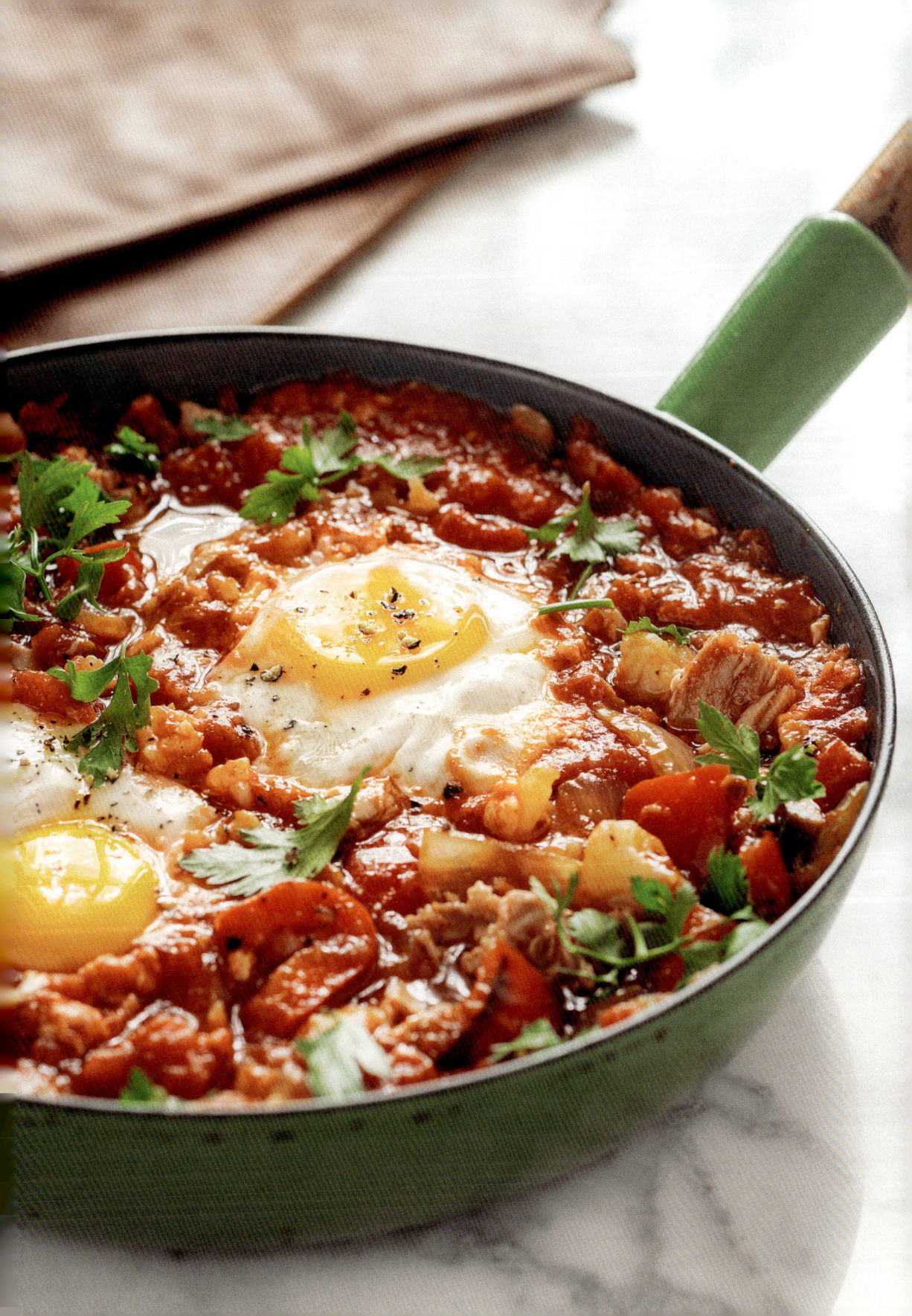

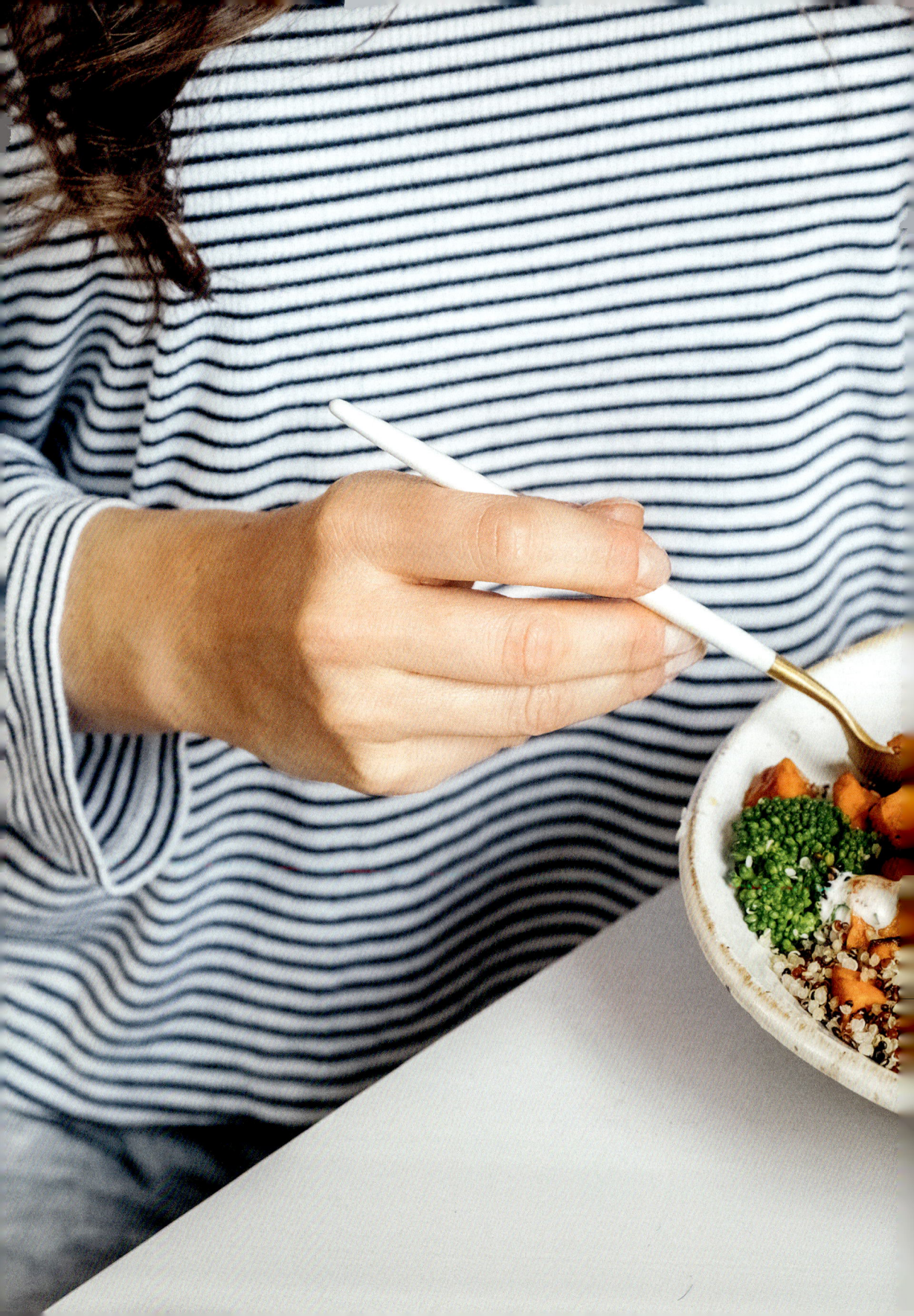

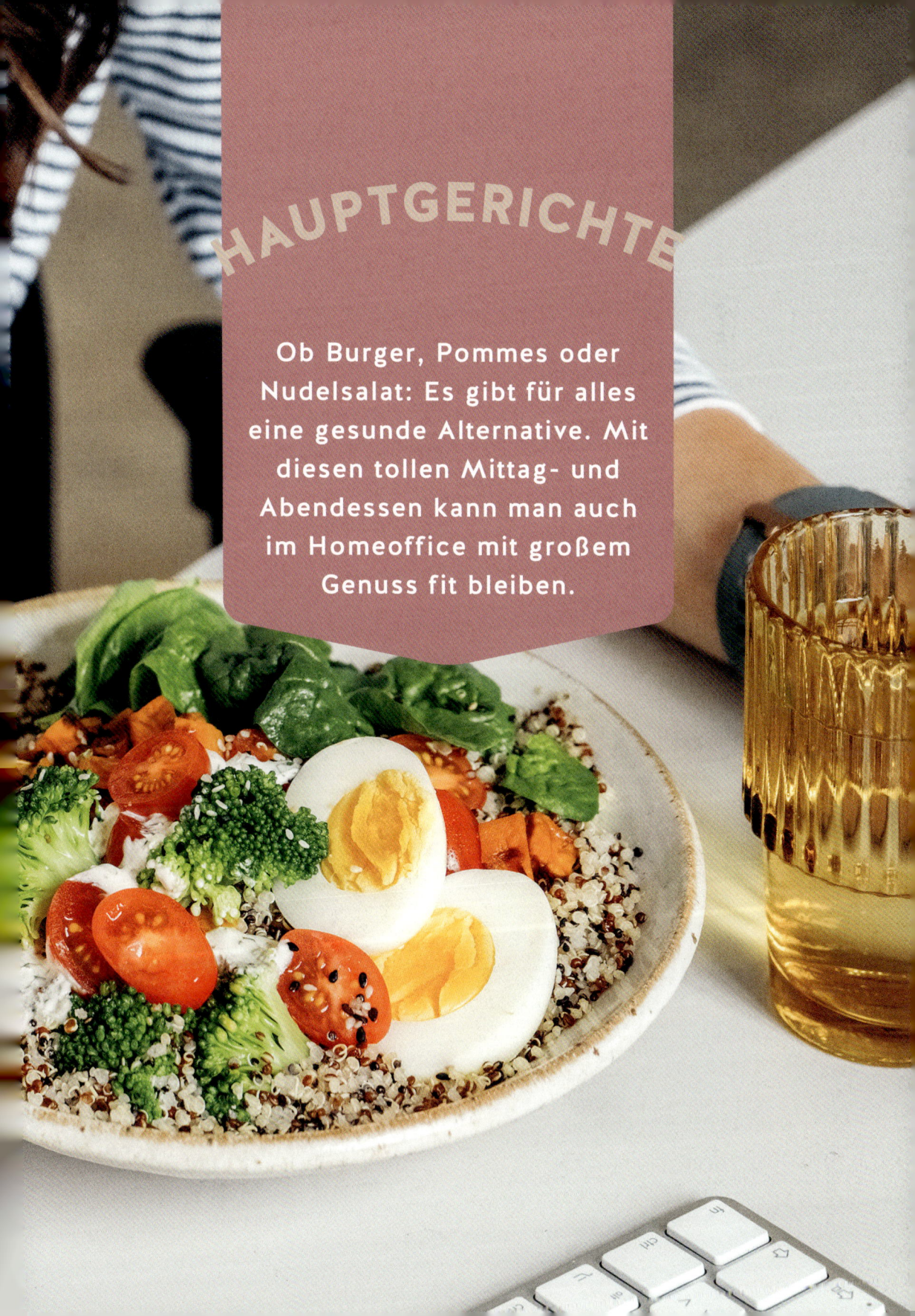

HAUPTGERICHTE

Ob Burger, Pommes oder Nudelsalat: Es gibt für alles eine gesunde Alternative. Mit diesen tollen Mittag- und Abendessen kann man auch im Homeoffice mit großem Genuss fit bleiben.

UND VORRAT

Vorbereitung ist das A und O: Wer daran scheitert zu planen, der plant das Scheitern. Wenn du hingegen gut organisiert bist und auch mit Unvorhergesehenem rechnest, wirst du die richtigen Ernährungs- und Bewegungsroutinen in den Alltag integrieren können. Vor allem zu Beginn solltest du rechtzeitig überlegen, was du wann kochen und essen möchtest und was du dafür wann einkaufen musst. Dasselbe gilt auch für die Organisation von Sport und Bewegungspausen.

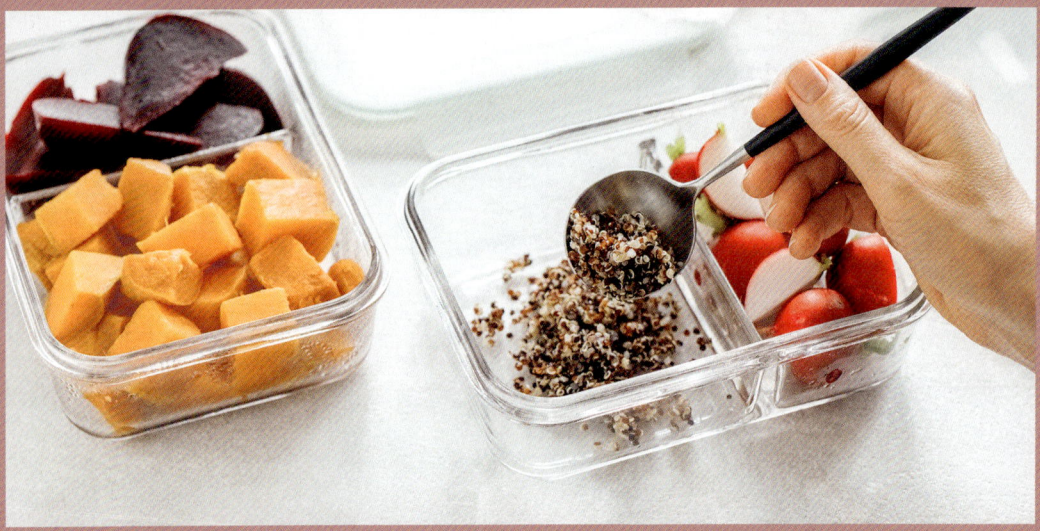

Starte deshalb gut geplant in die Woche: Überlege am Samstag vor dem Einkauf, was du in der nächsten Woche kochen möchtest. Die Zutaten dafür schreibst du auf eine Einkaufsliste. So sparst du dir Zeit, weil du nicht jeden Tag einkaufen gehen musst, und gefährliche Heißhungereinkäufe, wenn du dann mit Loch im Bauch im Supermarkt stehst. Und lege dir einen schlauen Vorrat an: Diese Dinge sollten für unvorhersehbare, turbulente Tage immer im Vorratsschrank da sein – am besten in zweifacher Ausfertigung: TK-Gemüse, veganes Pesto, Tomatensauce, Dosenthunfisch, Nüsse, TK-Beeren, pflanzliche Joghurtalternative, pflanzliche Milchalternative, Reiswaffeln, Haferflocken, Reisnudeln, natives Olivenöl, Schokolade (90 % Kakaoanteil) und eine Low-Carb-Brotbackmischung.

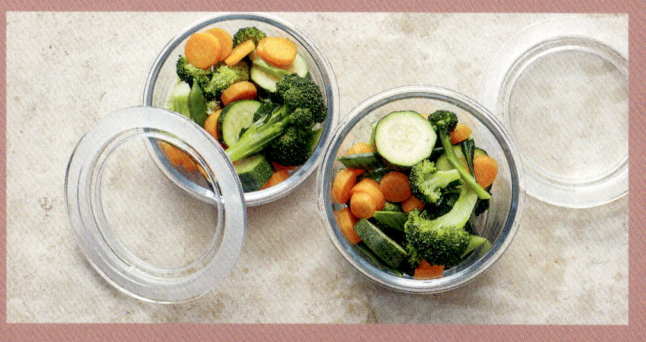

MEAL PREP:

AM BESTEN GLEICH
ZWEI BIS DREI PORTIONEN VORKOCHEN,
DIE DANN NUR NOCH
AUFGEWÄRMT WERDEN MÜSSEN.

EINKAUFSLISTE:

IMMER DIREKT AUF DIE LISTE SCHREIBEN, WENN ETWAS FAST AUFGEBRAUCHT IST, DAMIT ES RECHTZEITIG NEU GEKAUFT WIRD.

! GUT GEPLANT IN DEN TAG:

Wer alles fürs Frühstück Benötigte am Vorabend in der Küche bereitstellt, hat am Morgen weniger Stress.

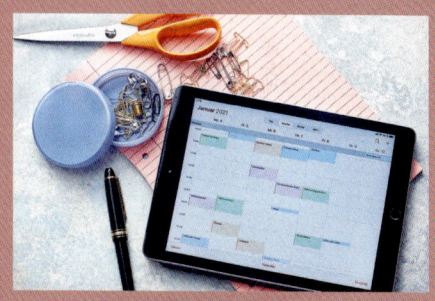

SNACKS UND TK-VORRÄTE:

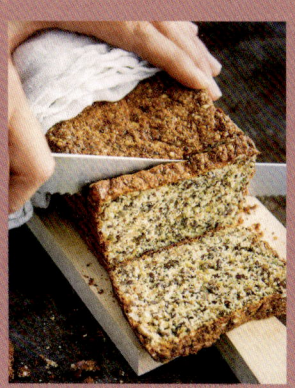

Viele Snackrezepte aus fit@home können gut vorbereitet und eine Weile gelagert werden; entweder in Vorratsgläsern oder im Tiefkühler. Low-Carb-Brot kannst du einfach in Scheiben geschnitten einfrieren und bei Bedarf im Toaster auftauen.

ZEIT, DATUM, TAG:

Für geplante Sporteinheiten, Stretchings, Spaziergänge oder das Kochen immer die **W-Fragen stellen** und alles fix im Kalender einplanen. Sonst schiebt der innere Schweinehund die Dinge vor sich her.

Quinoa mit Ofengemüse

FÜR 2 PERSONEN • ZUBEREITUNG: CA. 45 MIN.
PRO PORTION CA. 415 KCAL, 15 G E, 14 G F, 54 G KH

2 Möhren
1 Zucchino
½ Aubergine
½ Paprika
125 g Datteltomaten
3 kleine Knoblauchzehen
1½ EL getrocknete
    italienische Kräuter
Salz
Pfeffer
2 EL natives Olivenöl
125 g bunte Quinoa

1 Den Backofen auf 180° Umluft vorheizen. Die Möhren putzen und schälen. Zucchino und Aubergine waschen und putzen. Die Paprika waschen, von Kernen und weißen Trennwänden befreien. Das Gemüse in feine, ca. 4 cm lange Streifen schneiden. Die Datteltomaten waschen und halbieren. Knoblauch schälen. Das vorbereitete Gemüse gleichmäßig auf einem mit Backpapier belegten Blech verteilen.

2 Anschließend Kräutermischung, Salz, Pfeffer und Olivenöl auf dem Gemüse verteilen. Die Gemüsemischung im heißen Backofen (Mitte) 30–35 Min. backen.

3 Während der Gemüse-Backzeit die Quinoa in einem feinen Sieb mit heißem Wasser gut abspülen, um die Bitterstoffe zu entfernen. Quinoa und 250 ml Wasser in einen Topf geben, aufkochen und ca. 15 Min. köcheln lassen, ohne zu rühren. Wenn die gesamte Flüssigkeit aufgenommen wurde, den Topf vom Herd nehmen und die Quinoa nach Bedarf salzen.

4 Gemüse und Quinoa auf zwei Tellern nebeneinander anrichten und genießen.

JUST MIX AND MATCH   Das Gemüse lässt sich wunderbar saisonal variieren. **Bunte Möhren, Kürbis, Fenchel oder Rote Bete** passen sehr gut. Wer Lust hat, ergänzt das Gericht noch mit Hähnchenbrust, Lachs oder hart gekochtem Ei.

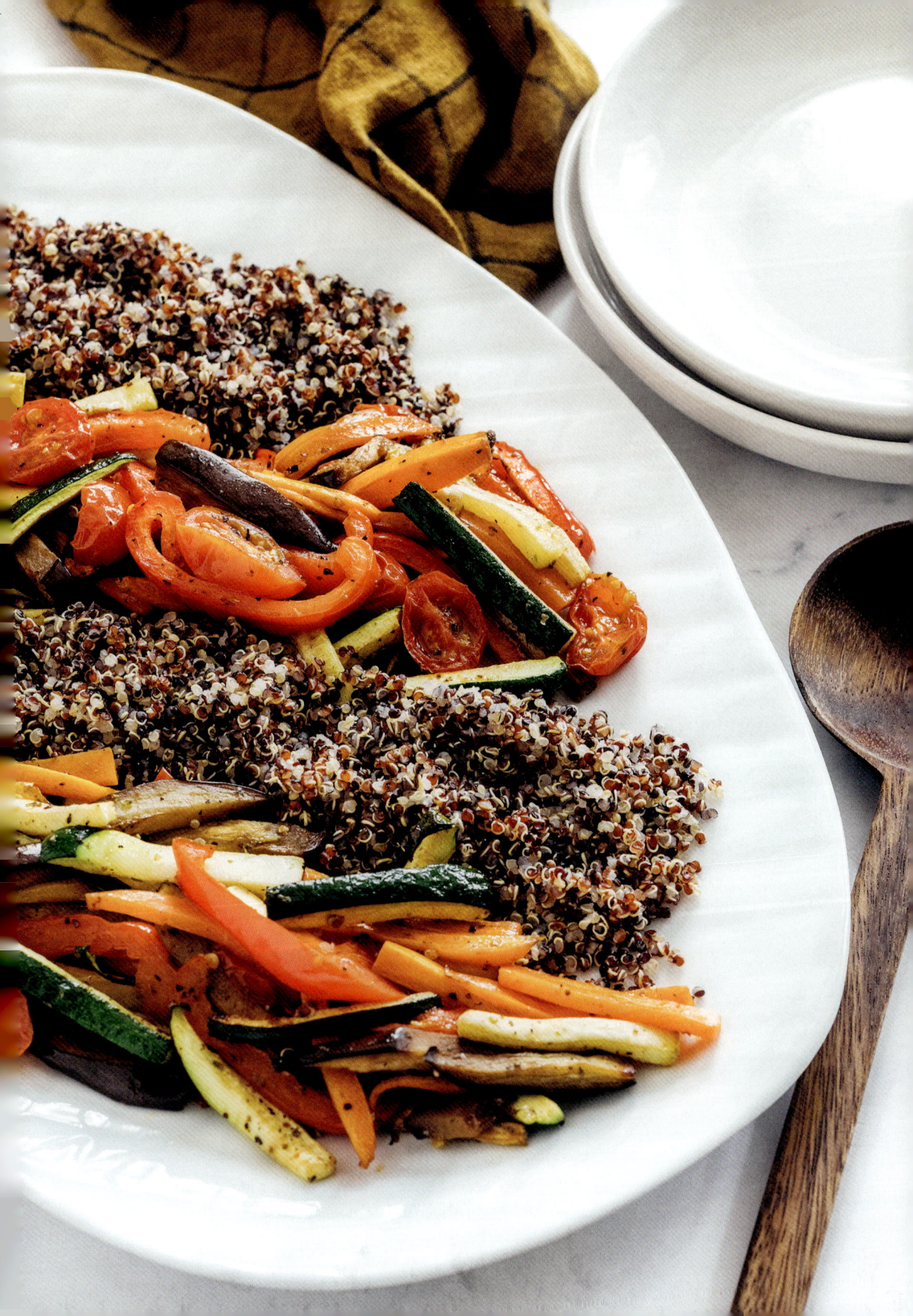

Brokkoli-Fried-»Reis«

FÜR 2 PERSONEN • ZUBEREITUNG: CA. 15 MIN.
PRO PORTION CA. 395 KCAL, 18 G E, 32 G F, 11 G KH

4 Bio-Eier (M)
Salz
Pfeffer
1 TL Pommesgewürz
    (ohne Zusatzstoffe;
    nach Belieben)
2 EL Butter
300 g TK-Brokkoli-
    »Reis« (s. Tipp)
200 g TK-Wok-Gemüse
    (ohne Gewürze
    und Öl)
50 g veganes Pesto rosso
    (auf Olivenölbasis)
2 EL gehackte Petersilie
    (frisch oder TK)

1 Die Eier in eine Schüssel aufschlagen, verquirlen und mit Salz, Pfeffer und nach Belieben dem Pommesgewürz würzen.

2 Die Butter in einer großen Pfanne erhitzen, den gefrorenen Brokkoli-»Reis« dazugeben und bei mittlerer bis großer Hitze unter ständigem Rühren ca. 3 Min. anbraten. Dann das Wok-Gemüse dazugeben und ca. 3 Min. mitbraten.

3 Die Eier dazugeben und die Gemüse-Eier-Mischung weiter unter Rühren anbraten, bis alles leicht bräunt und die gewünschte Fried-Rice-Konsistenz erreicht ist.

4 Das Gericht auf zwei Teller verteilen, mit Pesto und Petersilie toppen und servieren.

ES GIBT REIS, BABY! TK-Brokkoli-»Reis« findet man in Supermärkten und Bioläden. Es handelt sich dabei um ganz **klein gehackten und gefrorenen Brokkoli**, der eine prima Low-Carb-Alternative für normalen Reis ist.

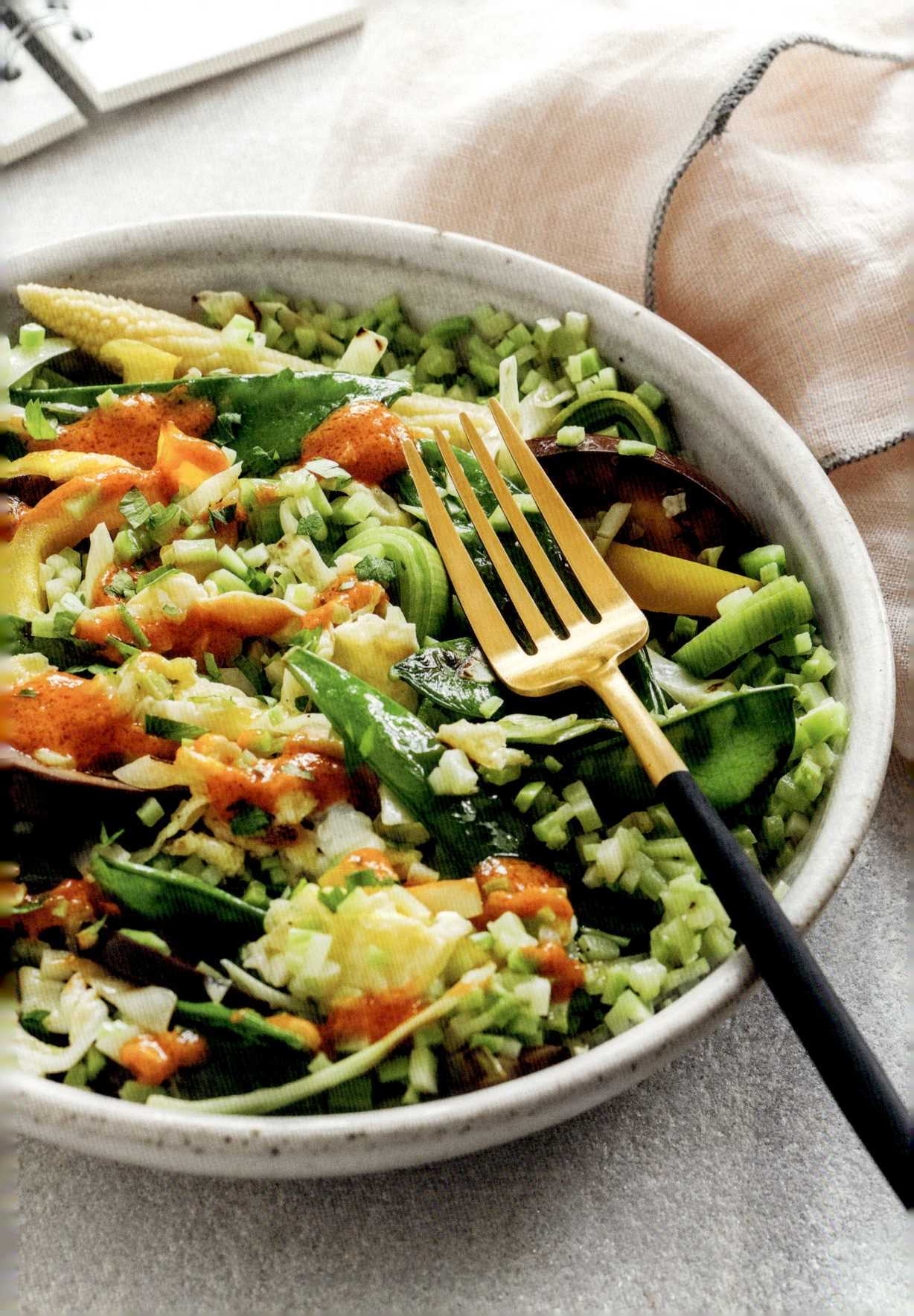

Spinat, Kräuter-Kartoffeln und Spiegelei

FÜR 2 PERSONEN • ZUBEREITUNG: CA. 30 MIN.
PRO PORTION CA. 305 KCAL, 17 G E, 17 G F, 20 G KH

300 g festkochende
Bio-Kartoffeln
Salz
300 g TK-Spinat
½ TL hefefreie Gemüse-
brühe (Instant)
Pfeffer
1 Knoblauchzehe
1½ EL Butter
4 Bio-Eier (S)
1 EL gehackte,
gemischte Kräuter
(frisch oder TK)
Kräutersalz

1 In einem Topf 500 ml Wasser und ½ EL Salz zum Kochen bringen. Die Kartoffeln waschen, schälen, vierteln und zugedeckt im kochenden Salzwasser in 15–20 Min. garen.

2 Inzwischen den Spinat mit 4 EL Wasser, der Gemüsebrühe sowie je ½ TL Pfeffer und Salz in einem Topf erhitzen. Den Spinat auftauen und anschließend 5–8 Min. köcheln lassen. Den Knoblauch schälen und zum Spinat pressen.

3 Parallel dazu 1 EL Butter in einer beschichteten Pfanne erhitzen. Die Eier in die Pfanne aufschlagen und bei kleiner bis mittlerer Hitze in 5–8 Min. zu Spiegeleiern braten. Erst vor dem Servieren salzen, mit den Kräutern bestreuen und nach Belieben mit Pfeffer übermahlen.

4 Die Kartoffeln abgießen und zurück in den Topf geben. Das Kräutersalz und den restlichen ½ EL Butter untermischen.

5 Eventuell noch vorhandenes Wasser im Spinat vorsichtig abgießen. Spinat, Spiegeleier und Kartoffeln auf zwei Tellern anrichten und servieren.

RAHM-SPINAT DE LUXE Ein Schuss **cremige Kokosmilch** oder auch etwas **Ziegenfrischkäse** machen den Spinat zum rahmigen Genuss. So wird aus der Mittagspause oder dem Abendessen ein Soulfood-Moment.

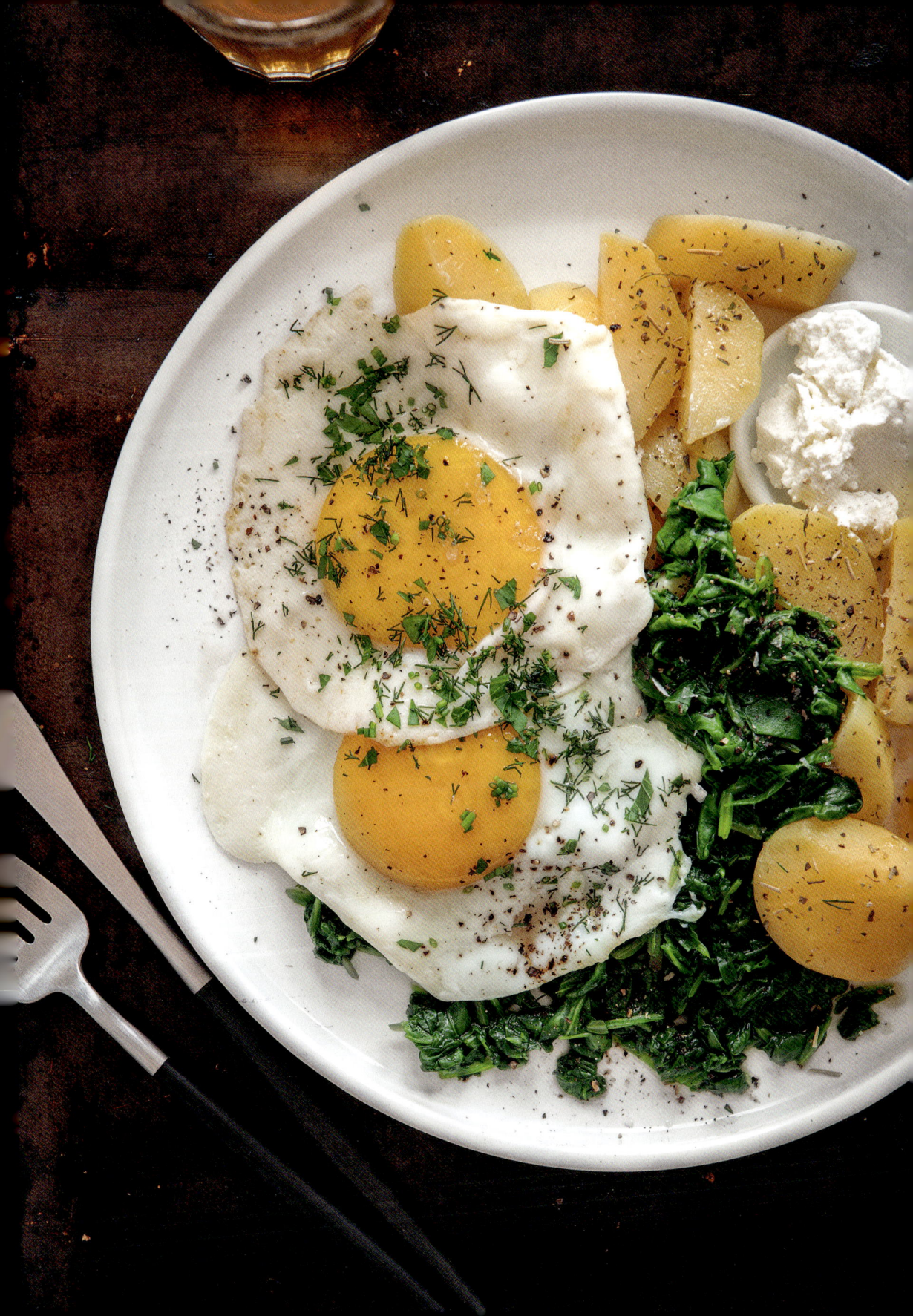

Bunter Hirse-Salat

FÜR 2 PERSONEN • ZUBEREITUNG: CA. 40 MIN. • AUSKÜHLEN: CA. 1 STD.
PRO PORTION CA. 310 KCAL, 8 G E, 11 G F, 42 G KH

Für den Salat

100 g Hirse
½ Bund Radieschen
½ Salatgurke
½ rote Paprika
125 g Datteltomaten
½ Bund Basilikum

Für das Dressing

10 g Mandelmus
1 EL natives Olivenöl
2 EL Aceto balsamico
ausgepresster Saft von
 ½ Limette
½ TL hefefreie Gemüse-
 brühe (Instant)
Salz
Pfeffer

1 Für den Salat die Hirse und 200 ml Wasser in einen kleinen Topf geben, aufkochen und ca. 15 Min. köcheln lassen. Dabei nicht rühren, die fertige Hirse nach der Kochzeit einfach beiseitestellen und auskühlen lassen.

2 Die Radieschen putzen, waschen und in feine Scheiben schneiden. Die Gurke waschen und putzen. Die Paprika waschen und von Kernen und weißen Trennwänden befreien. Gurke und Paprika klein würfeln. Die Datteltomaten waschen und halbieren. Das Gemüse in eine große Schüssel geben.

3 Für das Dressing alle Dressing-Zutaten zusammen mit 150 ml Wasser in einen Standmixer geben und zu einer homogenen Sauce mixen.

4 Zuletzt das Basilikum waschen, trocken schütteln, die Blätter abzupfen und klein schneiden. Basilikum, kalte Hirse und Dressing unter das Gemüse in der Schüssel mischen.

FÜR MEHR PROTEIN Als zusätzliches Topping eignen sich **geröstete Nüsse oder Kerne**. Der Salat kann auch mit angebratenem Hähnchen, gekochten Eiern oder Lachs ergänzt werden, um den Proteingehalt zu erhöhen.

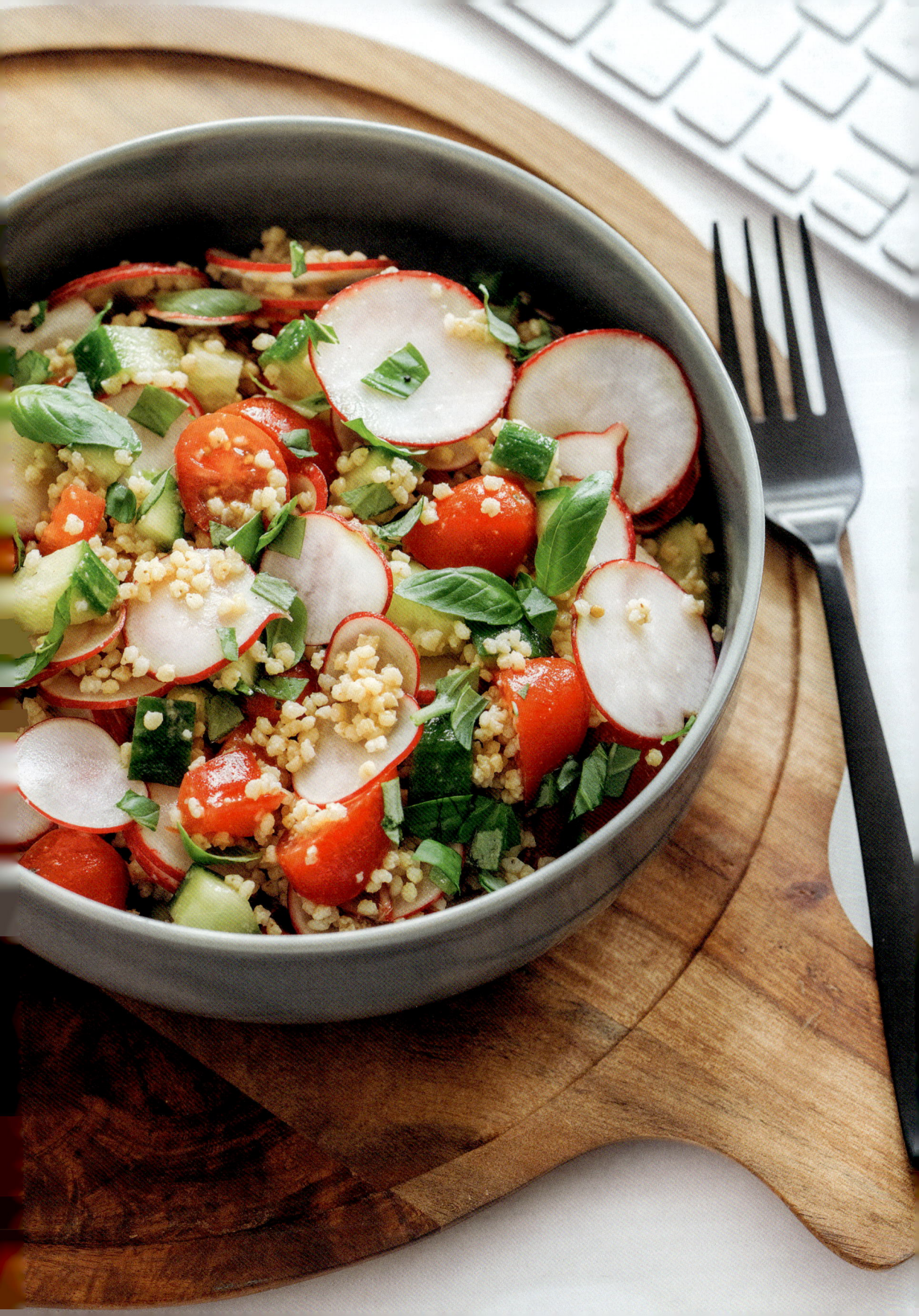

ENTSPANNT BLEIBEN

Oft wird es hektisch bei der Arbeit und man ist gestresst, fühlt sich mit zu vielen Aufgaben überfordert oder ärgert sich auch mal über die Kollegen im Video Call. Damit dadurch keine Negativspirale entsteht, die einem aussichtlos vorkommt, können zwischendurch am Schreibtisch kleine Achtsamkeitsübungen durchgeführt werden. Auch wenn man zunächst denkt, man hätte keine Zeit dafür, sind zwei effektive Minuten sinnvoll und sparen einem viel unproduktive Zeit des Ärgers.

AKZEPTANZ: ES IST OKAY, AUCH MAL KURZ VERÄRGERT ZU SEIN

Wer kennt es nicht, man ärgert sich, unterbewusst verurteilt man sich dafür, will das Gefühl loswerden und steigert sich immer mehr in den Ärger. Man erwartet von sich, immer gut gelaunt und zufrieden zu sein, aber das ist unrealistisch, kein Mensch auf der Welt kann das. Sage zu dir selbst: Ich darf auch mal gestresst oder verärgert sein, das ist okay. Schreibe dir auf, wie du dich gerade fühlst und nimm das Gefühl an, ohne es zu werten! Dann gehst du mit dieser Akzeptanz wieder an die Arbeit.

GEDANKEN WOANDERS HINLENKEN

Wenn man gerade kaum aus dem Stress- oder Ärgergefühl herauskommt, hilft es auch, die Gedanken kurz auf etwas anderes zu lenken: Dafür kann man sich fünf bis zehn Kärtchen vorbereiten, auf denen man lustige Geschehnisse mit Freunden, der Familie oder aus der Kindheit notiert. Die Geschichten sollten immer noch real und präsent sein. Wenn man sie dann zwischendurch kurz liest, muss man direkt laut lachen oder zumindest schmunzeln. Der Ärger verfliegt und die Produktivität kehrt zurück.

DANKBARKEIT

Notiere dir zwischendurch, was du alles hast und wofür du dankbar bist. In den Stressmomenten fühlt es sich immer so an, als fehle einem vieles und als wäre alles nur schlecht. Wenn man aber aufschreibt, was alles gut läuft und die Gedanken auf die Dankbarkeit dafür lenkt, wird man wesentlich gelassener.

ORDNUNG IST DIE HALBE MIETE

Mit Struktur und Ordnung spürt man weniger Überforderung, weil man sich darüber bewusst ist, welche Aufgaben warten können und man nur noch die Dinge tut, die tatsächlich dringlich sind. Das Wichtigste ist, dass du alles sofort notierst, dann geht nichts unter und du kannst in Ruhe schlafen, selbst wenn du an einem Tag noch nicht alles erledigen konntest.

TO-DO-LISTEN UND PRIORISIEREN

Um entspannter zu sein, sollten alle Dinge, die noch zu erledigen sind, auf einer To-do-Liste stehen. Diese kann digital oder per Post-it geführt werden. Zuerst werden alle Aufgaben untereinander notiert. Dann wird hinter jedem To-do ein Datum, Tag oder eine Zeit vermerkt, bis wann die Sache spätestens erledigt sein muss. Man sollte sich immer ganz genau fragen, wie dringlich etwas wirklich ist. Mithilfe der gesetzten Deadlines kannst du nun klar entscheiden, was du als erstes machen musst, und du stresst dich weniger mit den Dingen, die noch etwas mehr Zeit haben.

→ Nachdem die To-do-Liste mit den Deadlines steht und du deinen Kalender mit allen Meetings vor dir hast, hast du die Übersicht und weißt, in welchen Zeitfenstern du die To-dos wegarbeiten kannst.

ZUKUNFTS-FRAGE

Ist dieser Ärger und Stress in ein paar Monaten noch wichtig und wird mich die Sache dann auch noch tangieren? Wenn die Frage mit nein beantwortet werden kann, wird einem bewusst, dass man dem Ärger zu viel Raum gibt, und man fokussiert sich wieder auf das Wesentliche.

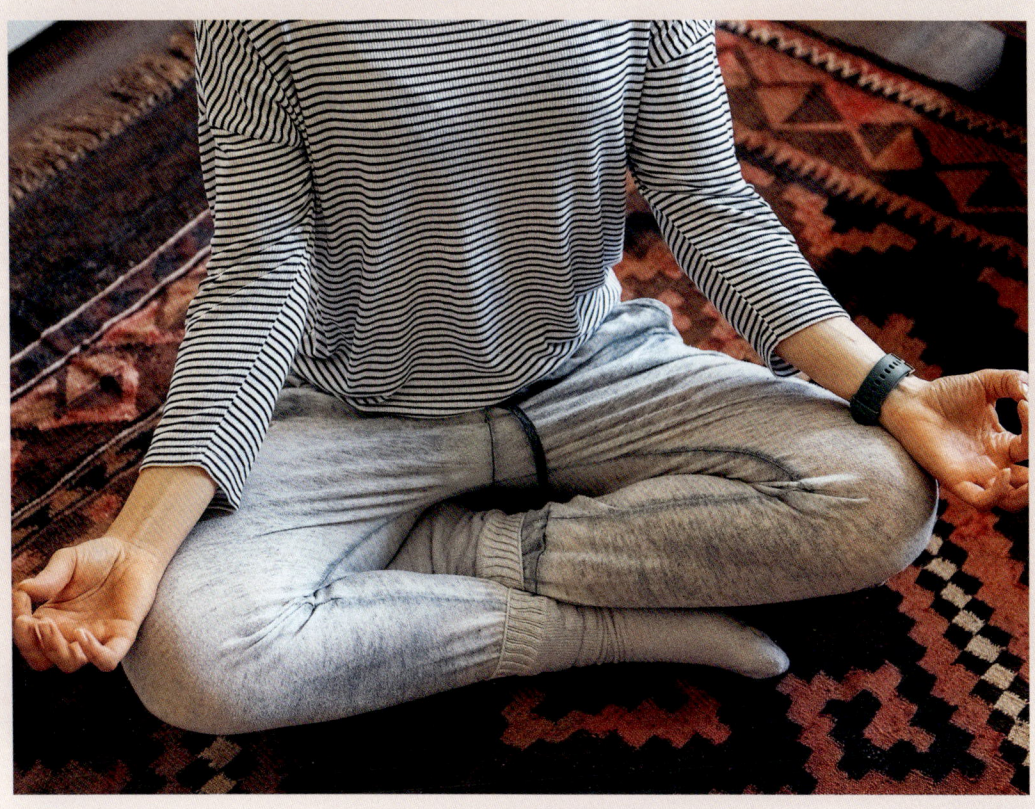

DAS NERVIGE ZUERST

Eigentlich ist »do the shit first« die bewährteste Methode. Wenn du am Morgen in der ersten Homeoffice-Stunde direkt die Dinge tust, auf die du am wenigsten Lust hast, fühlst du dich schon total erleichtert und kannst im Laufe des Tages freudig an den Dingen weiterarbeiten, die dir mehr Spaß machen.

DU BIST GUT, SO WIE DU BIST

Es ist wichtig, dass dir bewusst ist, dass das Leben uns immer wieder herausfordert. Und das ist gut so. Häufig entstehen Illusionen, weil man diese Tatsache bewusst oder unterbewusst nicht annimmt. Es entwickeln sich dann oft unrealistische Erwartungshaltungen an einen selbst oder auch an andere. Man möchte immer alles schaffen und keine Fehler machen, die Kontrolle haben und stark sein. Geht es dir genauso? Dann mach dir eines klar:

→ **Kein Mensch kann immer gut gelaunt und immer nur nett sein, kein Mensch schafft jede Aufgabe, ist immer konzentriert, immer hilfsbereit, immer entspannt, immer positiv gestimmt und voller Energie. Das ist völlig unmöglich. Diese unrealistische Erwartungshaltung tragen viele von uns aber in sich, und wir sollten uns bewusst machen, wie es tatsächlich ist: Du bist manchmal nett, manchmal aber auch genervt, manchmal bist du energiegeladen und manchmal auch erschöpft, manchmal arbeitest du schnell und organisiert und manchmal ist alles ein bisschen durcheinander. Und das ist alles völlig normal. Du bist gut, so wie du bist, das ist die Balance des Lebens. Es gibt niemanden, der immer nur die (in unserer Wahrnehmung) guten oder immer nur die schlechten Eigenschaften verkörpert. Das wäre nicht menschlich.**

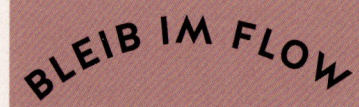

BLEIB IM FLOW

Manchmal sitzt man an einer Aufgabe und kommt einfach nicht vorwärts, man macht sich so viele Gedanken, aber wird nicht produktiv. Da ist es manchmal gut, die Aufgabe doch mal aufzuschieben und eine Stunde an etwas zu arbeiten, das flutscht. Danach hat man ein gutes Gefühl, weil man produktiv war, und kann sich wieder der anderen Aufgabe widmen, die einem dann meist auch leichter fällt.

BALANCE AUS SUPPORT & CHALLANGE

Auch der Alltag zeigt uns, dass alles immer zwei Seiten hat: Uns erwarten Herausforderungen, aber auch Unterstützung. Oft blenden wir eine Seite aus und sehen nur die Vorteile oder nur die Nachteile einer Sache. Wenn wir bewusster hinsehen, können wir aber beides erkennen: Dich hat bei der Arbeit etwas geärgert und du bist abends frustriert. Dafür wird dich jemand, der dir nahe steht, mehr unterstützen, dir zuhören, dich in den Arm nehmen, dich zum Lachen bringen. Alles ist im Gleichgewicht.

→ **Frage dich bei jeder Herausforderung, was die andere Seite der Sache ist, und notiere dir dazu konkrete Dinge, um deine Welt wieder so zu sehen, wie sie ist: Die perfekte Balance zwischen Support und Challenge.**

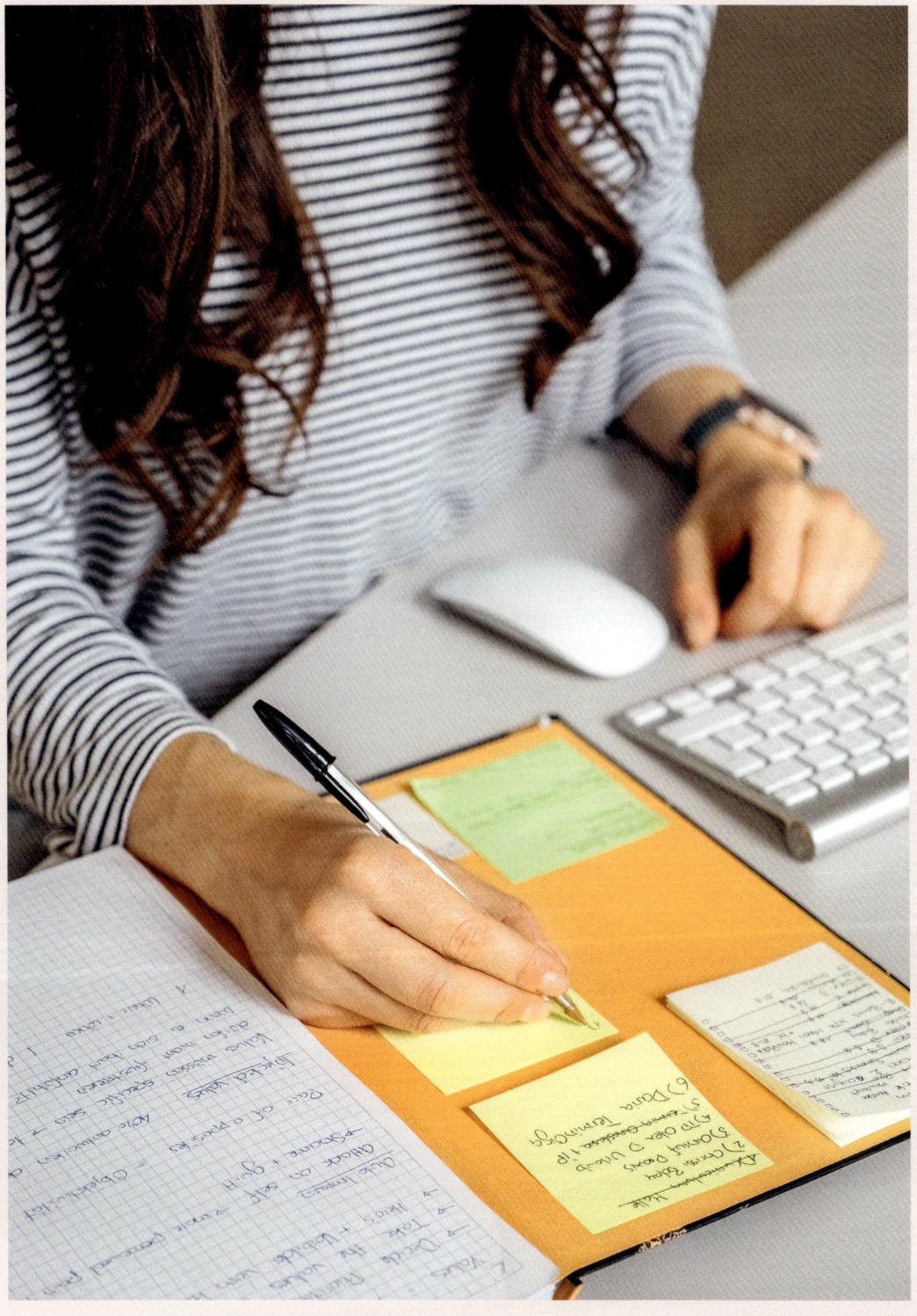

Leichter Kartoffelsalat mit Ei

FÜR 2 PERSONEN • ZUBEREITUNG: CA. 30 MIN. • KOCHEN: CA. 20 MIN.
PRO PORTION CA. 300 KCAL, 12 G E, 17 G F, 24 G KH

Für den Salat

250 g festkochende
    Kartoffeln
Salz
2 Bio-Eier (M)
3 Essiggurken
1 rote Paprika
1 Frühlingszwiebel
75 g Datteltomaten
1 EL gehackte Petersilie
    (frisch oder TK)

Für das Dressing

1 EL gehackte Petersilie
    (frisch oder TK)
50 ml Kokos cuisine
1 EL natives Olivenöl
1 EL Apfelessig
½ TL weißes Mandelmus
½ TL Pommesgewürz
    (ohne Zusatzstoffe)
Pfeffer

1 Am Vortag oder einige Stunden vor dem Essen für den Salat die Kartoffeln waschen, in kochendem Salzwasser zugedeckt bei mittlerer Hitze in 15–20 Min. garen, dann abgießen, ausdampfen lassen und pellen. Die ausgekühlten Kartoffeln in feine Scheiben schneiden, anschließend in eine große Schüssel geben und salzen.

2 Während die Kartoffeln kochen, die Eier anpieksen, in kochendes Wasser geben und darin in 10 Min. hart kochen. Die Eier kalt abschrecken.

3 Die Essiggurken in feine Scheiben schneiden. Die Paprika waschen, längs halbieren, von den Kernen und weißen Trennwänden befreien und in feine, 2 cm lange Streifen schneiden. Beides zu den Kartoffeln geben.

4 Die Frühlingszwiebel putzen, waschen und in feine Ringe schneiden. Die Datteltomaten waschen und halbieren. Frühlingszwiebel, Tomaten und Petersilie zur Kartoffelmischung geben und alles vorsichtig mischen.

5 Alle Zutaten für das Dressing und 50 ml Wasser in den Standmixer geben und gut mischen. Das Dressing unter den Kartoffel-Gemüse-Mix mischen. Den Salat noch mal mit Salz und Pfeffer abschmecken. Die Eier pellen, vierteln und den Kartoffelsalat damit garnieren.

NIMM, WAS DA IST! Das Dressing funktioniert auch mit Cashewmus und Cashewdrink statt der Kokos cuisine und dem weißen Mandelmus. An Gemüse passen auch **Gurke, Radieschen** oder **Fenchel** gut in den Salat.

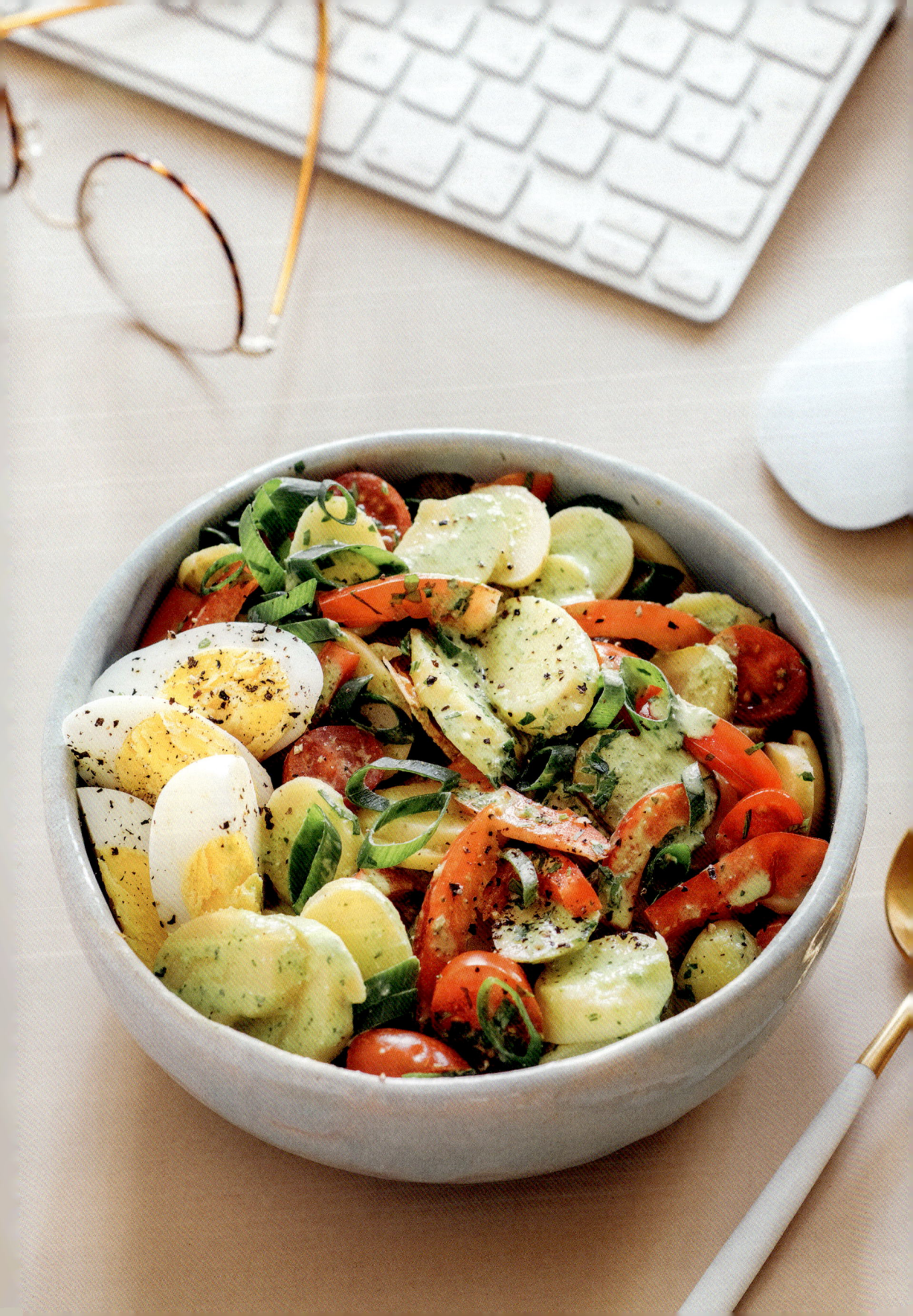

Quinoa-Cashew-Lemon-Bowl

FÜR 2 PERSONEN • ZUBEREITUNG: CA. 50 MIN.
PRO PORTION CA. 520 KCAL, 24 G E, 19 G F, 64 G KH

Für den Salat

100 g bunte Quinoa
Salz
200 g Süßkartoffeln
250 g TK-Brokkoli
½ EL gehackte Petersilie
    (frisch oder TK)
1 TL Pommesgewürz
    (ohne Zusatzstoffe)
50 g Datteltomaten
50 g Baby-Blattspinat
2 hart gekochte
    Bio-Eier (M)
2 TL Sesam

Für das Dressing

½ Zitrone
½ kleine Knoblauchzehe
10 g Cashewmus
75 ml ungesüßter
    Cashewdrink
1 TL gehackte Petersilie
    (frisch oder TK)
Salz
Pfeffer

1 Für den Salat die Quinoa in einem feinen Sieb mit heißem Wasser waschen, zusammen mit 200 ml Wasser in einem Topf zum Kochen bringen und 15–20 Min. zugedeckt köcheln lassen, bis die Flüssigkeit komplett aufgenommen wurde, dabei nicht umrühren. Quinoa auskühlen lassen und salzen.

2 Während die Quinoa kocht, die Süßkartoffeln waschen und in kleine Würfel schneiden. Den TK-Brokkoli in kochendes Salzwasser geben. Sobald das Wasser wieder anfängt zu köcheln und der Brokkoli aufgetaut ist, die Kartoffelstückchen dazugeben und beides im kochenden Wasser 5–7 Min. sieden. Abgießen, kurz auskühlen lassen und mit Petersilie und Pommesgewürz mischen.

3 Für das Dressing den Saft der Zitrone auspressen. Den Knoblauch schälen. Beides zusammen mit den übrigen Dressing-Zutaten in den Standmixer geben, zu einer cremigen Sauce mixen und mit Salz und Pfeffer abschmecken. Das Dressing am besten in einem verschlossenen Glas lagern, wenn die Bowl nicht sofort gegessen wird.

4 Die Datteltomaten waschen und halbieren. Spinat in einem Sieb abbrausen und abtropfen lassen. Tomaten, Spinat und alle vorgekochten Zutaten in Abteilungen in zwei Schalen anrichten. Nun noch die Eier pellen und halbieren, je zwei Hälften auf jede Bowl legen. Die Bowls mit Dressing beträufeln und mit Sesam bestreuen.

TAUSCH DOCH MAL! Die Eier lassen sich auch durch gekochte **Hähnchenbrust, Lachs** oder **Ziegen-Feta** ersetzen beziehungsweise ergänzen. Entscheide einfach nach Lust, Laune und Vorratslage über deinen Bowl-Inhalt.

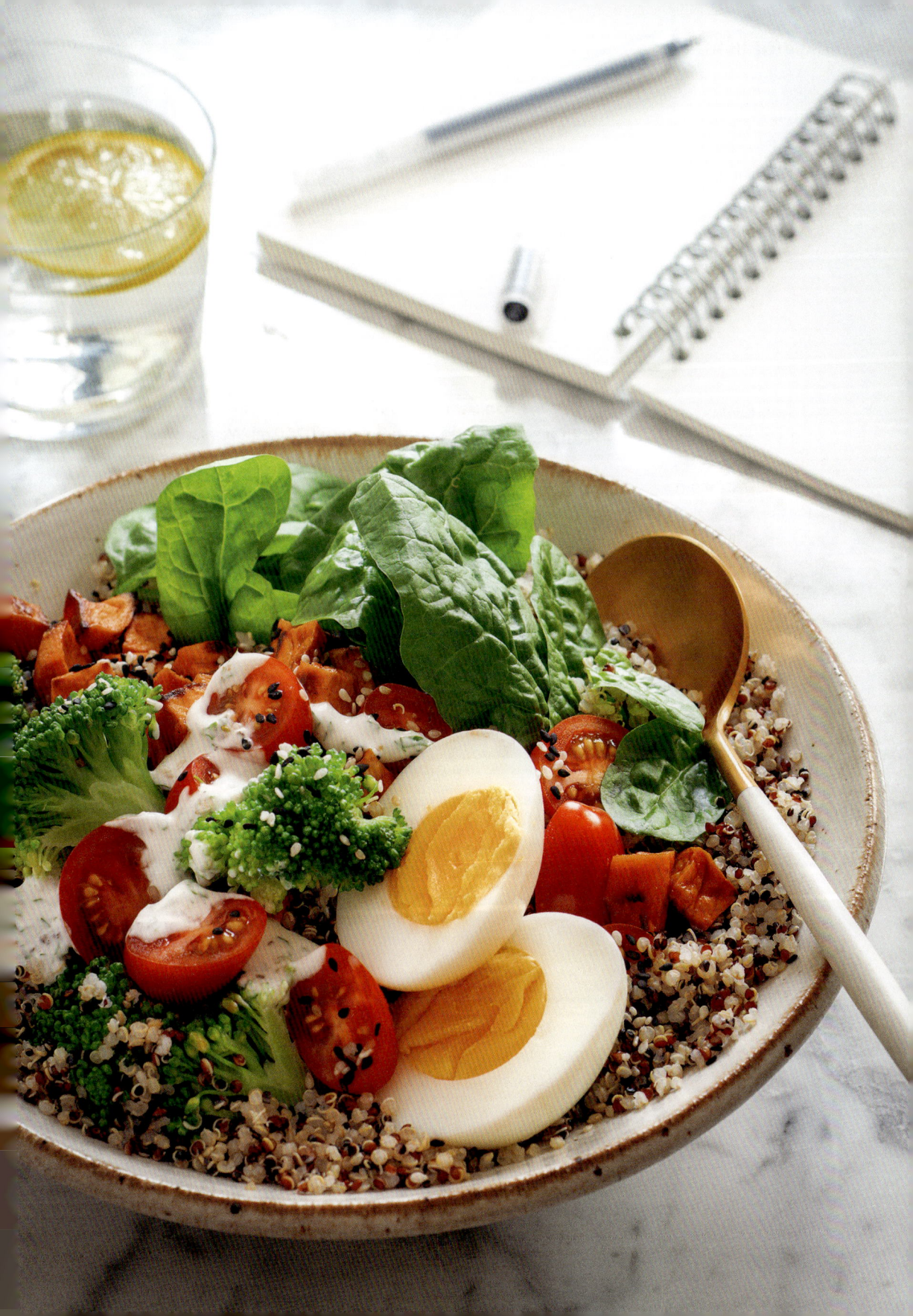

Gemüsepfanne mit scharfer Sauce und Sonnenblumenhack

FÜR 2 PERSONEN • ZUBEREITUNG: CA. 30 MIN.
PRO PORTION CA. 260 KCAL, 16 G E, 14 G F, 15 G KH

40 g Sonnenblumenhack (Bio- oder Drogerie-markt)
125 ml warme hefefreie Gemüsebrühe
200 g stückige Tomaten (aus der Dose)
Salz
¼ TL Sambal Oelek (ersatzweise ½ TL Chili-flocken)
½ rote Paprika
½ gelbe Paprika
1 Zucchino
2 Möhren
½ Knolle Fenchel
Pfeffer
2 ½ EL natives Olivenöl

1 Das Sonnenblumenhack nach Packungsanweisung in der Gemüsebrühe einweichen. Die Tomaten in einer Schüssel mit etwas Salz und dem Sambal Oelek mischen.

2 Die Paprika waschen und von Kernen und weißen Trennwänden befreien. Zucchino waschen und putzen. Möhren putzen und schälen. Den Fenchel waschen, längs halbieren und vom Strunk befreien. Das Gemüse in feine Streifen schneiden. Sonnenblumenhack in ein feines Sieb abgießen.

3 1½ EL Olivenöl in einer Pfanne mit hohem Rand erhitzen und das Gemüse darin 3–5 Min. anbraten, mit Salz und Pfeffer würzen. Den restlichen EL Öl und das Sonnenblumenhack in die Pfanne geben und alles weitere 5 Min. braten.

4 Die Tomatenmischung in die Pfanne geben und den Gemüse-Hack-Mix noch mal 5 Min. braten. Die Gemüsepfanne auf zwei Tellern anrichten.

HACK OHNE FLEISCH Sonnenblumenhack wird aus **entölten Sonnenblumenkernen** (= Sonnenblumenkernmehl) erzeugt. Es enthält keinerlei weitere Zusatzstoffe oder Hilfsmittel, weswegen es eine **gute Fleischersatz-Variante** ist.

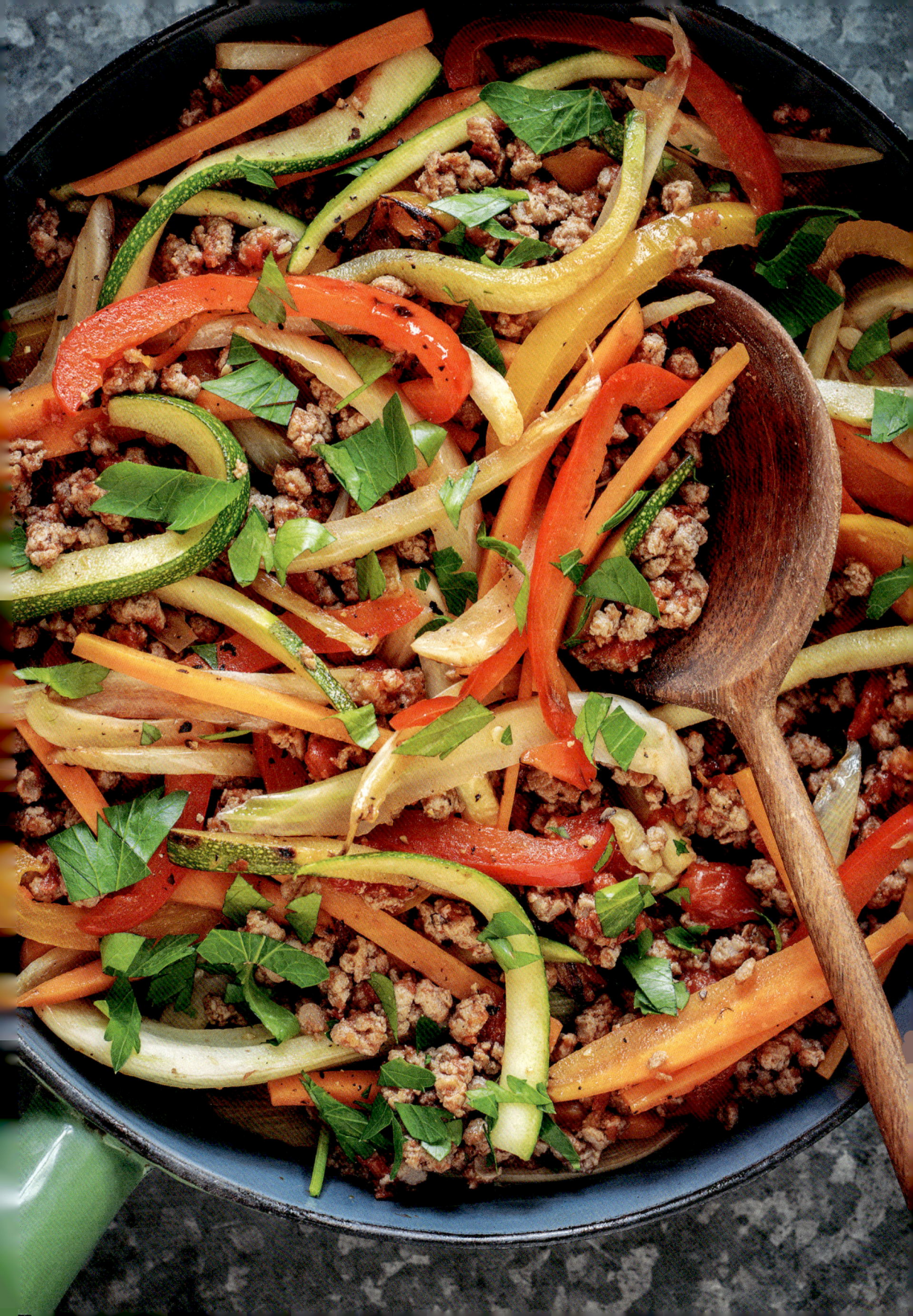

Süßkartoffeln mit Ei und Roter Bete

FÜR 2 PERSONEN • ZUBEREITUNG: CA. 30 MIN.
PRO PORTION CA. 425 KCAL, 13 G E, 19 G F, 49 G KH

2 kleine Süßkartoffeln
(à ca. 150 g)
2 Bio-Eier (M)
½ Pck. vorgegarte Rote
Bete (ca. 250 g;
vakuumverpackt)
Salz
2 TL natives Olivenöl
Pfeffer

Für die Sauce
¼ Avocado
75 g ungesüßter
Mandeljoghurt
Salz
Pfeffer
1 EL Zitronensaft
1 EL gehackte,
gemischte Kräuter
(frisch oder TK)
frisch geriebene
Muskatnuss

1 Die Süßkartoffeln waschen und in reichlich kochendem Wasser bei mittlerer Hitze zugedeckt ca. 20 Min. köcheln.

2 Währenddessen die Eier im Eierkocher oder in einem Topf in kochendem Wasser in 7 Min. wachsweich kochen, mit kaltem Wasser abschrecken und beiseitelegen.

3 Für die Sauce das Avocadostück von Schale und Kern befreien und in einer Schüssel mit einer Gabel zerdrücken. Mandeljoghurt, Salz, Pfeffer, Zitronensaft, Kräuter und 1 Prise Muskatnuss untermischen.

4 Die Roten Beten in ein Sieb abgießen, in feine Scheiben schneiden, auf zwei großen Tellern auslegen, salzen und mit je 1 TL Olivenöl beträufeln.

5 Nach der Kochzeit die Süßkartoffeln abgießen, halbieren und neben den Roten Beten anrichten. Die wachsweichen Eier pellen, halbieren und auf die Teller geben. Zuletzt die Sauce über die Süßkartoffeln und die Eier geben.

MAL 2 LOHNT SICH Die Sauce kann auch zu Gemüsestick-Snacks oder Gemüsechips serviert werden. Damit etwas übrig bleibt, einfach die **doppelte Menge** machen, so schlägst du zwei Fliegen mit einer Klappe.

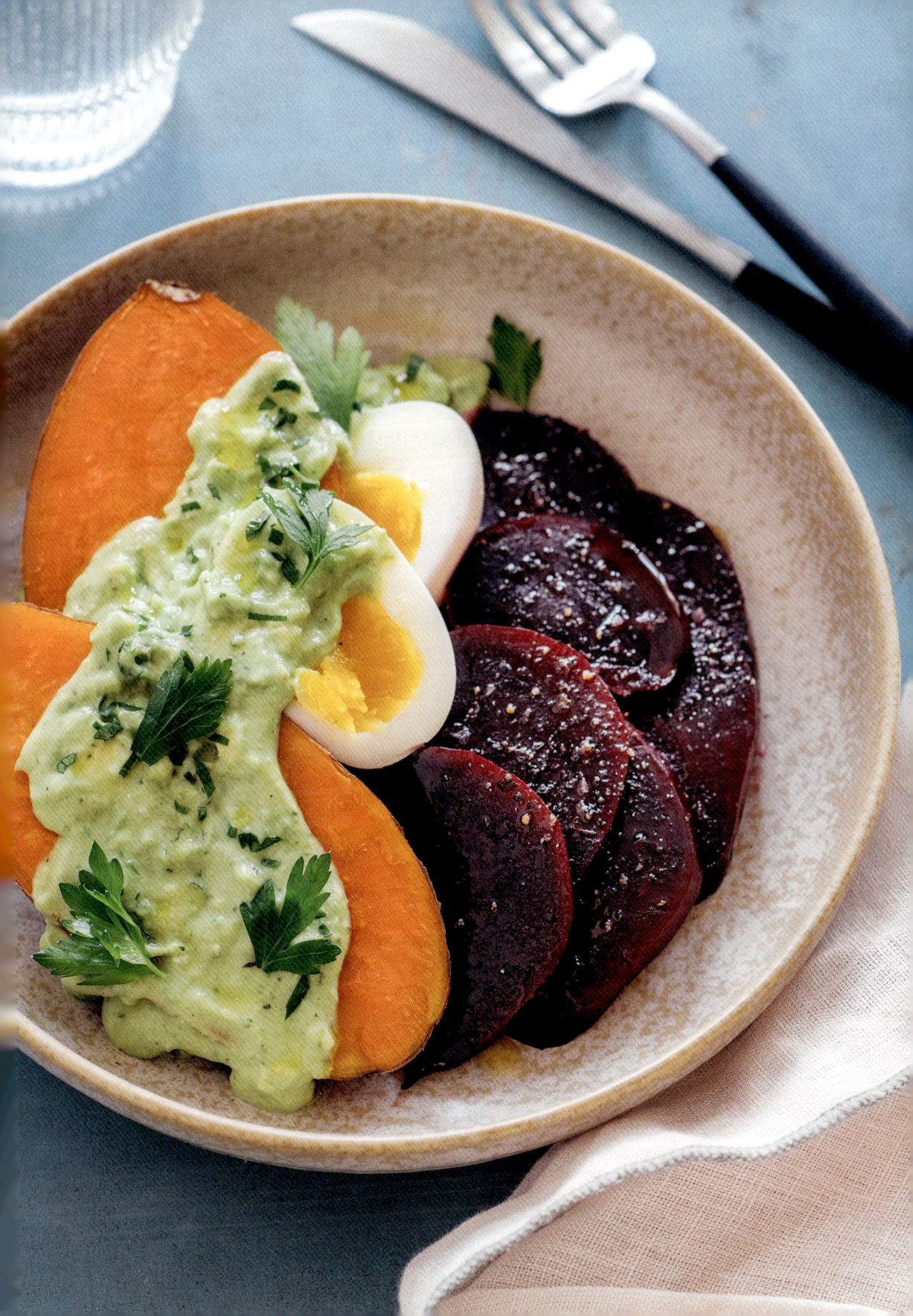

Gemüsepuffer mit Schafquark-Dip

FÜR 2 PERSONEN • ZUBEREITUNG: CA. 40 MIN.
PRO PORTION CA. 300 KCAL, 16 G E, 19 G F, 17 G KH

200 g Möhren
200 g Zucchini
Kräutersalz
1 Zwiebel
1 EL Buchweizenmehl
2 Bio-Eier (S)
1 EL natives Olivenöl

Für den Dip
200 g Schafquark
    (ersatzweise Ziegen-
    oder Schafjoghurt)
Kräutersalz
1½ EL gehackte,
    gemischte Kräuter
    (frisch oder TK)

1 Die Möhren putzen und schälen. Die Zucchini waschen und putzen. Beides grob raspeln und in einer Schüssel mit Kräutersalz mischen. Das Gemüse in ein Sieb abgießen und das Wasser zusätzlich mit den Händen ausdrücken.

2 Die Zwiebel schälen, klein hacken und gemeinsam mit dem Buchweizenmehl zum Gemüse geben. Die Eier in eine Schüssel aufschlagen, verquirlen und mit dem Gemüse-Mix in der Schüssel verkneten. Aus der Masse sechs Puffer formen.

3 In einer großen beschichteten Pfannen das Olivenöl erhitzen. Dann die Gemüsepuffer darin bei kleiner bis mittlerer Hitze pro Seite 4–5 Min. anbraten.

4 Alle Zutaten für den Dip in einer Schüssel verrühren. Die fertigen Puffer auf Tellern anrichten und mit dem Dip toppen.

MEAL-PREP-HIT   Die Puffer können wunderbar am Vortrag zubereitet werden, sodass sie am vollgepackten Homeoffice-Tag nur noch **kurz aufgewärmt** werden müssen. Sie schmecken aber auch kalt.

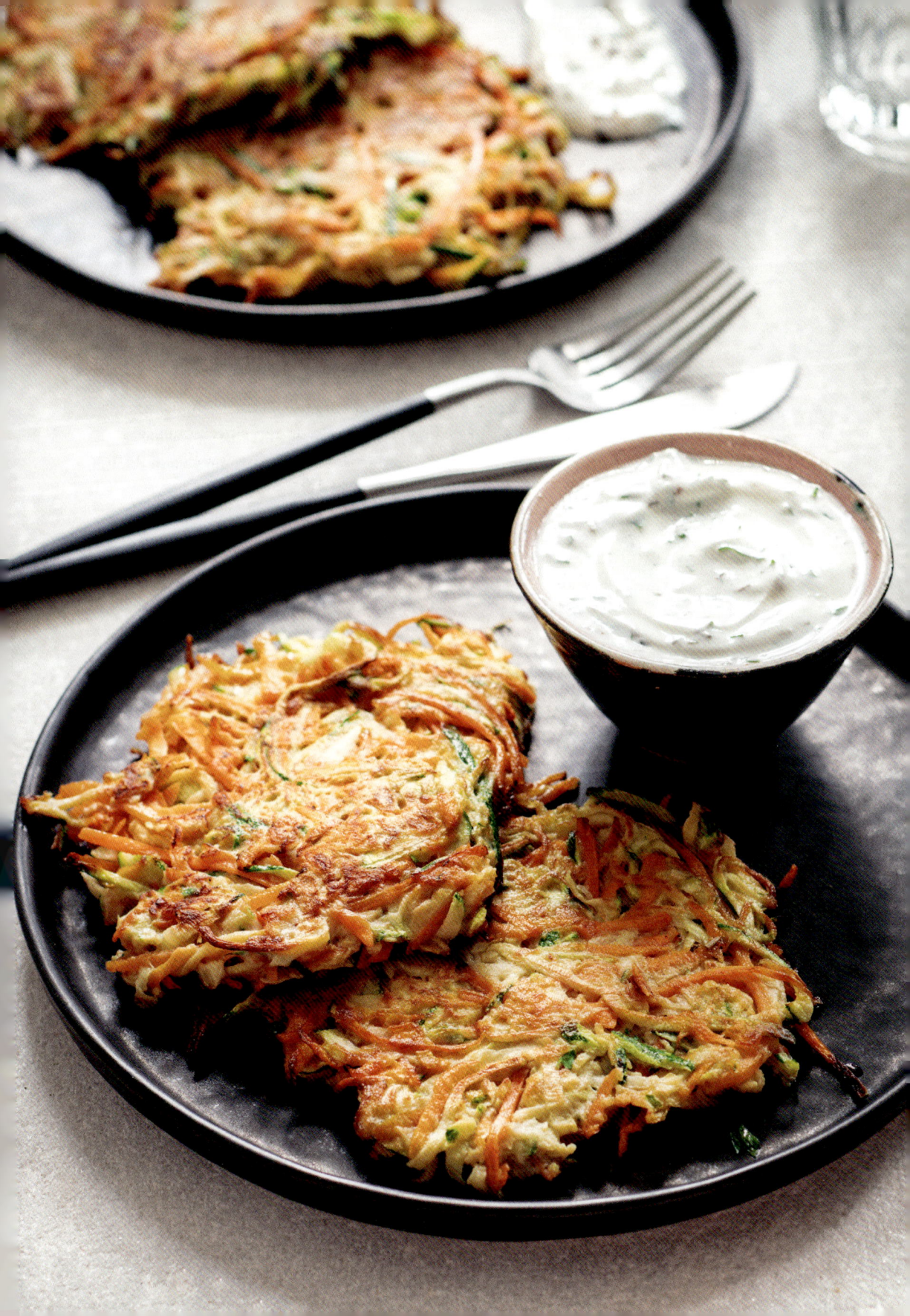

Low-Carb-Salat-Wraps mit Sonnenblumenhack

FÜR 2 PERSONEN • ZUBEREITUNG: CA. 20 MIN.
PRO PORTION CA. 305 KCAL, 14 G E, 24 G F, 7 G KH

40 g Sonnenblumenhack
125 ml lauwarme hefefreie
    Gemüsebrühe
½ große Zwiebel
1½ EL Olivenöl
½ TL Pommesgewürz
    (ohne Zusatzstoffe)
Pfeffer
½ Salatgurke
2 Rispentomaten
½ Avocado
6 Blätter Eisbergsalat
2 EL vegane Frischcreme
    (ohne Soja)
1 EL gehackte,
    gemischte Kräuter
    (frisch oder TK)
2 TL veganes Pesto rosso
    (auf Olivenölbasis)

1 Das Sonnenblumenhack nach Packungsanweisung in der Brühe einweichen. Dann die übrige Flüssigkeit durch ein feines Sieb abgießen. Die Zwiebel schälen und klein hacken.

2 Das Olivenöl in einer Pfanne erhitzen und die Zwiebel darin kurz anschwitzen. Das Sonnenblumenhack dazugeben, 5–10 Min. anbraten, mit dem Pommesgewürz und Pfeffer würzen und beiseitestellen.

3 Die Gurke waschen und putzen. Tomaten waschen. Die Avocado von Kern und Schale befreien. Alle drei Zutaten in ca. 1 cm große Würfel schneiden.

4 Die Salatblätter waschen und abtrocknen. Die Blätter mit der Frischcreme bestreichen. Dann mit Sonnenblumenhack, Tomaten-Gurken-Avocado-Mix sowie Kräutern füllen und mit etwas Pesto beträufeln. Herzhaft reinbeißen.

IN HÜLLE UND FÜLLE Es können natürlich auch andere Toppings genutzt werden. Für eine **Fleisch-Version** kann **Hähnchen oder Rinderhackfleisch** gebraten werden. Für eine Fisch-Variante ist Thunfisch aus der Dose ideal.

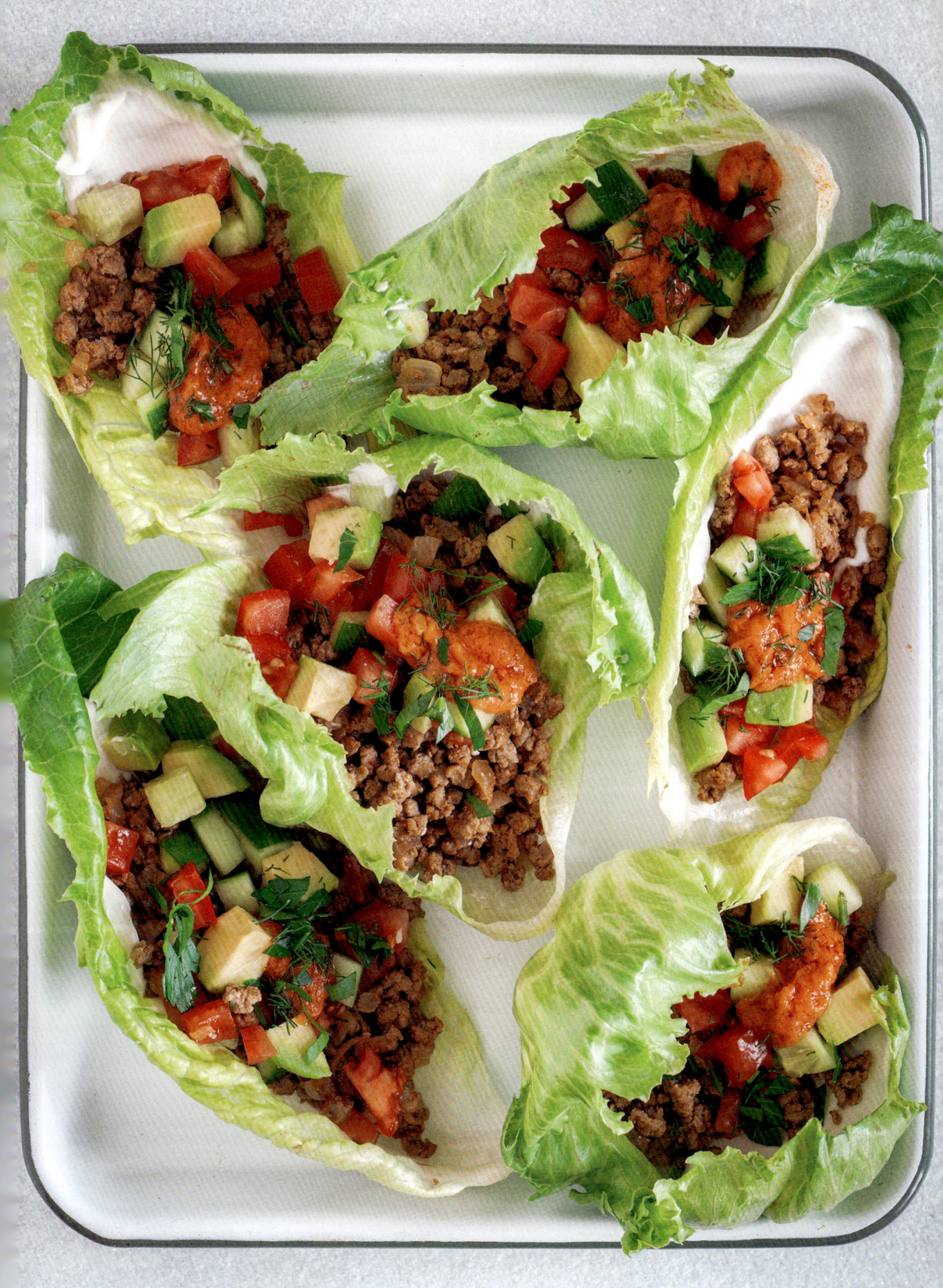

Rinderschinken-Carpaccio

FÜR 1 PERSON • ZUBEREITUNG: CA. 10 MIN.
PRO PORTION CA. 455 KCAL, 40 G E, 24 G F, 18 G KH

1 Pck. Rinderschinken
  (ca. 80 g)
5 Kirschtomaten
50 g Rucola
25 g Schafskäse (Feta)
1 TL Kürbiskerne
Salz
Pfeffer
1 EL natives Olivenöl
2 Maiswaffeln

1 Die Rinderschinkenscheiben auf einem flachen großen Teller auslegen. Die Tomaten waschen und halbieren. Rucola verlesen, von groben Stielen befreien, waschen und trocken schleudern. Tomaten und Rucola auf dem Schinken verteilen.

2 Den Feta mit der Hand darüberkrümeln. Kürbiskerne auf das Carpaccio streuen und dieses mit Salz und Pfeffer würzen. Das Olivenöl gleichmäßig darüberträufeln und das Carpaccio mit den Maiswaffeln servieren.

QUICK AND EASY Das Carpaccio ist genau das Richtige, wenn der Hunger schon groß und die Mittagspause nahe ist. Nach dem Turbo-Vormittag am Schreibtisch ist jetzt erst mal **Entschleunigen** angesagt!

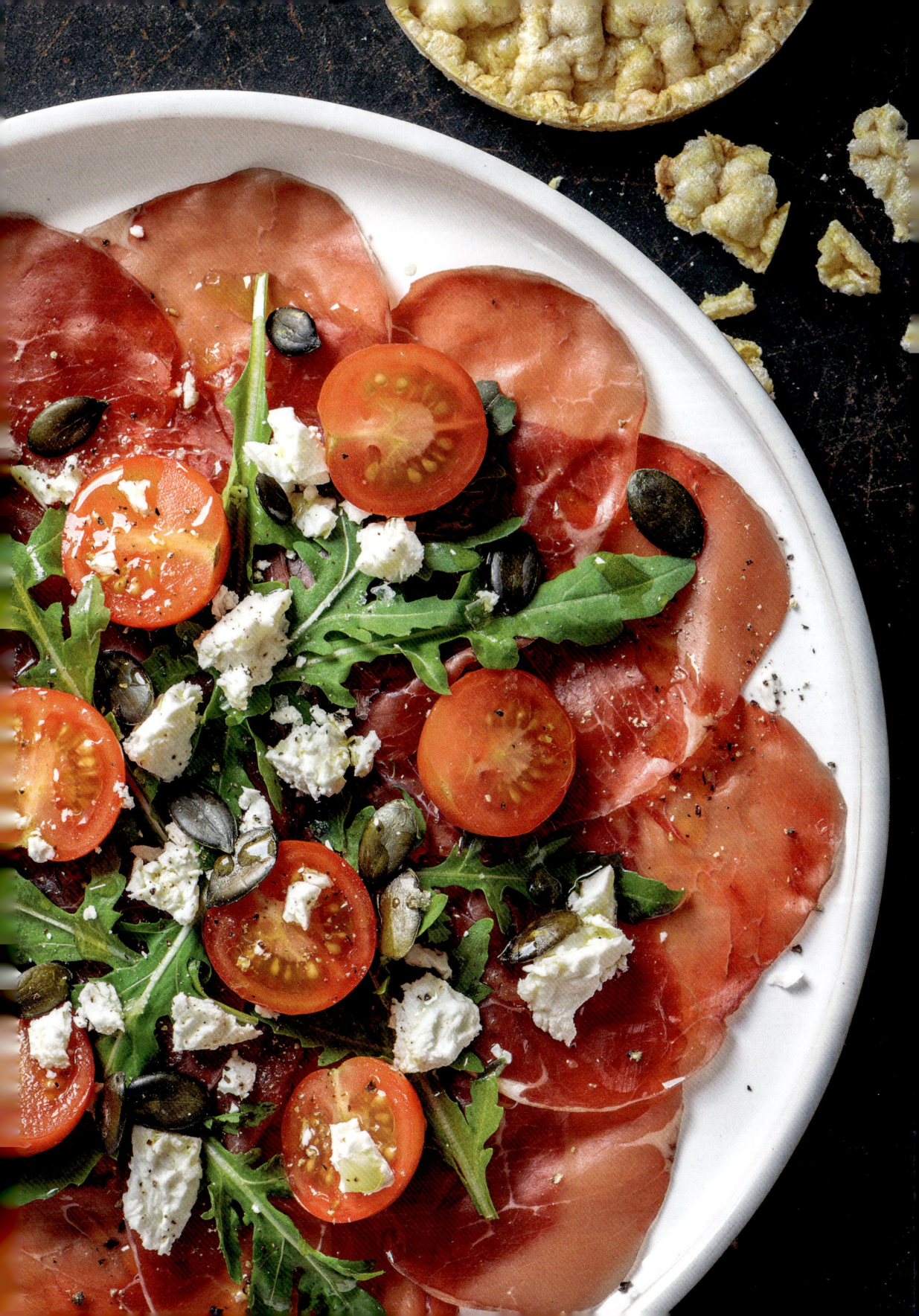

Low-Carb-Burger

FÜR 2 PERSONEN • ZUBEREITUNG: CA. 30 MIN.
PRO PORTION CA. 520 KCAL, 35 G E, 37 G F, 12 G KH

1 kleine Zwiebel
300 g Rinderhackfleisch
    (am besten in
    Bioqualität)
Pfeffer
Salz
1 kleiner Eisbergsalat
1 große Tomate
½ EL Butter
60 g veganes Pesto
    rosso (auf Olivenöl-
    basis)

1 Die Zwiebel schälen, klein hacken und mit dem Rinder-hackfleisch, etwas Pfeffer und 1 TL Salz zu einer festen Masse verkneten. Mit einer Burgerpresse oder mit den Händen zwei große, 1½ cm hohe Patties daraus formen. Ohne Burgerpresse in die Mitte der Patties mit dem Daumen eine Kuhle eindrü-cken, damit die Patties beim Braten flach bleiben.

2 Den Eisbergsalat zunächst halbieren und dann die Hälften der Länge nach mit den Händen auftrennen, sodass zwei größere Hälften mit einer Kuhle und zwei kleinere, runde Hälften entstehen. Dies sind die Ober- und Unterteile für die Burger und werden jeweils auf einen Teller gelegt.

3 Die Tomate waschen, halbieren, vom Stielansatz befreien und in Scheiben schneiden.

4 Die Butter in einer großen Pfanne erhitzen und die Patties darin bei großer Hitze von beiden Seiten je 1 Min. scharf anbraten. Dann die Patties bei kleiner Hitze pro Seite in weiteren 3–4 Min. fertig braten.

5 Die fertigen Patties auf die Eisbergsalatkuhle legen, mit Tomatenscheiben belegen und je 1–2 TL Pesto darauf verteilen. Zum Schluss die rundere andere Hälfte des Eisbergsalates als Deckel auf die Burger legen und genießen.

TOPPING NACH WAHL Mit den Toppings kannst du frei spielen: Auch grünes Pesto, Gemüse-pesto oder Senf passen gut. Die Burger können auch mit **Essiggurken und frischen Zwiebeln** ergänzt werden.

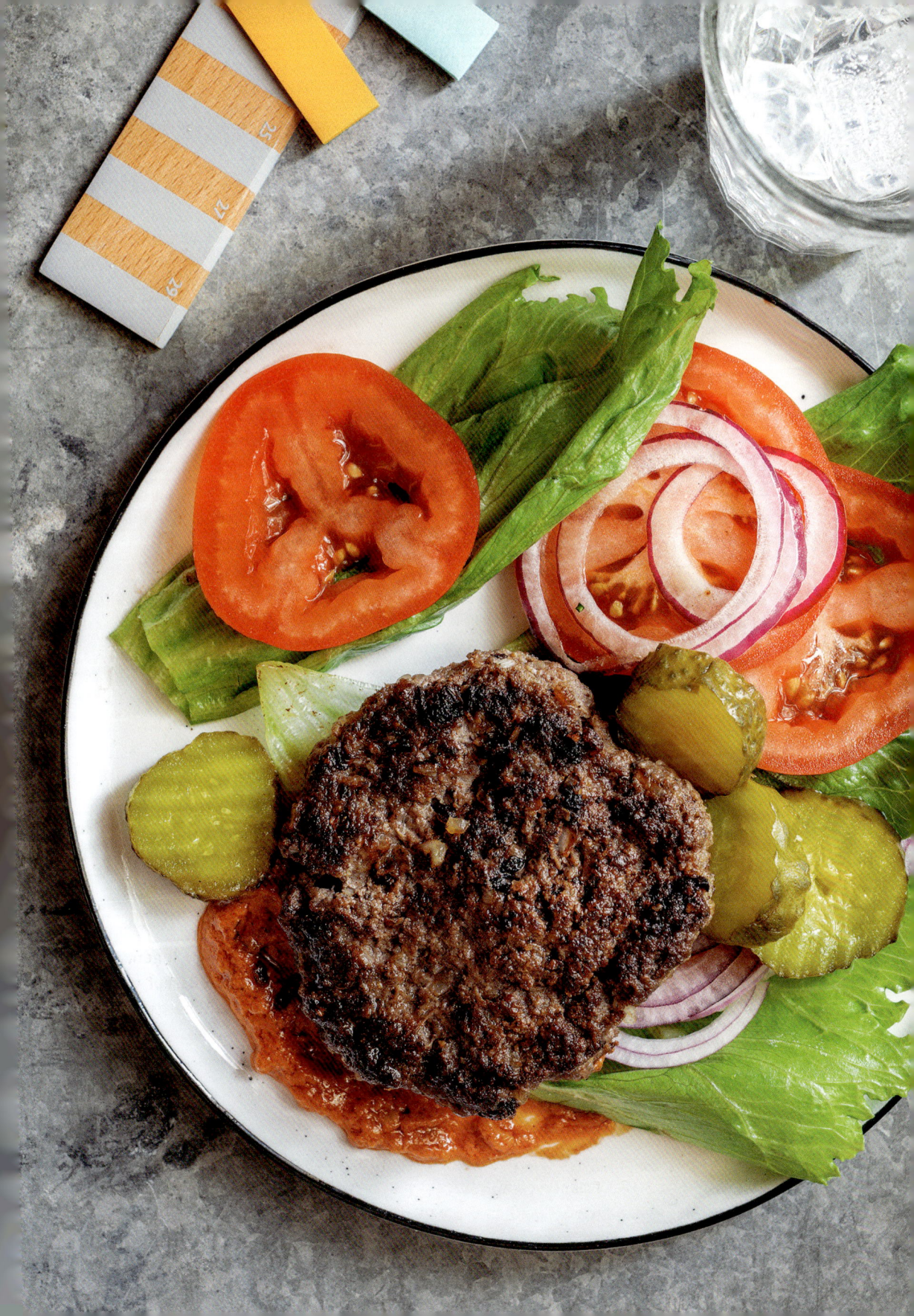

Süßkartoffel-Pommes mit Rindersteak

FÜR 2 PERSONEN • ZUBEREITUNG: CA. 45 MIN.
PRO PORTION CA. 665 KCAL, 37 G E, 30 G F, 65 G KH

400 g Süßkartoffeln
1 EL natives Olivenöl
1 EL Pommesgewürz
(ohne Zusatzstoffe)
1½ EL Buchweizenmehl
400 g TK-Brokkoli
Salz
Pfeffer
2 Rinderhüftsteaks
(à 125–150 g)
1 EL Butter (bei Bedarf
etwas mehr)
Kräutersalz

1 Die Süßkartoffeln waschen, anschließend in Pommes-streifen schneiden und in eine große Schüssel geben. Den Backofen auf 180° Umluft vorheizen.

2 Das Olivenöl und das Pommesgewürz unter die Süßkartof-feln mischen. Dann auch das Buchweizenmehl dazugeben und alles erneut gut mischen. Die Süßkartoffelstreifen auf einem mit Backpapier belegten Backblech gleichmäßig verteilen und im heißen Ofen (Mitte) 25–35 Min. backen.

3 Inzwischen den Brokkoli in kochendem Wasser in 5–8 Min. garen, dann abgießen, zurück in den noch warmen Topf geben und mit Salz und Pfeffer würzen. Zugedeckt warm halten.

4 Die Steaks mit Küchenpapier trocken tupfen. Die Butter in einer großen Pfanne erhitzen und erst, wenn die Pfanne richtig heiß ist, die Steaks darin scharf anbraten: Die erste Seite bei großer Hitze 1 Min., dann wenden, wieder 1 Min. braten, dann die Steaks bei kleiner Hitze noch mal je nach gewünschtem Gargrad 2–4 Min. pro Seite braten. Währenddessen die Steaks schon mit dem Kräutersalz würzen und eventuell auch noch mal etwas mehr Butter hinzugeben.

5 Die fertigen Süßkartoffel-Pommes aus dem Ofen nehmen und mit den Steaks und dem Brokkoli anrichten.

STILLT MEGA-HUNGER Dieses Rezept ist perfekt für den großen Hunger und deshalb eher ein **Abendessen**. Danach schläft man gut und enspannt, mittags ist es nicht so optimal, um direkt danach weiterzuarbeiten.

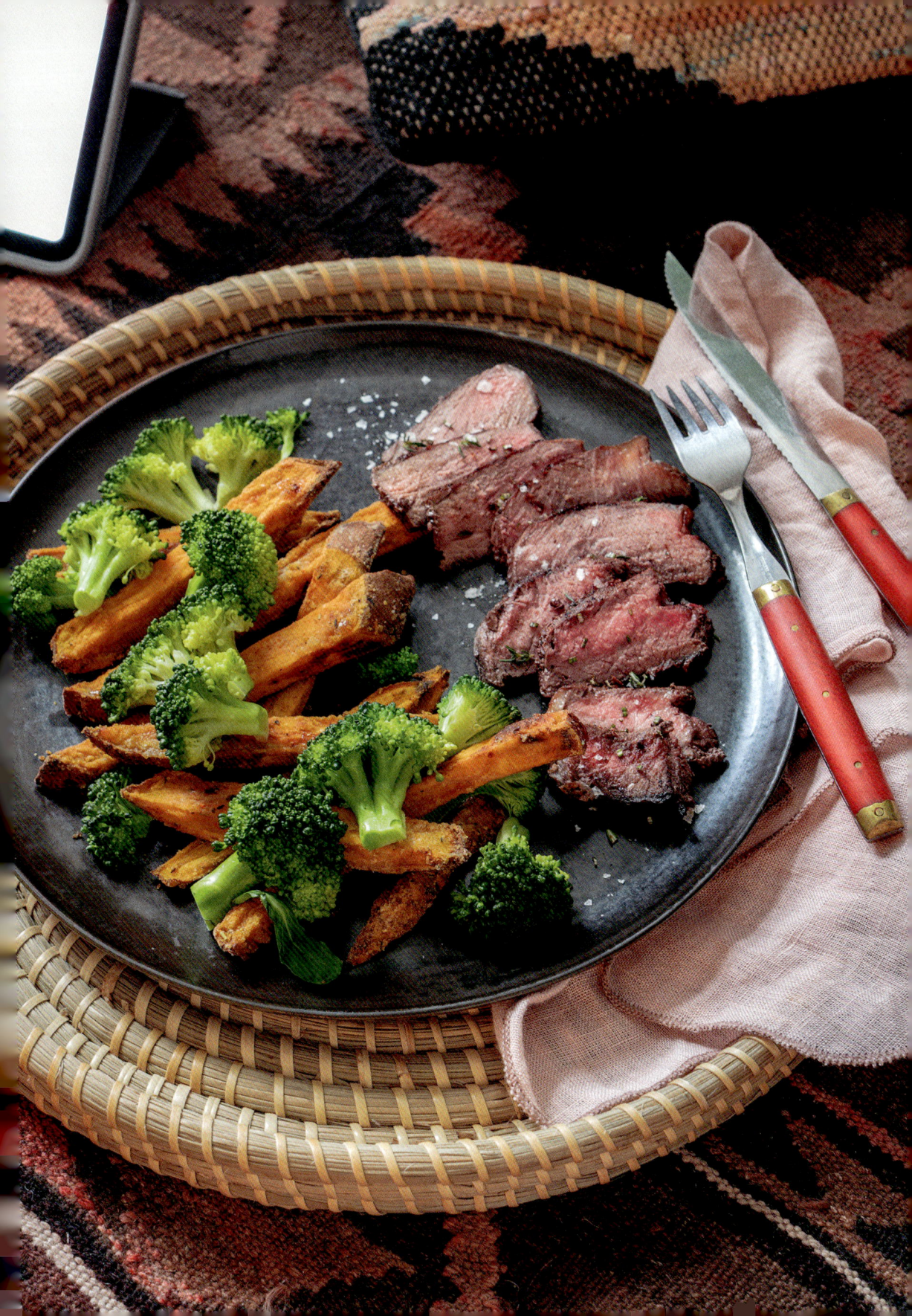

Roastbeef mit Gemüse und Reis

FÜR 2 PERSONEN • ZUBEREITUNG: CA. 30 MIN. • BACKEN: CA. 35 MIN.
PRO PORTION CA. 445 KCAL, 38 G E, 11 G F, 45 G KH

250 g Roastbeef (ersatz-
     weise Rinderhüfte)
1½ EL scharfer Senf
1 TL Pfeffer
100 g Basmati-Reis
Salz
1 EL Butter
375 g TK-Kaisergemüse
     (ungewürzt und
     ohne Öl)
Kräutersalz

1 Den Backofen auf 180° vorheizen und auf der 2. Schiene von unten ein mit Backpapier belegtes Blech einschieben, um den Bratensaft aufzufangen. Das Roastbeef mit Küchenpapier trocken tupfen, Senf und Pfeffer rundherum darauf verteilen und einmassieren. Das Fleisch auf den Backofenrost legen und im heißen Ofen (Mitte) 15 Min. braten, dann wenden und weitere 20 Min. braten.

2 Währenddessen den Reis zusammen mit ½ TL Salz und 200 ml Wasser in einem Topf aufkochen und ohne zu rühren ca. 10 Min. zugedeckt bei kleiner Hitze köcheln lassen, bis der Reis das Wasser komplett aufgenommen hat. Dann ½ EL Butter auf den Reis geben und den Deckel auf den Topf legen, sodass die Butter verläuft.

3 500 ml Wasser in einem Topf aufkochen und das gefrorene Gemüse darin 8–10 Min. sieden lassen. Das bissfeste Gemüse in ein Sieb abgießen, zurück in den Topf schütten und mit Kräutersalz, Pfeffer und der restlichen Butter (½ EL) würzen.

4 Das Roastbeef nach der Garzeit in feine Scheiben schneiden, salzen und mit Reis und Gemüse auf Tellern anrichten.

AUCH KALT FEIN Beim Roastbeef lohnt es sich immer, gleich die **doppelte Menge** zuzubereiten, auch wenn man Single ist. Es schmeckt am nächsten Tag nämlich auch kalt ganz hervorragend.

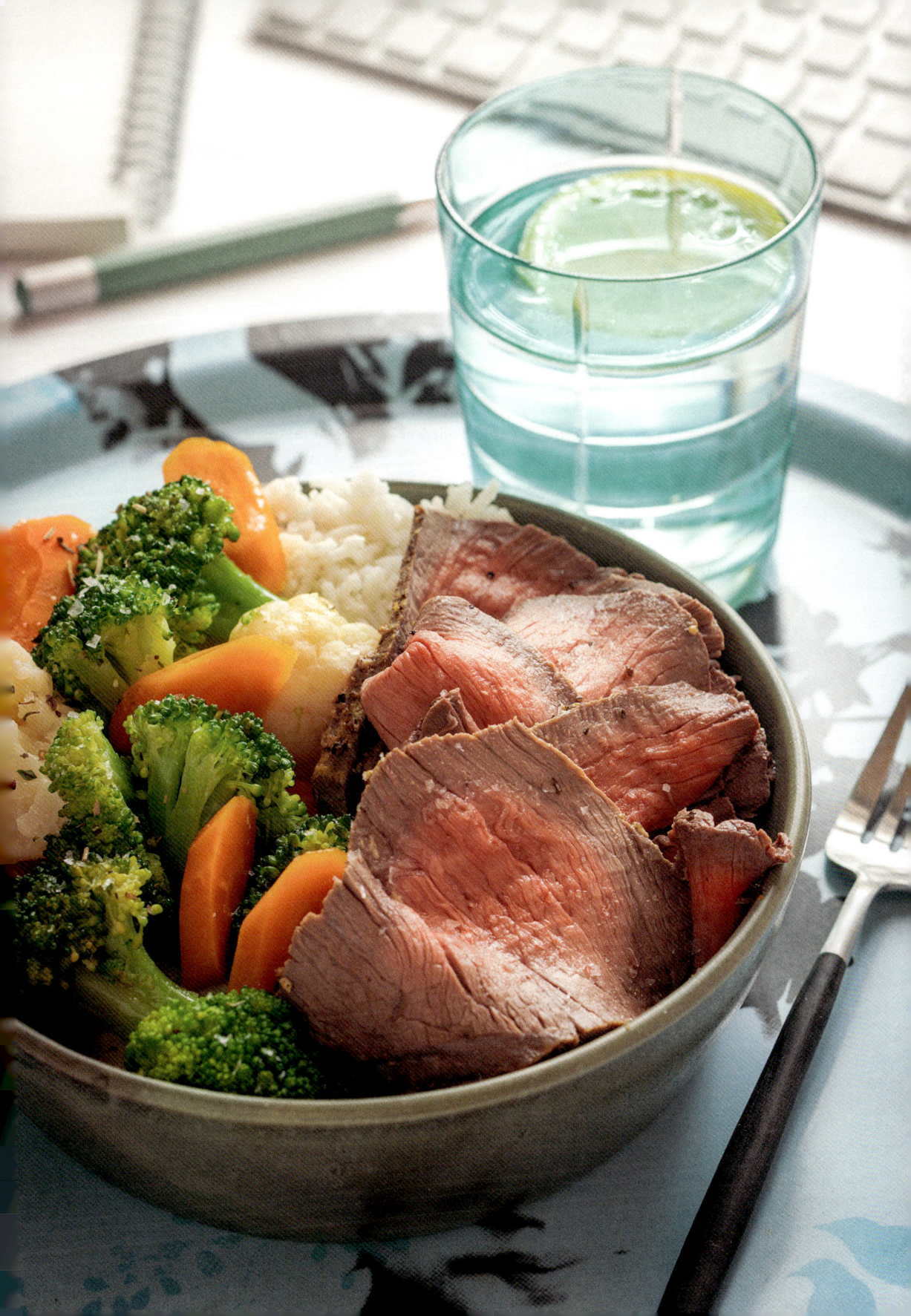

Kartoffeln mit Gemüse und zartem Hähnchen

FÜR 2 PERSONEN • ZUBEREITUNG: CA. 30 MIN.
PRO PORTION CA. 390 KCAL, 44 G E, 8 G F, 32 G KH

300 g kleine Kartoffeln
(Drillinge)
Kräutersalz
300 g Hähnchenbrustfilets
1½ EL hefefreie Gemüse-
brühe (Instant)
375 g TK-Kaisergemüse
(ohne Gewürze
oder Öl)
1 EL Mandelmus
1 EL Senf
1 EL ungesüßter Mandel-
drink (ersatzweise
anderer Pflanzen-
drink)
Pfeffer
Salz
¼ TL Hähnchengewürz
(ohne Zusatzstoffe)
1 EL gehackte,
gemischte Kräuter
(frisch oder TK)

1 Die kleinen Kartoffeln in kochendem Wasser zugedeckt bei mittlerer Hitze in 10–15 Min. garen. Anschließend das Wasser abgießen, die Kartoffeln zurück in den Topf legen, mit Kräutersalz würzen und zugedeckt warm halten.

2 Während die Kartoffeln kochen, die Hähnchenbrustfilets mit Küchenpapier trocken tupfen und in Streifen schneiden. Gemüsebrühe mit ca. 1,5 l Wasser aufkochen. Das gefrorene Kaisergemüse in den Topf geben. Sobald es aufgetaut ist und die Brühe wieder köchelt, die Hähnchenstreifen dazugeben und beides in 5–10 Min. gar köcheln.

3 Brühe abgießen, auffangen und in einem Schraubglas aufbewahren. Gemüse-Hähnchen-Mix im noch heißen Topf mit Mandelmus, Senf, Mandeldrink, Pfeffer, Salz, Hähnchengewürz und Kräutern gut mischen. Die Zutaten verbinden sich in der Wärme gut, und so ist das Hähnchen bereits mariniert.

4 Die Kartoffeln mit dem Gemüse und dem Hähnchen auf zwei Tellern anrichten oder nach dem Auskühlen in dichtschließenden Dosen im Kühlschrank bis zum Verzehr lagern.

KOCH DOCH MEHR! Dieses Rezept ist ein super **Meal-Prep-Gericht**, das du auch für vier Portionen vorbereiten kannst. Übrige Portionen zum Aufwärmen einfach 10 Min. in den vorgeheizten Backofen schieben.

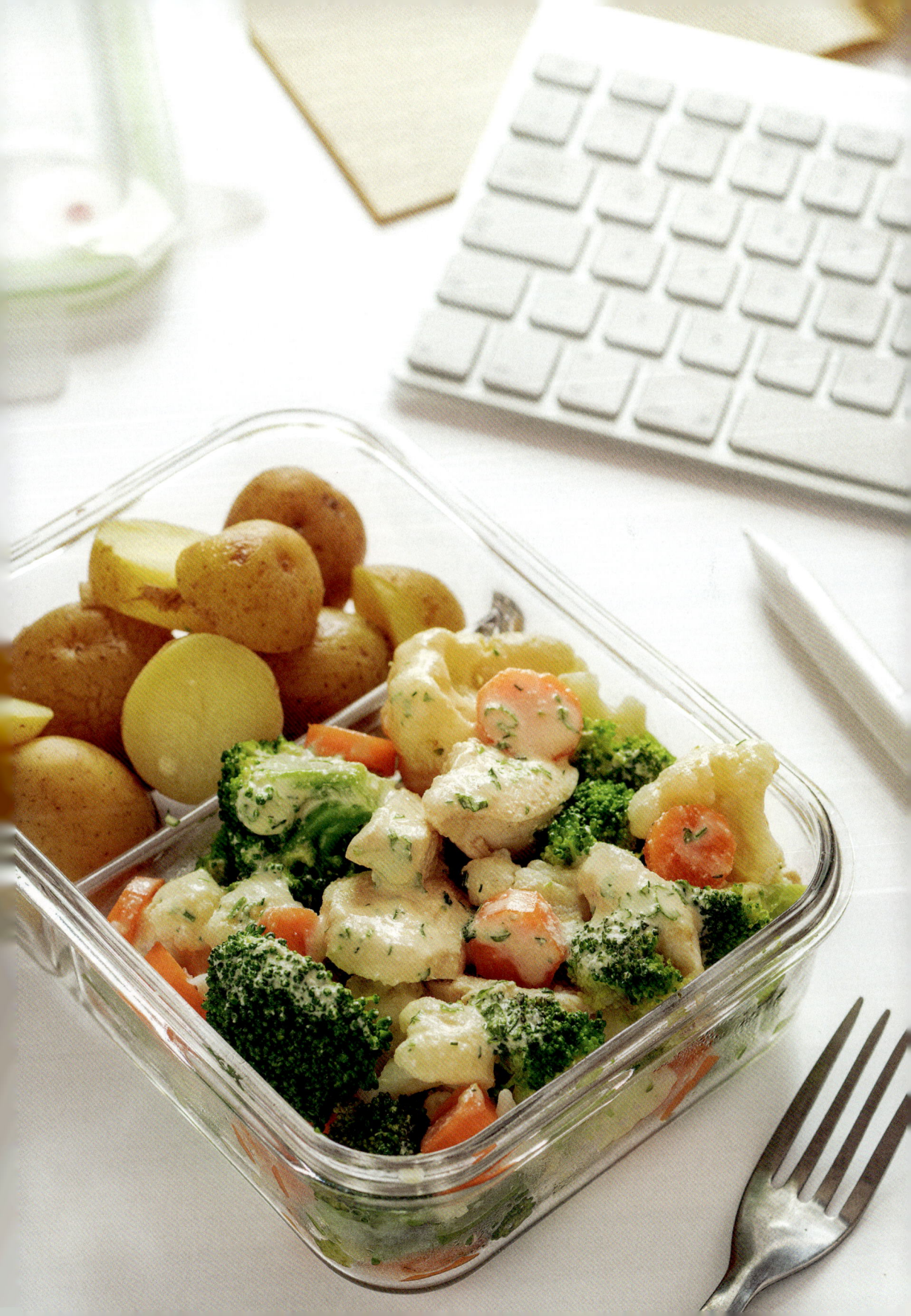

Low-Carb-Lasagne

FÜR 2 PERSONEN • ZUBEREITUNG: CA. 40 MIN. • GAREN: MIND. 30 MIN. • BACKEN: CA. 40 MIN.
PRO PORTION CA. 550 KCAL, 38 G E, 37 G F, 16 G KH

1 Möhre
¼ Knollensellerie
1 Zwiebel
1 Knoblauchzehe
½ EL Ghee (ersatz-
    weise Butter)
300 g Rinderhackfleisch
    (am besten in
    Bioqualität)
½ TL getrocknete
    italienische Kräuter
1 Dose stückige
    Tomaten (400 g)
100 ml hefefreie
    Gemüsebrühe
1½ Zucchini
Kräutersalz
125 ml Kokos cuisine
    (ersatzweise cremige
    Kokosmilch)

1 Möhren und Sellerie schälen und in maximal 1 cm große Würfel schneiden. Zwiebel und Knoblauch schälen, Zwiebel fein hacken und Knoblauch durch die Presse drücken.

2 Ghee in einer Pfanne mit hohem Rand erhitzen und das Hackfleisch darin anbraten. Wenn das Fleisch durchgebraten und krümelig ist, die gehackte Zwiebel und den Knoblauch dazugeben und 1–2 Min. mitbraten.

3 Das klein geschnittene Gemüse und die italienischen Kräuter dazugeben und bei mittlerer Hitze 2–3 Min. mitbraten. Tomaten und zuletzt die Gemüsebrühe dazugeben und die Sauce zugedeckt bei kleiner Hitze mindestens 30 Min. garen.

4 Die Zucchini waschen, putzen und längs in ca. 3 mm dünne Streifen schneiden. Den Backofen auf 200° vorheizen.

5 Ein Drittel der Rinderhacksauce auf dem Boden einer rechteckigen Auflaufform verteilen. Ein Drittel der Zucchini-streifen daraufschichten, mit etwas Kräutersalz bestreuen und einen Schuss Kokos cuisine darauf verteilen. Diese Schichtung noch zwei Mal wiederholen. Auf der letzten Zucchini-Lage die restliche Kokos cuisine verteilen. Die Lasagne im heißen Ofen (Mitte) in 30–40 Min. goldbraun backen. Die Lasagne auf zwei Tellern anrichten und genießen.

DAS SPART ZEIT Die Low-Carb-Lasagne kann wunderbar vorbereitet werden. Wenn man die **Rinderhacksauce** am Tag vorher schon vorkocht, ist die halbe Arbeit schon getan und der Rest geht super schnell.

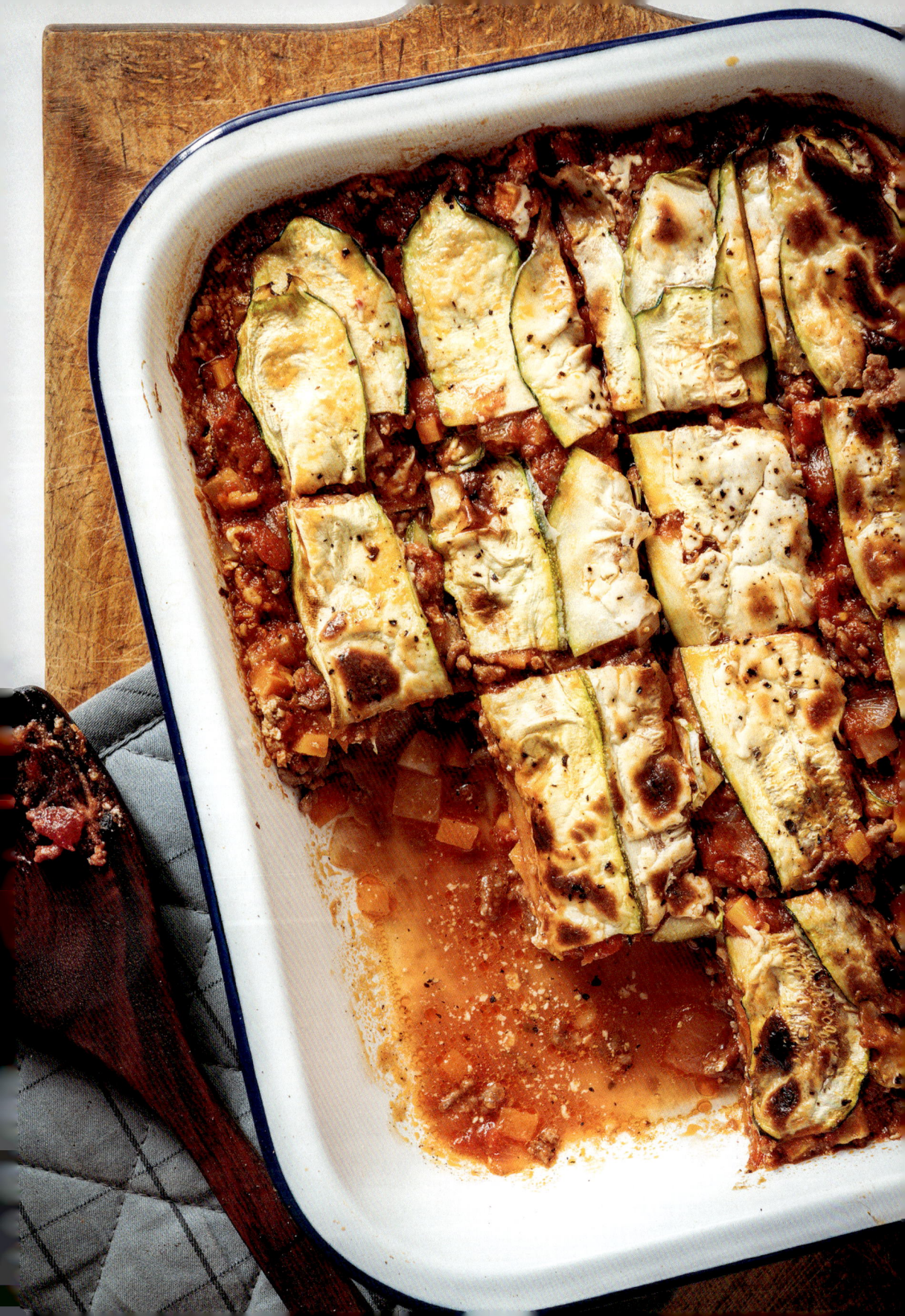

Asia-Gemüse-Pfanne mit Hackfleisch

FÜR 2 PERSONEN • ZUBEREITUNG: CA. 25 MIN.
PRO PORTION CA. 610 KCAL, 47 G E, 42 G F, 7 G KH

2 Möhren
1 Pak Choi
50 g Shiitake
200 g Bambussprossen in
    Salzlake (abgetropft
    gewogen)
2 Frühlingszwiebeln
1 TL Butterschmalz
    (ersatzweise Butter)
400 g Rinderhackfleisch
    (am besten in
    Bioqualität)
Salz
Pfeffer
2 EL geröstetes Sesamöl
1 EL Currypulver (mild)

1 Möhren putzen, schälen und in 2–3 cm lange Streifen schneiden. Den Pak Choi waschen, längs halbieren, vom Strunk befreien und in Streifen schneiden. Die Pilze trocken abreiben und in Scheiben schneiden. Die Sprossen in ein Sieb abgießen und 1 Min. mit warmem Wasser abspülen. Frühlingszwiebeln putzen, waschen und in Ringe schneiden.

2 In einer großen Pfanne mit hohem Rand das Butterschmalz erhitzen und die Frühlingszwiebeln kurz darin schwenken, dann das Rinderhackfleisch dazugeben, beides 3–4 Min. anbraten, salzen und pfeffern.

3 1 EL Sesamöl und das vorbereitete Gemüse dazugeben und alles bei kleiner Hitze unter Wenden ca. 10 Min. braten. Den Pfannen-Mix mit Currypulver, Salz, Pfeffer und eventuell noch mehr Sesamöl würzen und auf zwei Teller verteilen.

AFTER SPORTS PASTA Wer sehr hungrig ist und vielleicht auch schon beim Sport war, kann das Rezept mit **glutenfreien Nudeln** ergänzen. Dann statt Rindfleisch bitte Putenhackfleisch verwenden, um Kalorien zu sparen.

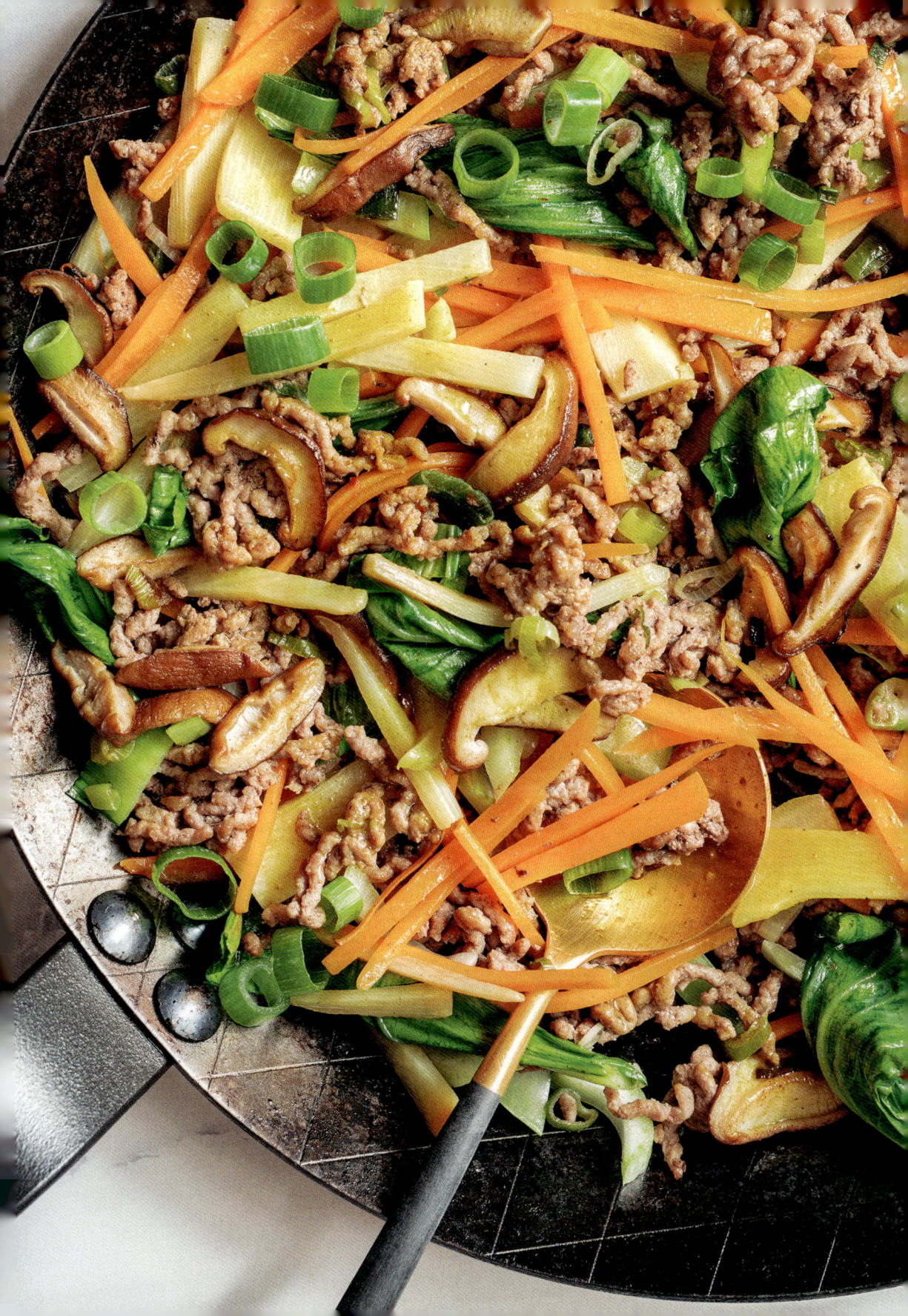

STRETCHING

Wer kennt ihn nicht, den verspannten Nacken und schmerzenden Rücken am Schreibtisch? Im Homeoffice sitzt man tendenziell noch mehr an einer Stelle und häufig sind die Stühle und Schreibtische auch nicht wirklich ergonomisch. Ein paar kleine Stretchings können die dadurch entstehenden Verspannungen kurzfristig etwas lösen.

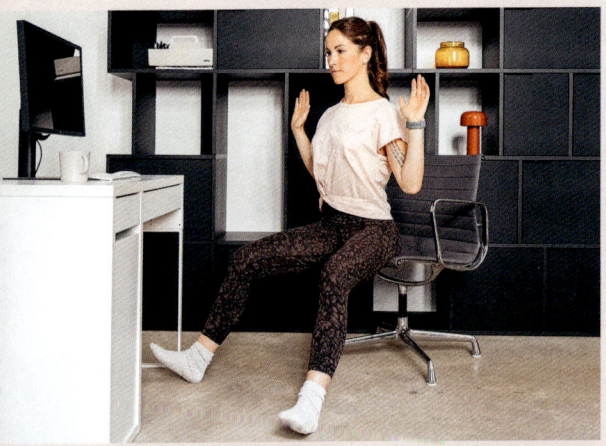

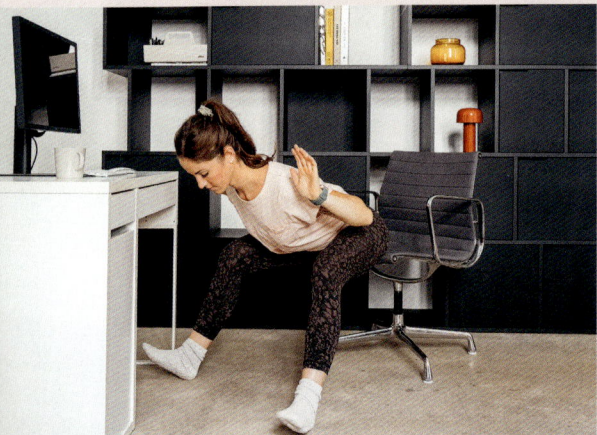

RÜCKENSTRECKER LÖSEN

—

Etwas breitbeiniger mit leichten O-Beinen an die vordere Stuhlkante setzen. Die Füße stehen fest am Boden, die Fußspitzen zeigen nach außen. Nun die Brust angespannt herausdrücken, in ein leichtes Hohlkreuz gehen und dabei die Schulterblätter nach unten ziehen. Mit dieser Ausgangslage kippst du nun den Oberkörper nach vorne. Der Rücken sollte gerade bleiben, du spürst nun einen Stretch am hinteren Oberschenkel, am Po und am unteren Rücken. 8–12 Wiederholungen ausführen und die untere Position gerne einige Sekunden halten.

NECK RELEASE

Dieses kleine Treatment kann im Sitzen statt-finden: Die Arme vor der Brust überkreuzen. Dann beidseitig je mit dem Zeige- und Mit-telfinger dem Schlüsselbein entlang Richtung Schultern fahren. Am Ende des Schlüsselbeins befindet sich eine weiche, muskuläre Kule, in die du mit den beiden Fingern hineindrückst. Nun den Kopf langsam nach links und rechts (nicht kippen) drehen. Dabei spürst du in der Kule die Bewegung und merkst, dass der Kopf immer weiter dreht und sich alles löst.

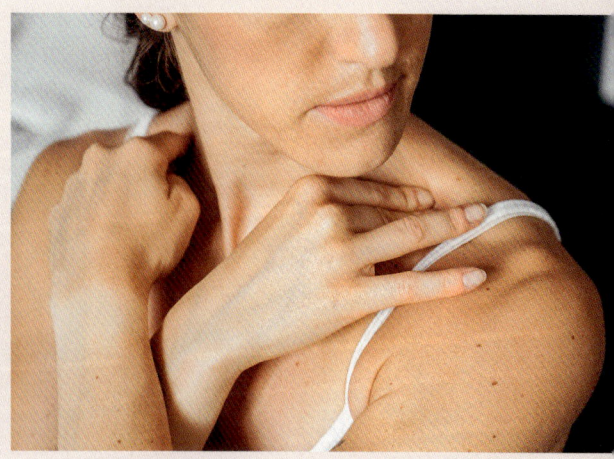

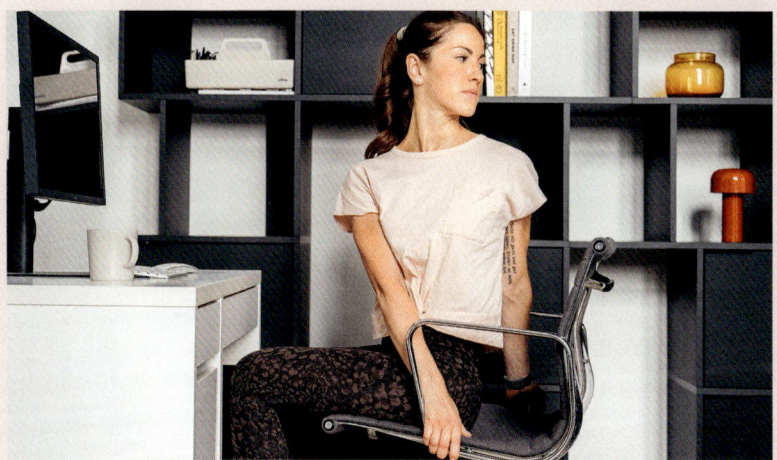

TIPP

Eine richtige Atmung ist beim Stretching genau-so wichtig wie auch beim Sport: Bei solchen bewuss-ten Bewegungen immer tief durch die Nase ein- und durch den Mund ausatmen.

TWIST

Auch hier findet alles bequem am Schreib-tischstuhl statt: Mit der linken Hand über der rechten Hüfte die Stuhllehne greifen und gut mit dem Gesäß im Stuhl fixieren. Den Oberkör-per nach rechts drehen. Mit der rechten Hand dann hinter dem Rücken unter der linken Hüf-te den Sitz fest greifen. Durch Zug vom linken und rechten Arm kann der Stretch intensiviert werden. Dasselbe umgekehrt auf der anderen Seite machen.

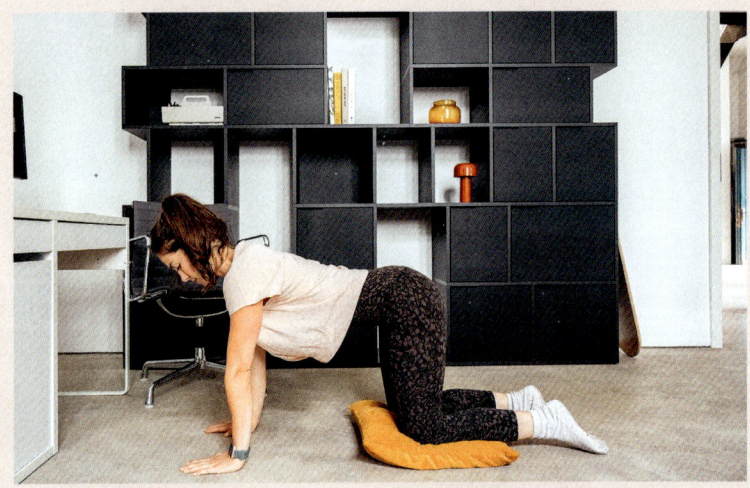

BIRD DOG & SIDE ROTATION

—

Vierfüßlerstand, die Hände direkt unter den Schultern, die Knie direkt unter der Hüfte, sodass an beiden Stellen rechte Winkel entstehen. Nun das linke Bein nach hinten und den rechten Arm nach vorne ausstrecken. Danach geht es wieder in die Vierfüßler-Ausgangsposition und dasselbe passiert mit dem rechten Bein und dem linken Arm. Pro Seite 10 Wiederholungen absolvieren. Achte auf einen geraden Rücken (ggf. leichtes Hohlkreuz) und halte deine Hüfte jederzeit gerade, sodass sie beim Abheben des Beins nicht seitlich abkippt. Anschließend geht es in die Side Rotation: Stabilisiere dich wieder in der Vierfüßler-Ausgangsposition, dann die rechte Hand zu deinem Hals legen, sodass der Ellbogen angewinkelt nach außen schaut. Den Ellbogen durch eine Drehung im Schulterblatt nach innen zum linken Arm bringen und anschließend in die Gegenrichtung weit nach außen drehen, sodass in der Schulter und im Rücken ein Stretch spürbar ist. Dasselbe dann auf der anderen Seite. Achte darauf, dass du immerzu im Hohlkreuz bleibst und die Hüfte gerade bleibt.

TIPP

Lege dir ein Kissen unter die Knie, falls dein Boden zu hart sein sollte. Eine Yoga-Matte wäre zwar optimal, aber wenn das zu aufwändig für dich ist, weil du wirklich nur eine kleine Pause am Schreibtisch machst, reicht das Kissen oder notfalls sogar ein weiches Kleidungsstück.

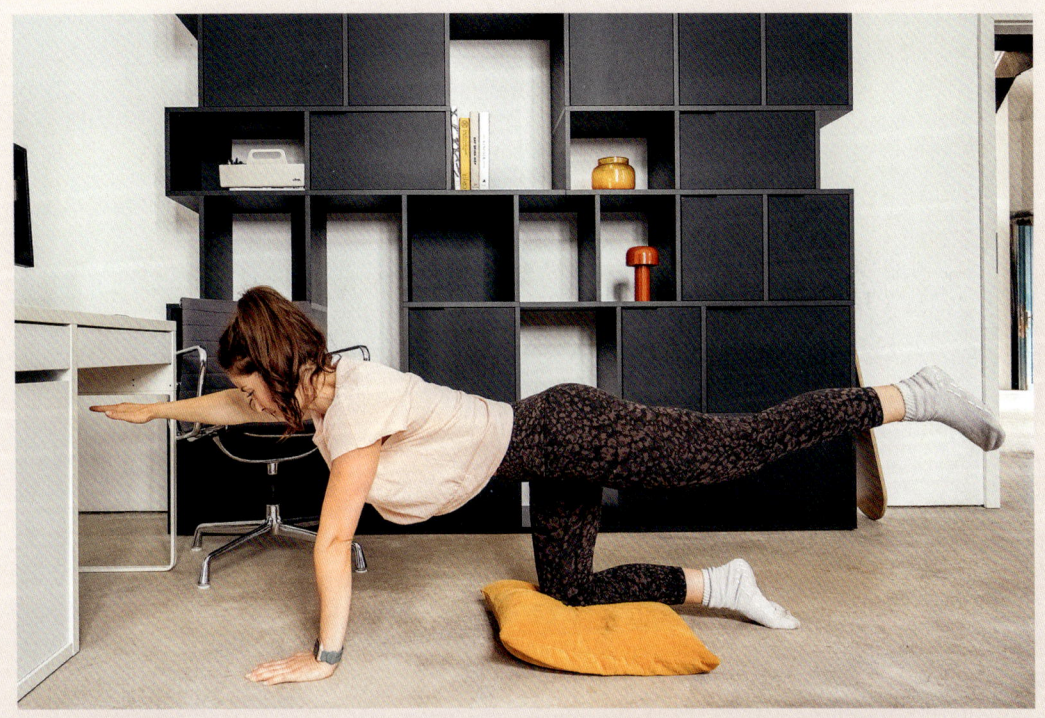

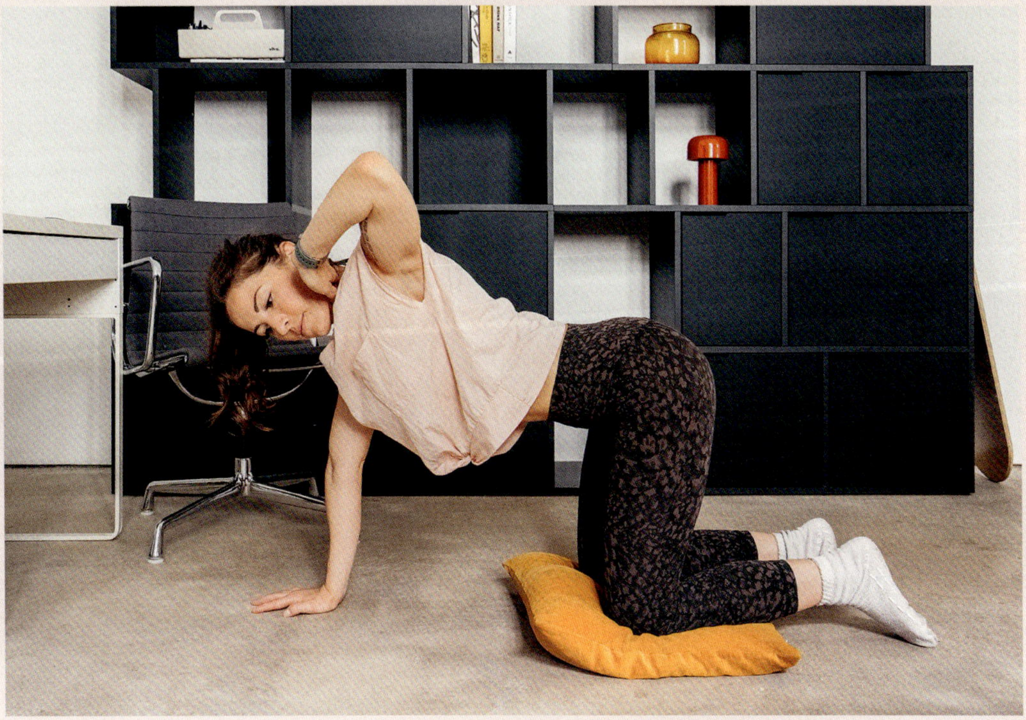

Low-Carb-Hähnchen-Lemon-Curry

FÜR 2 PERSONEN • ZUBEREITUNG: CA. 25 MIN. • AUFTAUEN: CA. 8 STD.
PRO PORTION CA. 275 KCAL, 36 G E, 6 G F, 19 G KH

200 g TK-Brokkoli
200 g TK-Möhren
    in Scheiben
½ Bund glatte Petersilie
    (nach Belieben)
½ Knoblauchzehe
1 Stück Ingwer
    (ca. 2 cm lang)
1 Zitrone
1 EL rote Currypaste
1 EL mildes Currypulver
200 g Kokosmilch
    (aus der Dose)
250 g Hähnchenbrustfilet
½ Glas Bambussprossen
    (ca. 100 g Abtropf-
    gewicht)
300 g Konjaknudeln
    (abgetropft gewogen)
Salz

1 Den Brokkoli und die Möhren über Nacht auftauen lassen. Am nächsten Tag die Petersilie, falls sie verwendet wird, waschen, trocken schütteln, die Blätter abzupfen und anschließend bis zum Servieren beiseitestellen.

2 Knoblauch und Ingwer schälen. Den Saft der Zitrone auspressen. Zitronensaft, 150 ml Wasser, Currypaste, Currypulver, Knoblauch und Ingwer in den Standmixer geben und alles gut mixen. Die Mischung in einen großen Topf geben. Die Kokosmilch dazugießen und anschließend alles unter ständigem Rühren zum Kochen bringen.

3 Das Hähnchenbrustfilet mit Küchenpapier trocken tupfen, in ca. 2½ cm große Stücke schneiden, in das kochende Curry geben und 5 Min. köcheln lassen. Inzwischen die Sprossen in ein Sieb abgießen, gut abspülen und abtropfen lassen.

4 Bambussprossen, Brokkoli und Möhren zum Curry geben und alles weitere 5–8 Min. köcheln lassen, bis Hähnchen und Gemüse gar sind. Inzwischen die Konjaknudeln in einem Sieb abspülen, kurz nach Packungsanweisung in heißem Wasser erwärmen, dann abgießen und salzen.

5 Das Curry mit den Konjaknudeln auf zwei Tellern anrichten und nach Belieben mit Petersilie bestreut servieren.

LOW-CARB-NUDELN Konjaknudeln, auch unter dem Namen **Shirataki-Nudeln** bekannt, findet man in der Asia-Abteilung. Die Nudeln haben wenig Eigengeschmack. Lass deshalb das Curry zusammen mit den Nudeln durchziehen.

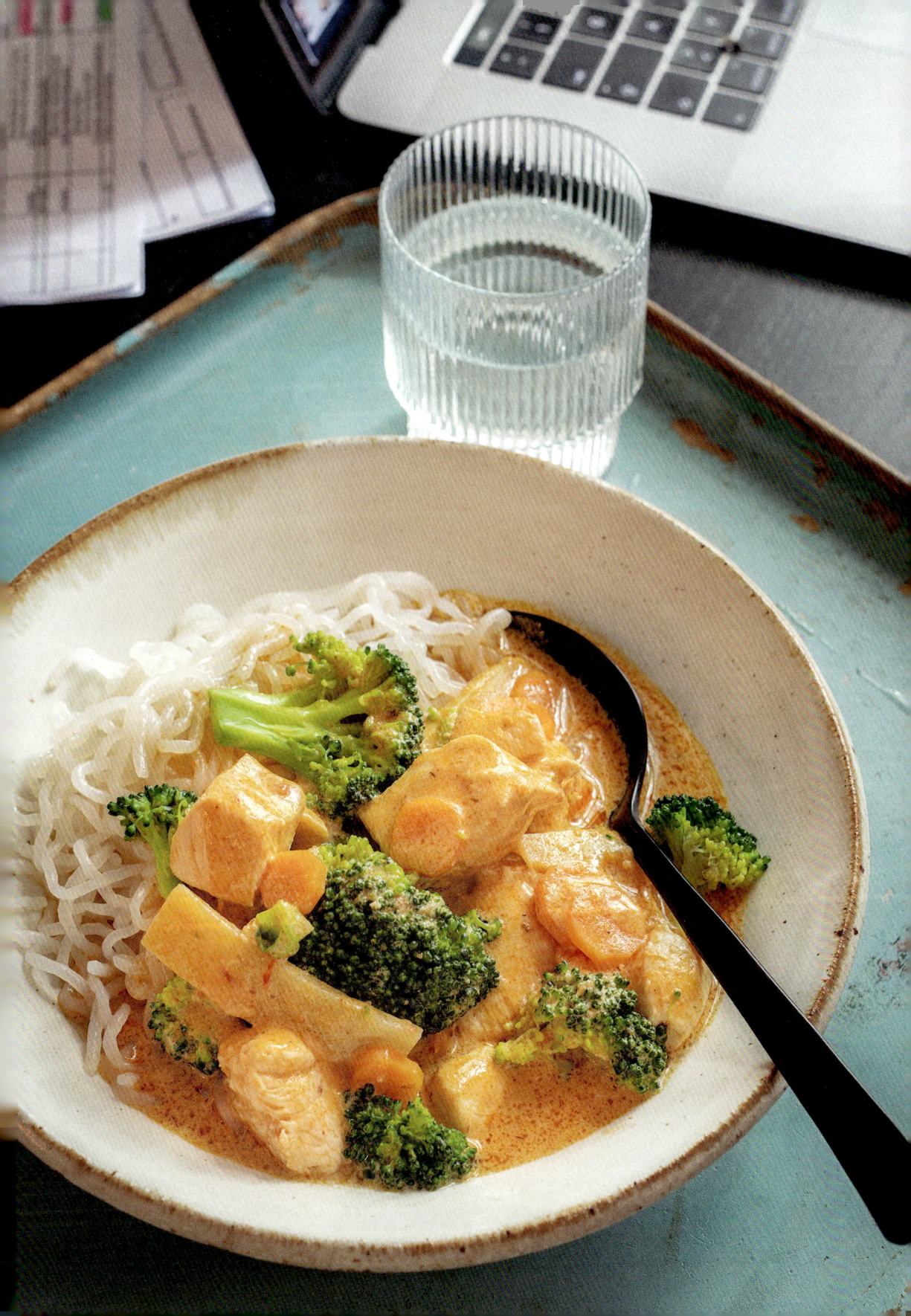

Rinderhackpatties mit Rosmarinkartoffeln und Salat

FÜR 2 PERSONEN • ZUBEREITUNG: CA. 40 MIN. • BACKEN: CA. 40 MIN.
PRO PORTION CA. 620 KCAL, 33 G E, 37 G F, 37 G KH

400 g festkochende
   Kartoffeln
2 Zweige Rosmarin
Salz
3 EL natives Olivenöl
1 kleine Zwiebel
250 g Rinderhackfleisch
   (am besten in
   Bioqualität)
2 Romana-Salatherzen
½ Salatgurke
1 Möhre
2 EL Aceto balsamico
½ EL Butter

1 Den Backofen auf 180° Umluft vorheizen. Die Kartoffeln gründlich waschen, abtrocknen, längs vierteln und auf einem mit Backpapier belegten Backblech verteilen.

2 Rosmarin waschen und abtrocknen. Die Nadeln von den Zweigen streifen und auf den Kartoffeln verteilen. 1 TL Salz und 1 EL Olivenöl dazugeben und untermischen. Die Kartoffeln im heißen Ofen (Mitte) in 30–40 Min. goldbraun backen.

3 Inzwischen die Zwiebel schälen, klein hacken und in einer Schüssel mit dem Rinderhackfleisch und 1 TL Salz mischen. Mit einer Burgerpresse oder mit den Händen (dann sollte in die Mitte der Patties mit dem Daumen eine kleine Kuhle eingedrückt werden, damit sie flach bleiben) daraus vier kleine Patties formen. Diese auf einem Teller beiseitestellen.

4 Den Salat waschen, in Streifen scheiden und auf zwei große Teller verteilen. Die Gurke waschen, putzen, in dünne Scheiben schneiden und auf den Salat geben. Die Möhre putzen, schälen, in dünne Scheiben schneiden und zum Salat geben. Dann je 1 Prise Salz, 1 EL Olivenöl und 1 EL Aceto balsamico über den Salat geben.

5 Die Butter in einer Pfanne erhitzen und die Burgerpatties darin bei mittlerer Hitze von beiden Seiten 4–5 Min. braun braten. Kartoffeln und Patties neben den Salaten anrichten.

MEAL-PREP-TIPP Einfach die fertigen Patties und die Kartoffeln **für später** je in eine dichtschließende Dose packen und den Salatmix ohne Dressing in einer Schüssel mit Frischhaltefolie abgedeckt im Kühlschrank lagern.

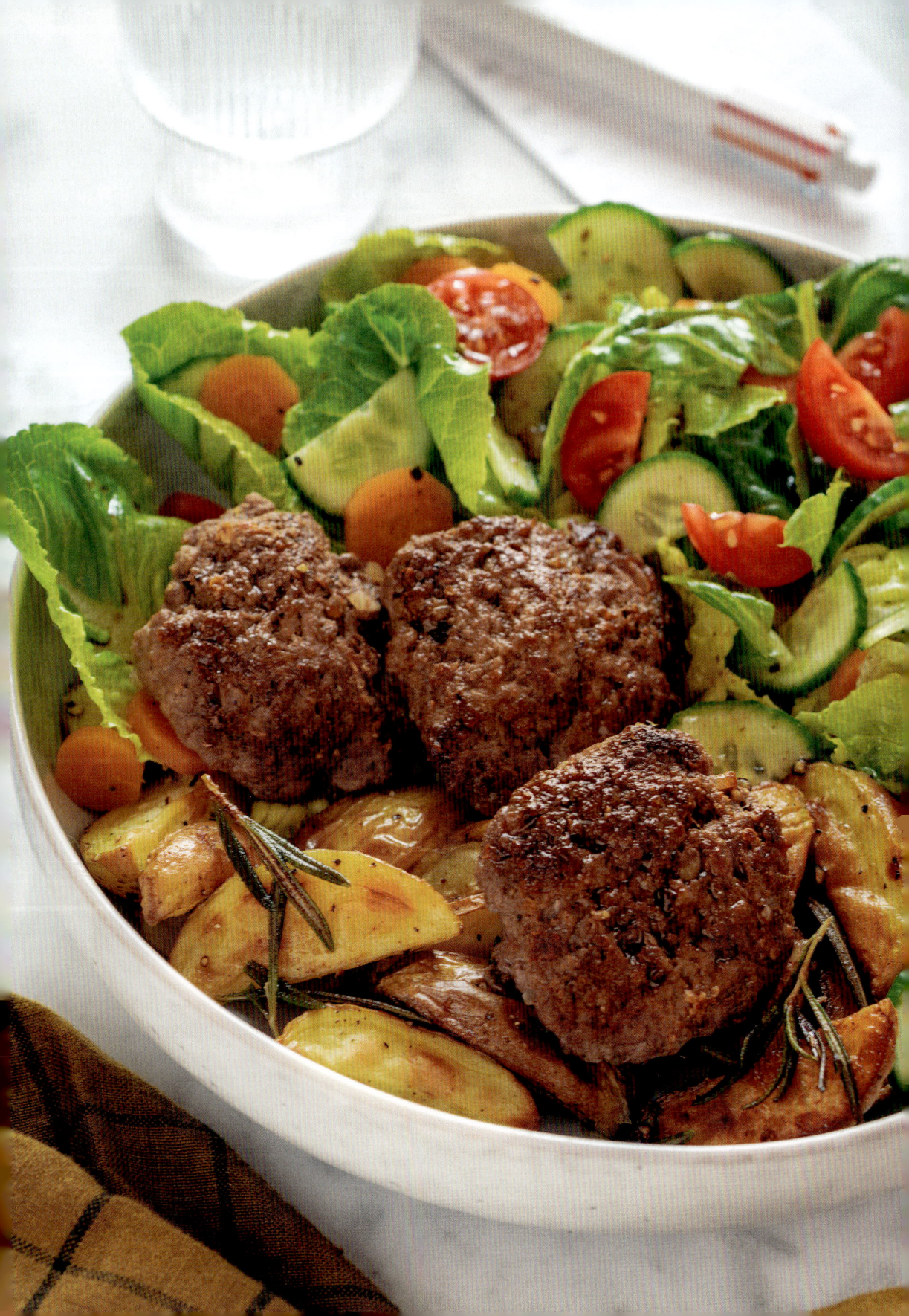

Putensteaks mit Wurzelgemüse

FÜR 2 PERSONEN • ZUBEREITUNG: CA. 20 MIN. • BACKEN: CA. 30 MIN.
PRO PORTION CA. 325 KCAL, 38 G E, 13 G F, 12 G KH

2 Putenhüftsteaks
    (ca. 300 g)
100 g orange Möhren
100 g lila Möhren
100 g Pastinaken
100 g Rote Bete
2 EL natives Olivenöl
1½ EL getrocknete Kräuter
    der Provence
Salz
Pfeffer

1 Den Backofen auf 180° Umluft vorheizen. Die Putensteaks auf einem mit Backpapier belegten Backblech platzieren.

2 Möhren, Pastinaken und Rote Bete putzen, schälen und in 4–5 cm lange und 1 cm breite Streifen schneiden. Das Gemüse auf dem Blech um die Putensteaks herum verteilen.

3 Olivenöl, Kräuter, Salz und Pfeffer auf Gemüse und Steaks verteilen und alles im heißen Ofen (Mitte) in ca. 30 Min. goldbraun backen. Gemüse und Fleisch auf Tellern anrichten.

NUTZ DIE ZEIT! Das Tolle an diesem Gericht ist, dass du die Zeit, in der alles im Ofen schmurgelt, noch mit **Homeoffice-Aufgaben**, wie E-Mails beantworten oder To-do-Liste für morgen schreiben, nutzen kannst.

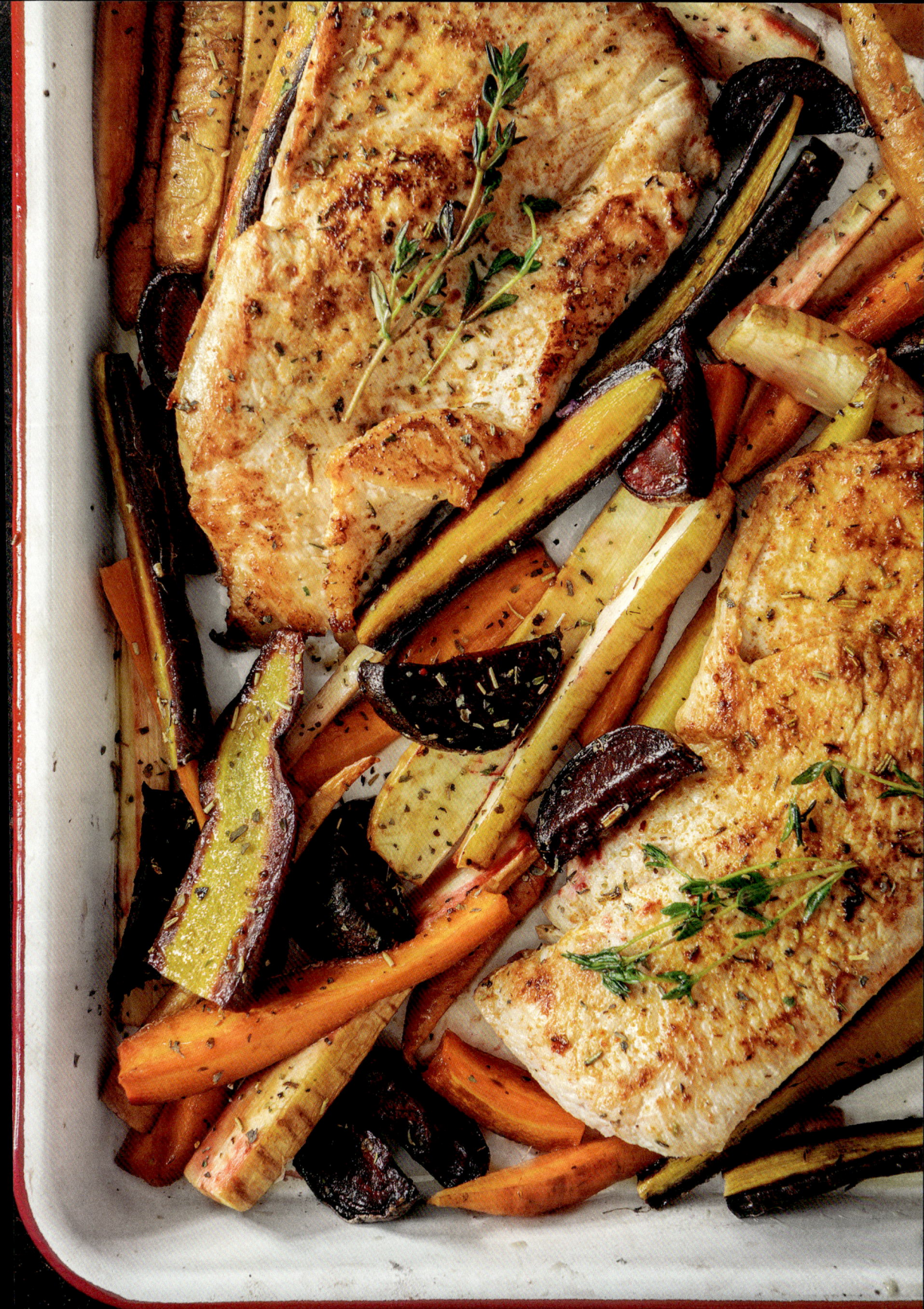

Lammfilet mit Brokkoli und Kürbiskernen

FÜR 2 PERSONEN • ZUBEREITUNG: CA. 20 MIN.
PRO PORTION CA. 365 KCAL, 38 G E, 21 G F, 9 G KH

400 g TK-Brokkoli
2 Lammfilets (à 150 g)
1 TL Butter
Kräutersalz
Pfeffer
2 EL natives Olivenöl
Salz
2 TL Kürbiskerne

1 Den Brokkoli in einem Topf mit Wasser bedecken, erhitzen, bis er aufgetaut ist und anschließend bei halb geöffnetem Deckel 5–6 Min. köcheln lassen.

2 Währenddessen die Lammfilets mit Küchenpapier trocken tupfen. Die Butter in einer Pfanne erhitzen und die Lammfilets darin bei großer Hitze von beiden Seiten je 1 Min. anbraten. Die Filets mit Kräutersalz und Pfeffer würzen und bei kleiner Hitze beidseitig noch mal je 3 Min. weiterbraten.

3 Den Brokkoli in ein Sieb abgießen, auf zwei Schalen verteilen, mit Olivenöl beträufeln und leicht salzen. Mit den Kürbiskernen garnieren. Die Lammfilets nach der Bratzeit in Stücke schneiden und auf dem Brokkoli anrichten.

FAST FOOD DE LUXE Dieser Low-Carb-Genuss kommt richtig edel daher und steht **in nur etwa 20 Min.** auf dem Tisch. Was wünscht man sich mehr in der kurzen, wertvollen Mittagspause?

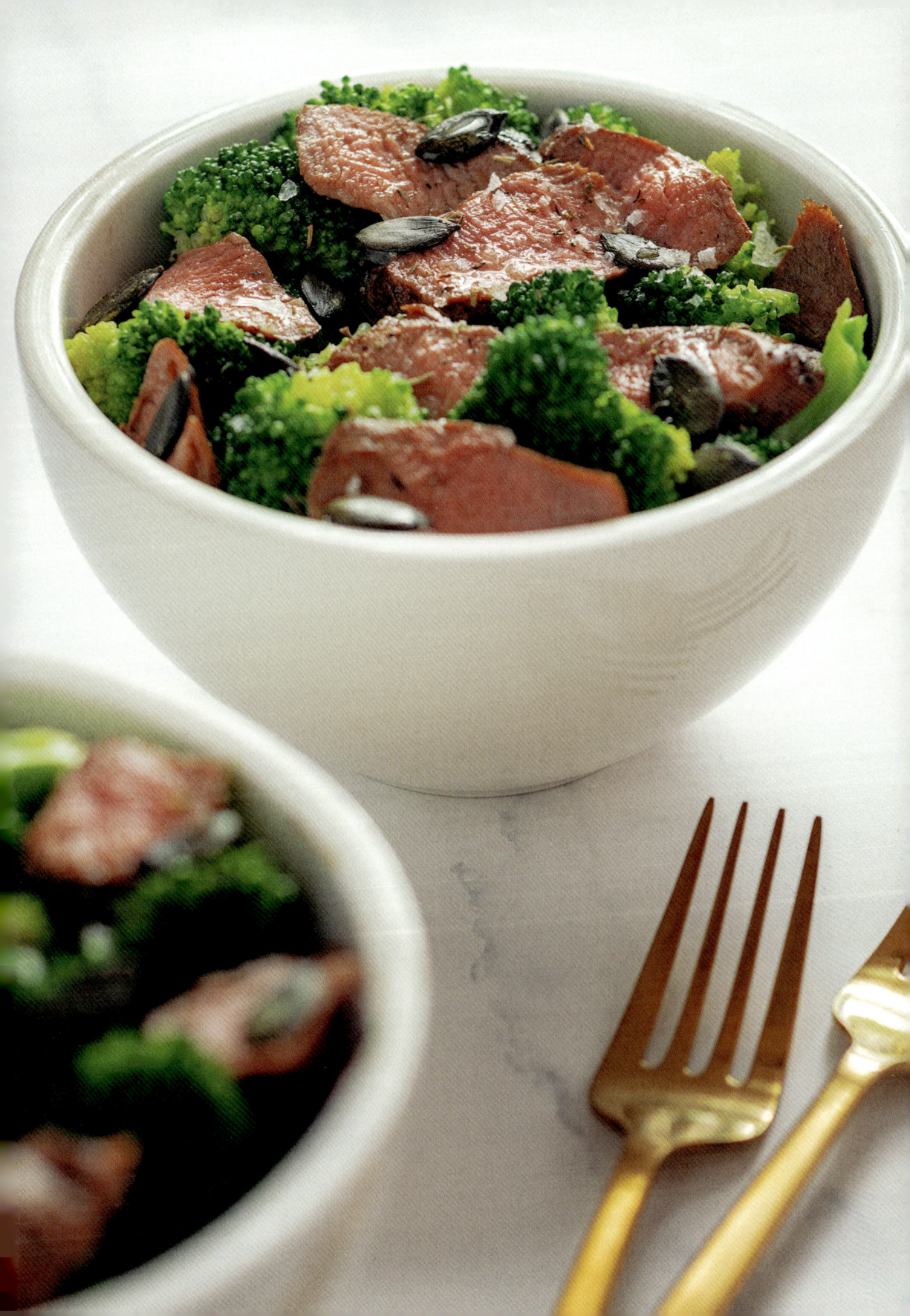

Thai-Reisnudelpfanne mit Filetspitzen

FÜR 2 PERSONEN • ZUBEREITUNG: CA. 30 MIN.
PRO PORTION CA. 465 KCAL, 29 G E, 9 G F, 68 G KH

150 g Thai-Reis-
    bandnudeln
½ Zucchino
125 g Datteltomaten
2 Knoblauchzehen
200 g Rinderfiletspitzen
1 TL Butter
Salz
Pfeffer
20 g vegane Frischcreme
    (ohne Soja)
1 EL gehackte Petersilie
    (frisch oder TK)

1 Die Reisnudeln nach Packungsanweisung kochen, dann abgießen und in kaltem Wasser abschrecken.

2 Den Zucchino waschen, putzen und in Würfel schneiden. Die Datteltomaten waschen und halbieren. Den Knoblauch schälen und klein hacken. Die Rinderfiletspitzen mit Küchenpapier trocken tupfen.

3 In einer großen Pfanne die Butter erhitzen und die Rinderfiletspitzen darin 2–3 Min. scharf anbraten. Knoblauch, Datteltomaten und Zucchino dazugeben und bei kleiner bis mittlerer Hitze unter ständigem Rühren ca. 5 Min. mitbraten.

4 Die Nudeln abgießen, gut abtropfen lassen, mit in die Pfanne geben und 3–5 Min. mitbraten. Die Nudelpfanne salzen und pfeffern. Die Frischcreme und die Petersilie dazugeben, untermischen und die Nudelpfanne auf Tellern anrichten.

SPAR DIR CARBS! Für eine **kalorienarme Low-Carb-Variante** können statt der Reisnudeln auch Zoodles oder Konjaknudeln (Shirataki) für die Nudelpfanne verwendet werden.

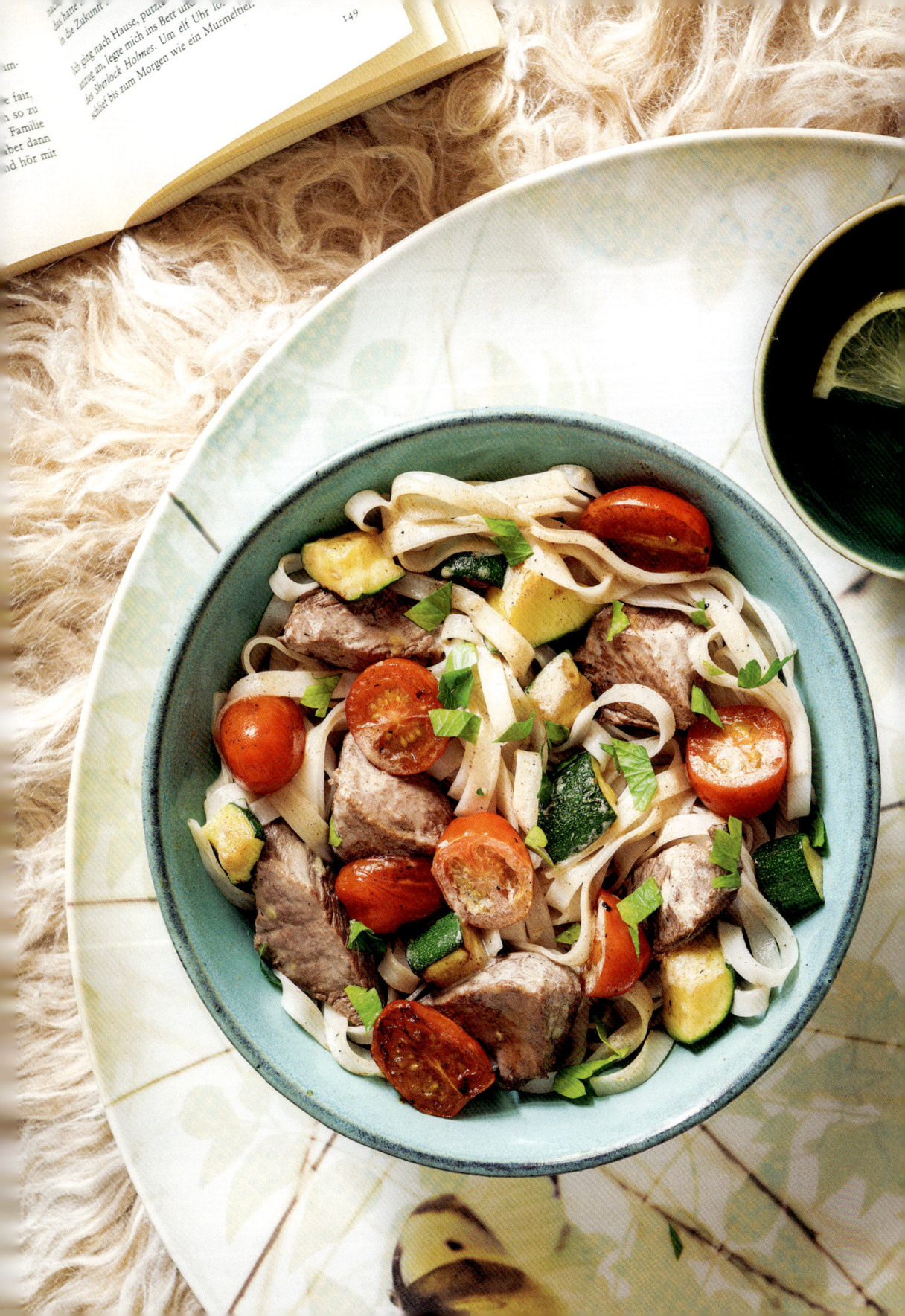

Nudeln mit Kohlrabi und Hähnchen

FÜR 2 PERSONEN • ZUBEREITUNG: CA. 25 MIN.
PRO PORTION CA. 500 KCAL, 39 G E, 11 G F, 65 G KH

250 g Hähnchenbrustfilet
1½ Kohlrabi
150 g Buchweizen-Spirelli
    (ersatzweise Reis-
    Spirelli)
Salz
1 EL natives Olivenöl
½ TL Pommesgewürz
    (ohne Zusatzstoffe)
Pfeffer
1 TL Butter
1 EL gehackte Petersilie
    (frisch oder TK)

1 Das Hähnchenbrustfilet mit Küchenpapier trocken tupfen und in 2 cm große Stücke schneiden. Die Kohlrabi schälen und in 1½ cm große Würfel schneiden.

2 Die Pasta in reichlich kochendem Salzwasser nach Packungsanweisung bissfest garen. Parallel dazu das Olivenöl in einer großen Pfanne erhitzen und die Hähnchenstücke darin 2–3 Min. anbraten. Kohlrabiwürfel, Pommesgewürz, Salz und Pfeffer dazugeben und die Fleisch-Gemüse-Mischung weitere 8–10 Min. braten. Dabei ab und zu wenden.

3 Die Nudeln in ein Sieb abgießen, mit heißem Wasser abspülen, damit die Nudeln nicht mehr so kleben, abtropfen lassen und zurück in den Topf geben. Die Nudeln salzen und die Butter untermischen. Hähnchen, Nudeln und Kohlrabi auf zwei Tellern anrichten und mit der Petersilie garnieren.

PIMP ME UP! Dieses schnell-und-easy-Rezept kannst du zusätzlich noch mit **Pesto** oder **veganer Frischcreme** verfeinern. Davon zum Schluss einfach jeweils einen Klecks auf die Pasta geben.

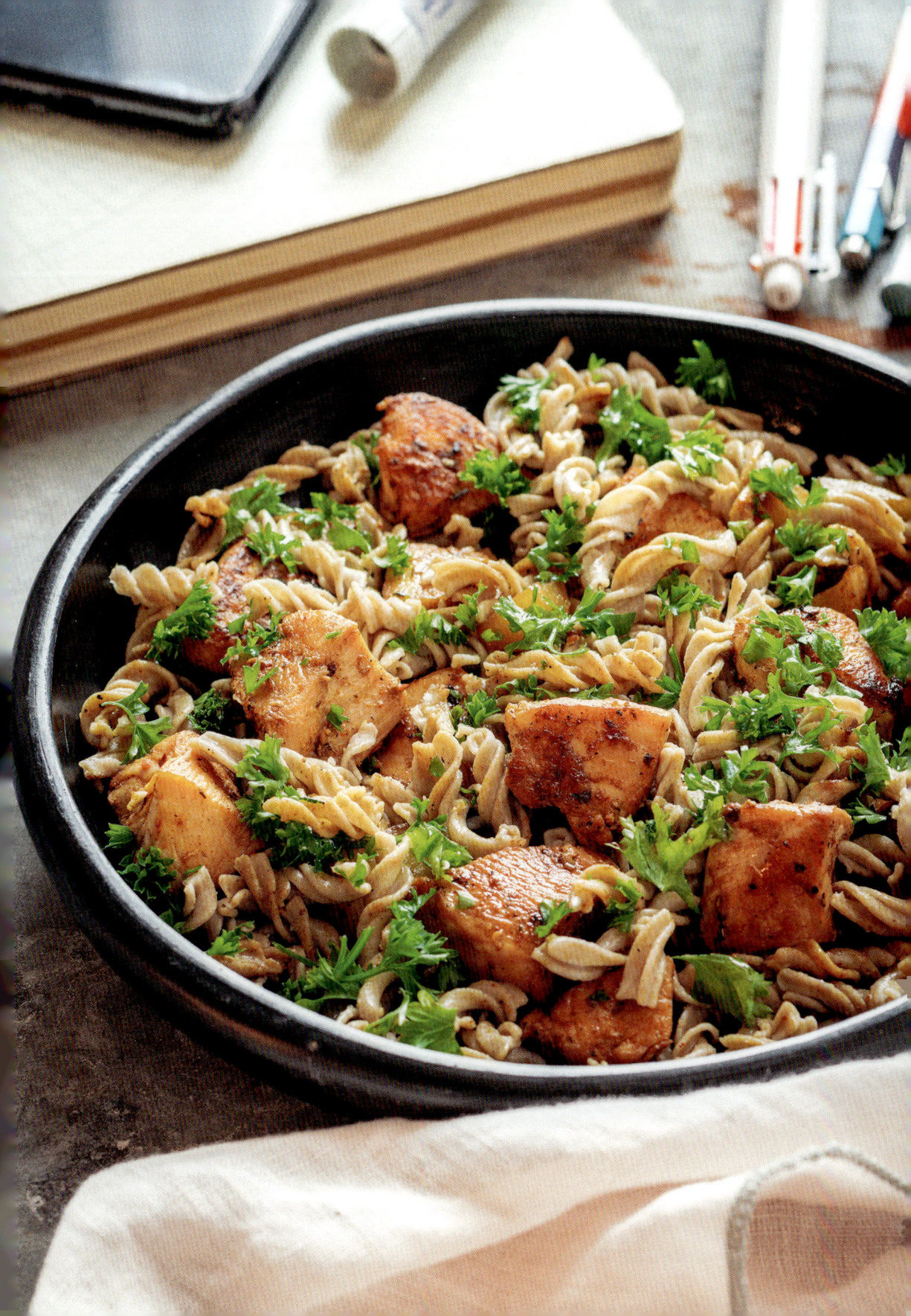

Zoodles mit Rinderhackfleisch

FÜR 2 PERSONEN • ZUBEREITUNG: CA. 30 MIN.
PRO PORTION CA. 445 KCAL, 34 G E, 31 G F, 8 G KH

2 Zucchini
1 Zwiebel
1 TL Butter
300 g Rinderhackfleisch
 (am besten in
 Bioqualität)
Salz
Pfeffer
frisch geriebene
 Muskatnuss
200 g stückige Tomaten
 (aus der Dose)
75 ml Kokos cuisine

Außerdem
Spirelli-Schneider
Basilikumblätter (nach
 Belieben)

1 Die Zucchini waschen, putzen und mit dem Spirelli-Schneider zu Gemüsespaghetti schneiden. Die Zwiebel schälen und klein hacken.

2 In einer großen Pfanne mit hohem Rand die Butter erhitzen und die Zwiebel darin kurz schwenken. Das Rinderhackfleisch dazugeben und bei mittlerer Hitze 8–10 Min. anbraten. Mit Salz, Pfeffer und Muskat würzen.

3 Wenn das Fleisch gar ist, die Tomaten dazugeben und alles gut mischen. Die Zoodles in die Pfanne geben und 2–3 Min. mitkochen. Die Kokos cuisine dazugeben, die Gemüse-Fleisch-Pfanne mit Salz und Pfeffer abschmecken, auf zwei Tellern anrichten, nach Belieben mit Basilikum garnieren.

LOW CARB PASTA Die Anschaffung eines **Spirelli-Schneiders** ist jeden Cent wert. Denn er verzaubert Zucchini oder Möhren im Handumdrehen in vitamin- und ballaststoffreiche Low-Carb-Gemüsespaghetti.

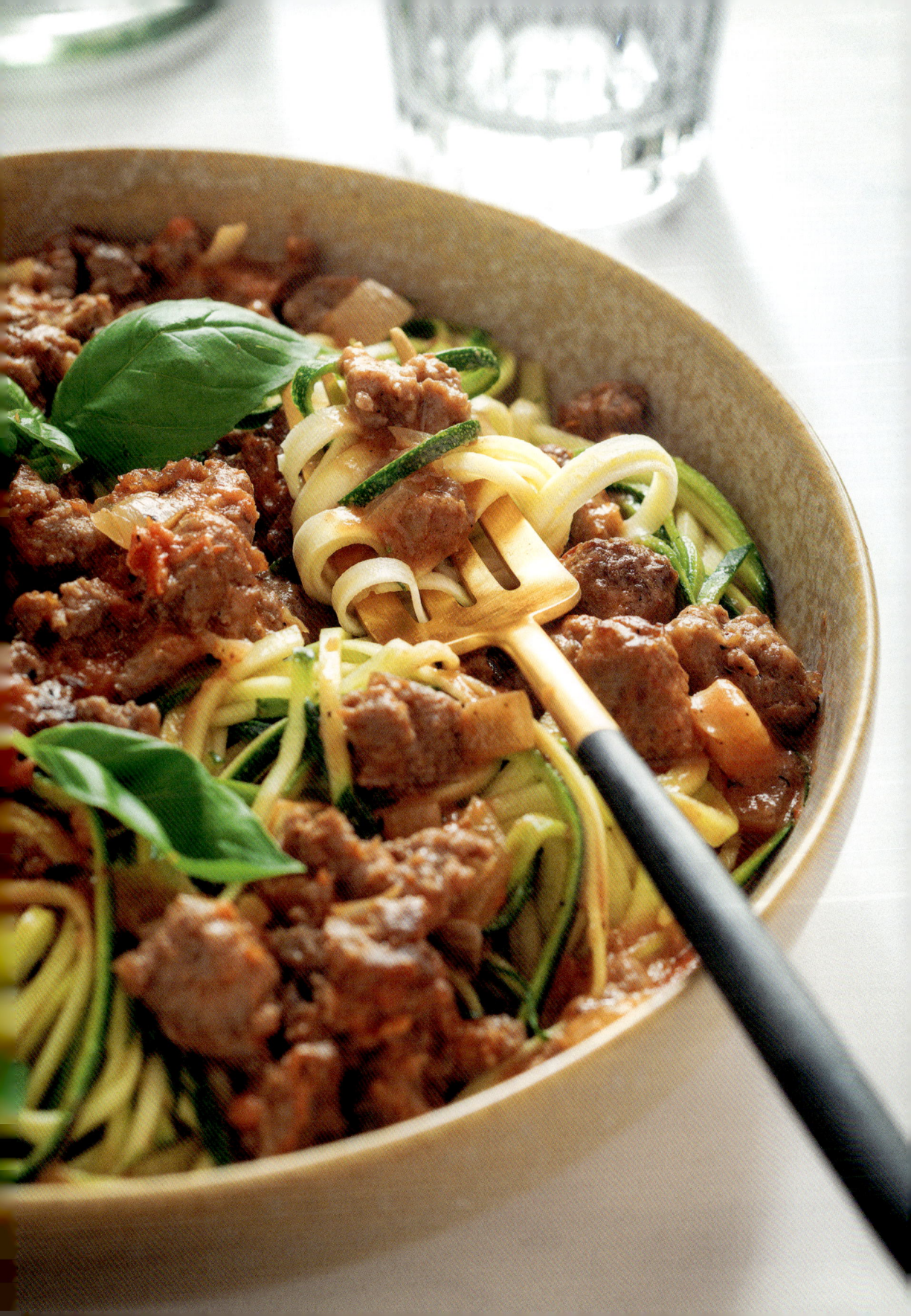

Buchweizennudeln mit cremiger Zucchini-Thunfisch-Sauce

FÜR 2 PERSONEN • ZUBEREITUNG: CA. 15 MIN.
PRO PORTION CA. 475 KCAL, 34 G E, 13 G F, 53 G KH

1 großer Zucchino
(ca. 250 g)
1½ Dosen Thunfisch
in Wasser
(à ca. 130 g Abtropf-
gewicht)
150 g Buchweizennudeln
Salz
1 EL natives Olivenöl
Pfeffer
75 ml Kokos cuisine
(ersatzweise Hafer
cuisine)

1 Den Zucchino waschen, putzen und in maximal 1 cm große Würfel schneiden. Den Thunfisch in ein Sieb abgießen und anschließend abtropfen lassen.

2 Die Buchweizennudeln in reichlich kochendem Salzwasser nach Packungsanweisung bissfest garen.

3 Inzwischen das Olivenöl in einer großen Pfanne erhitzen und die Zucchini darin 3–5 Min. anbraten, salzen und pfeffern.

4 Thunfisch und Kokos cuisine dazugeben. Die Zucchini-Thunfisch-Sauce unter Rühren 3–5 Min. weiterköcheln. Die Sauce bei Bedarf noch mal mit Salz und Pfeffer abschmecken. Die Buchweizennudeln in ein Sieb abgießen, abtropfen lassen und mit der Sauce auf zwei Tellern anrichten.

NUDEL-TAUSCH ERLAUBT Die Nudeln können auch durch **Reisnudeln** oder in der Low-Carb-Variante durch **Shirataki-Nudeln** ersetzt werden. Nimm einfach, worauf du gerade Lust hast oder was im Haus ist.

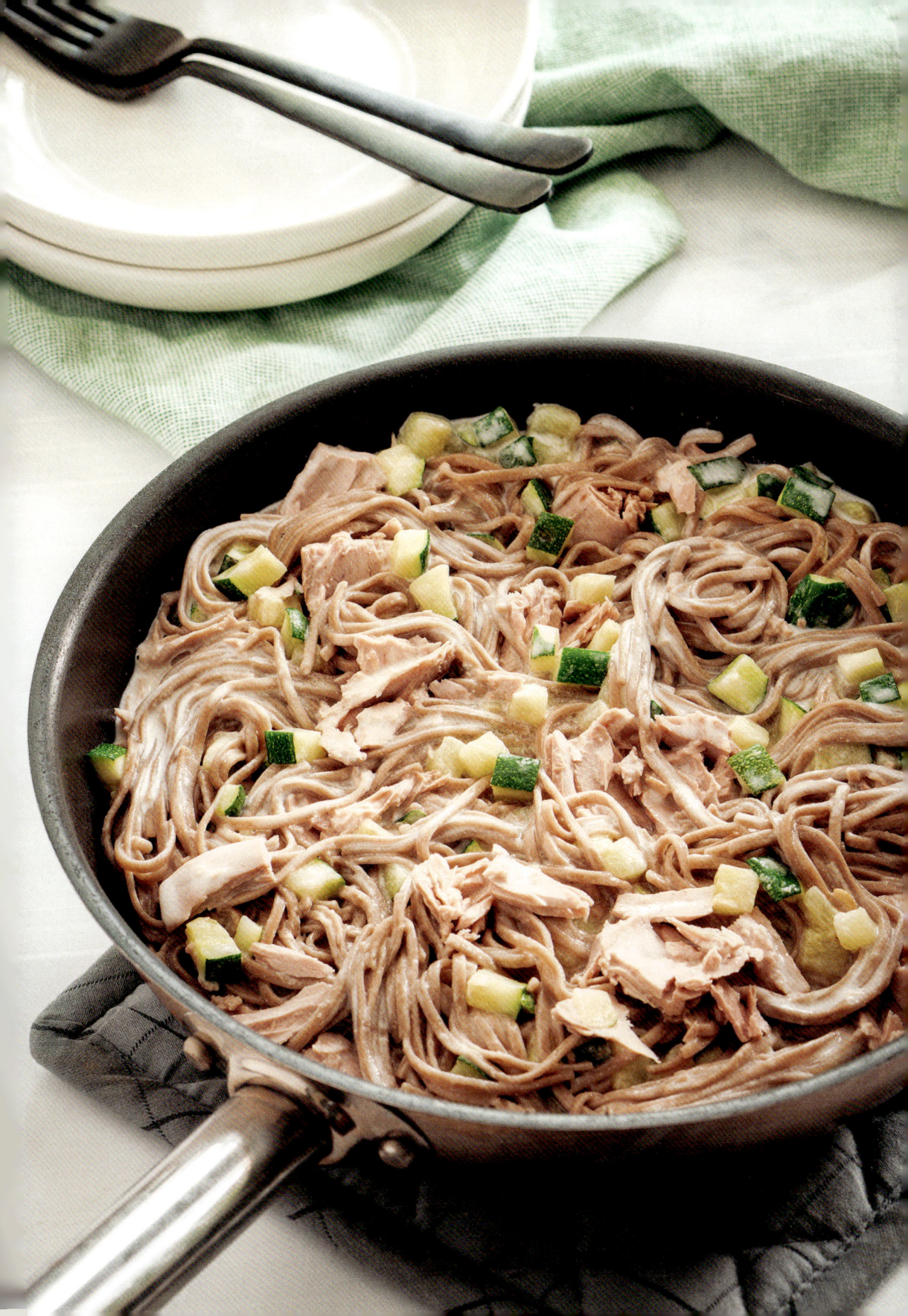

Hirse mit Kabeljau und grünen Bohnen

FÜR 2 PERSONEN • ZUBEREITUNG: CA. 20 MIN. • AUFTAUEN: MIND. 5 STD.
PRO PORTION CA. 422 KCAL, 30 G E, 11 G F, 47 G KH

2 TK-Kabeljaufilets
   (à ca. 125 g)
375 g TK-grüne-Bohnen
125 g Hirse
Salz
2 EL Butter
1 EL natives Olivenöl
½ Bio-Zitrone
Pfeffer
½ EL gehackter Dill (frisch
   oder TK; ersatzweise
   Petersilie)

1 Die Kabeljaufilets und die Bohnen über Nacht oder einige Stunden vor der Mahlzeit auftauen lassen.

2 Die Hirse mit 250 ml Wasser und ½ TL Salz aufkochen und nach Packungsanweisung in 15–20 Min. garen. Nicht rühren, sondern warten, bis alles Wasser aufgenommen wurde. Nach der Kochzeit 1 EL Butter in den Topf geben und den Deckel schließen, sodass die Butter in die Hirse zerläuft.

3 Während die Hirse kocht, die Bohnen in kochendem Wasser zugedeckt bei mittlerer Hitze in 8–10 Min. bissfest köcheln. Die Bohnen abgießen, zurück in den Topf geben, etwas Salz und das Olivenöl untermischen und warm halten. Zitrone heiß waschen, abtrocknen, von den Enden befreien und in Scheiben schneiden.

4 Den restlichen EL Butter in einer beschichteten Pfanne erhitzen und die Kabeljaufilets darin bei großer Hitze von beiden Seiten 1 Min. scharf anbraten, salzen, dann bei kleiner Hitze je nach Dicke der Filets und dem gewünschten Gargrad weitere 2–4 Min. braten.

5 Hirse, Bohnen und Kabeljau auf zwei Tellern anrichten. Zuletzt den Kabeljau noch mal mit Pfeffer und Salz würzen sowie mit dem Dill und 1–2 Zitronenscheiben garnieren.

FISCH-KNOW-HOW Beim Kabeljau solltest du auf **zertifiziert nachhaltigen Wildfang** achten. Den erkennt man an Siegeln, wie Friend of the sea, MSC und ASC. Diese Fische liefern mehr Protein und weniger Fett.

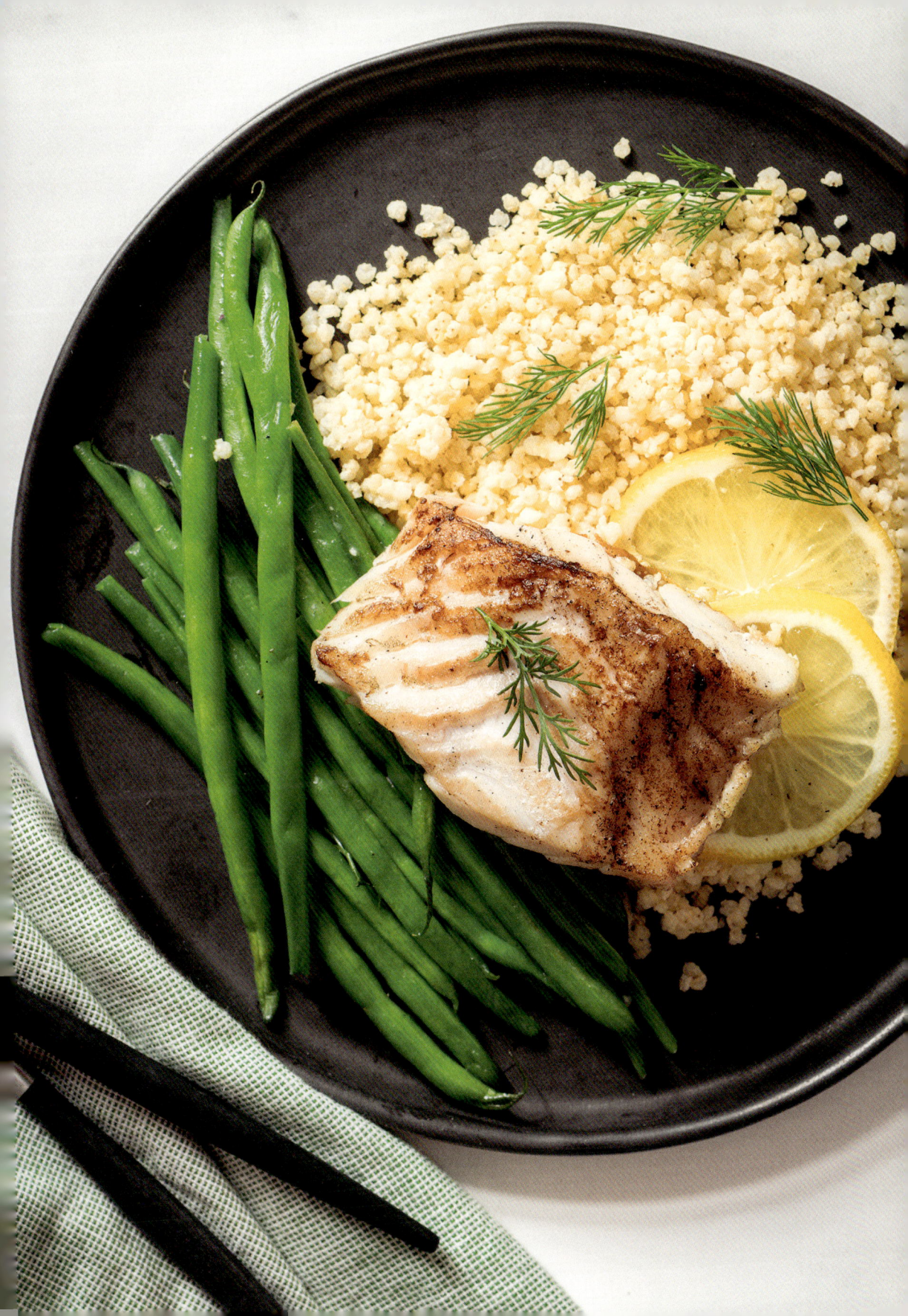

Nudeln mit Möhren-Lachs-Sauce

FÜR 2 PERSONEN • ZUBEREITUNG: CA. 25 MIN.
PRO PORTION CA. 510 KCAL, 22 G E, 16 G F, 69 G KH

300 g Möhren
150 g geräucherter Lachs
½ Zitrone
1 EL Butter
Salz
Pfeffer
Pommesgewürz
    (ohne Zusatzstoffe)
40 g vegane Frischcreme
    (ohne Soja)
140 g Thai-Reisnudeln
1 EL gehackte Petersilie
    (frisch oder TK)

1 Die Möhren waschen, putzen und grob raspeln. Den Lachs in feine, 2 cm lange Streifen schneiden. Zitrone auspressen.

2 Die Butter in einer großen Pfanne mit hohem Rand erhitzen. Die Möhren dazugeben und 3–5 Min. anbraten. Zitronensaft dazugeben und alles erneut 3–5 Min. braten.

3 Die Mischung mit Salz, Pfeffer und 1 Prise Pommesgewürz würzen, die Frischcreme und den Lachs untermischen. Die Sauce bei kleiner Hitze warm halten.

4 Die Nudeln nach Packungsanweisung kochen, abgießen und auf zwei Teller verteilen. Die Sauce auf die Nudeln geben und mit der Petersilie garnieren.

NIMM AB-STAND! Möhren, Lachs und cremige Sauce in Kombination mit Nudeln sind schön leicht und fix gezaubert. Such dir zum Essen einen Platz **fernab vom Schreibtisch** und tanke neue Energie für den Rest des Arbeitstages.

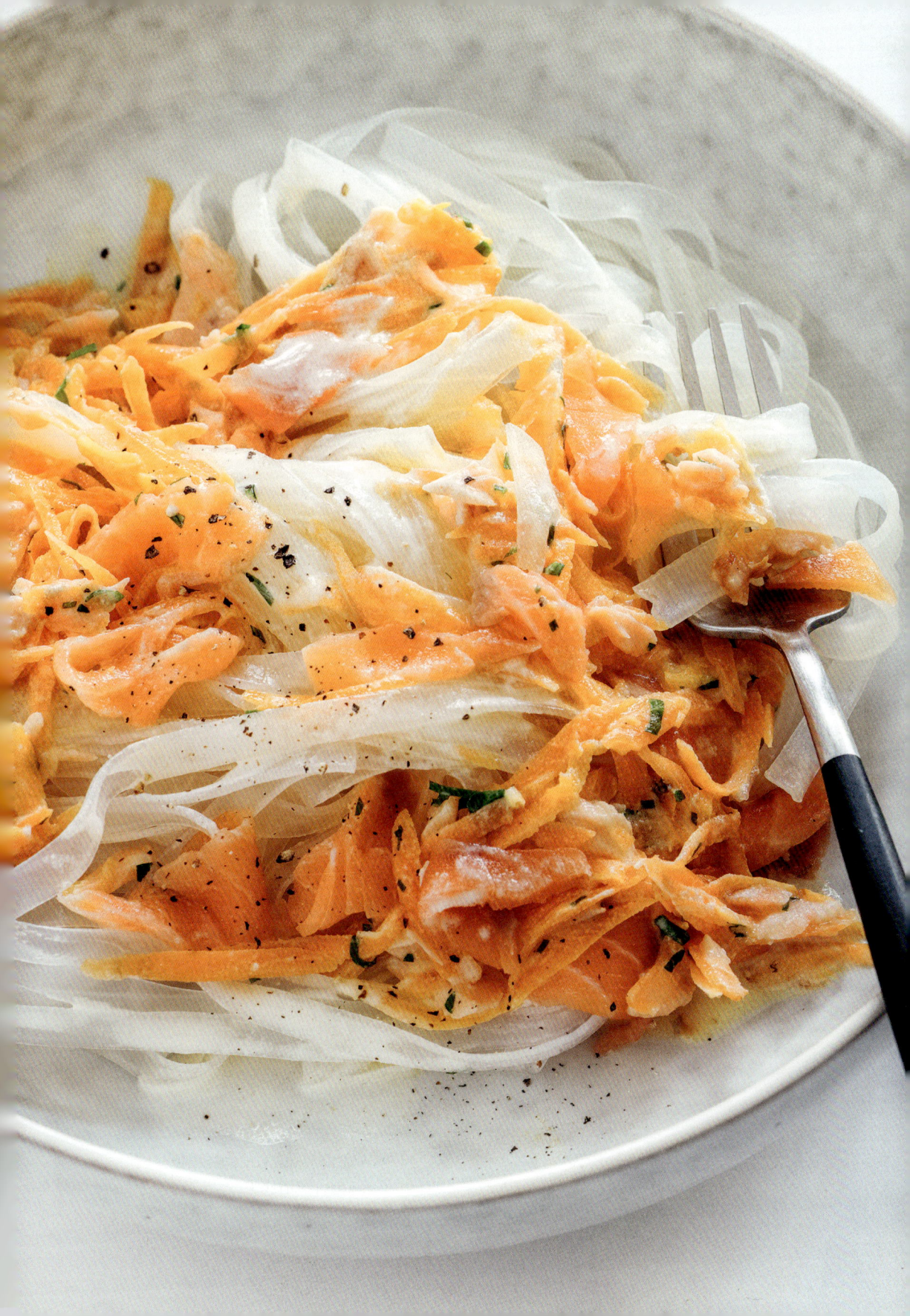

Mediterraner Nudelsalat mit Thunfisch

FÜR 2 PERSONEN • ZUBEREITUNG: CA. 20 MIN.
PRO PORTION CA. 480 KCAL, 21 G E, 13 G F, 68 G KH

Für den Salat

150 g Reismehl-Penne
(ersatzweise andere
kurze Reismehl-
Nudeln)
Salz
1 Dose Thunfisch
in Wasser
(ca. 130 g Abtropf-
gewicht)
½ Salatgurke
½ Paprika
125 g Datteltomaten
2 EL gehackte,
gemischte Kräuter
(frisch oder TK)

Für das Dressing

½ kleine Zwiebel
½ kleine Knoblauchzehe
1 TL Kräutersalz
Pfeffer
25 ml Aceto balsamico
25 ml natives Olivenöl
50 ml ungesüßter
Mandeldrink

1 Für den Salat die Pasta in reichlich kochendem Salzwasser nach Packungsanweisung bissfest kochen, dann in ein Sieb abgießen und 2 Min. mit kaltem Wasser abspülen, bis sie komplett ausgekühlt und nicht mehr klebrig ist. Die Pasta in eine große Schüssel geben.

2 Den Thunfisch in ein Sieb abgießen und abtropfen lassen. Die Gurke waschen und putzen. Die Paprika waschen und von Kernen und weißen Trennwänden befreien. Beides in kleine Würfel schneiden und zu den Nudeln geben. Die Tomaten waschen, halbieren und auch hinzufügen. Thunfisch und Kräuter in die Schüssel geben und untermischen.

3 Für das Dressing Zwiebel und Knoblauch schälen, mit allen anderen Zutaten für das Dressing in den Standmixer oder Smoothiemaker geben und zu einer cremigen Sauce mixen. Die Sauce über den Nudelsalat geben und untermischen. Den Salat auf zwei Tellern anrichten oder luftdicht verpacken und bis zur geplanten Mahlzeit im Kühlschrank aufbewahren. Durchgezogen schmeckt er noch besser.

SALAT À LA SAISON Greif zu dem, was die Saison gerade zu bieten hat: Im Frühling schmecken **gebratene Spargelstücke**, im Herbst dürfen **Feldsalat** und im Ofen gebackenes **Wurzelgemüse** den Salat zur Quality Time machen.

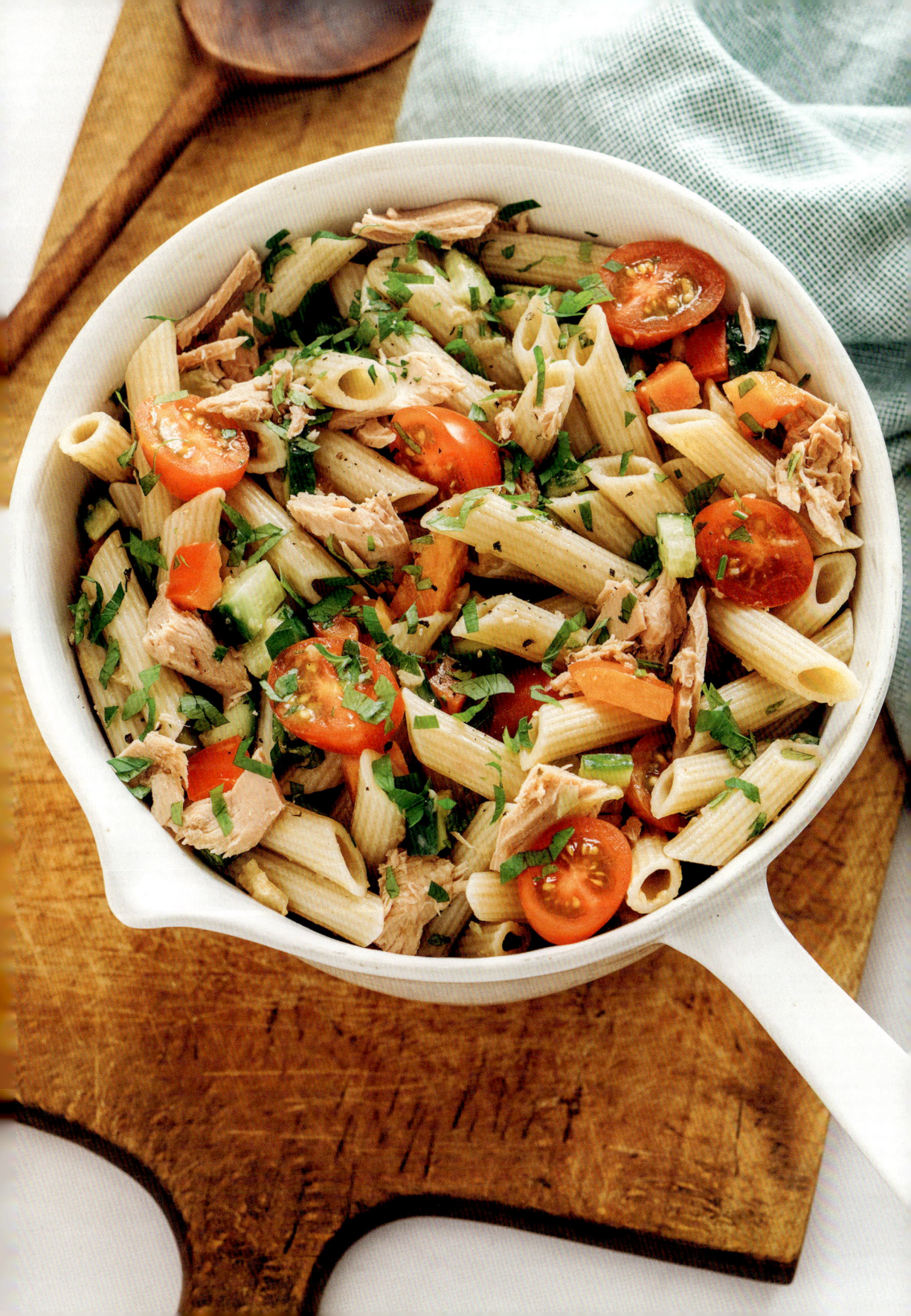

Cremige Lachsfiletpfanne

FÜR 2 PERSONEN • ZUBEREITUNG: CA. 25 MIN.
PRO PORTION CA. 450 KCAL, 31 G E, 34 G F, 5 G KH

1 Knoblauchzehe
125 g Datteltomaten
50 g Baby-Blattspinat
2 Lachsfilets mit Haut
   (à 125–150 g)
1 TL Butter
Salz
Pfeffer
125 ml Kokos cuisine
50 ml hefefreie
   Gemüsebrühe
1 EL gehackte Petersilie
   (frisch oder TK)

1 Den Knoblauch schälen und klein hacken. Die Tomaten waschen und halbieren. Den Baby-Spinat waschen und in einem Sieb abtropfen lassen. Die Lachsfilets kalt abspülen und mit Küchenpapier trocken tupfen.

2 Butter in einer großen Pfanne mit hohem Rand erhitzen. Sobald sie anfängt zu brutzeln, die Lachsfilets darin mit der Fleischseite nach unten ca. 30 Sek. scharf anbraten, dann die Filets bei kleiner Hitze 4–5 Min. weiterbraten. Die Filets wenden und die Hautseite nochmals kurz 1 Min. braten. Lachs salzen und pfeffern und auf einen Teller heben.

3 Den Knoblauch ins Bratfett in der Pfanne geben, 30 Sek. andünsten, dann die Tomaten und den Spinat dazugeben. Alles bei mittlerer Hitze 3–5 Min. anbraten. Das Gemüse mit Salz und Pfeffer würzen und mit Kokos cuisine und Brühe aufgießen. Kurz rühren und 1 Min. köcheln lassen.

4 Lachs vorsichtig in die Sauce legen und weitere 1–2 Min. köcheln, damit alles warm ist. Fisch und Gemüse auf Tellern anrichten und mit Petersilie bestreuen.

DO YOU WANT MORE? **Brokkoli-»Reis«, Gemüse-Zoodles** oder **Konjaknudeln** eignen sich als Low-Carb-Beilage zu Fisch und Gemüse. Sie sättigen dank vieler Ballaststoffe, treiben aber den Blutzuckerspiegel nicht nach oben.

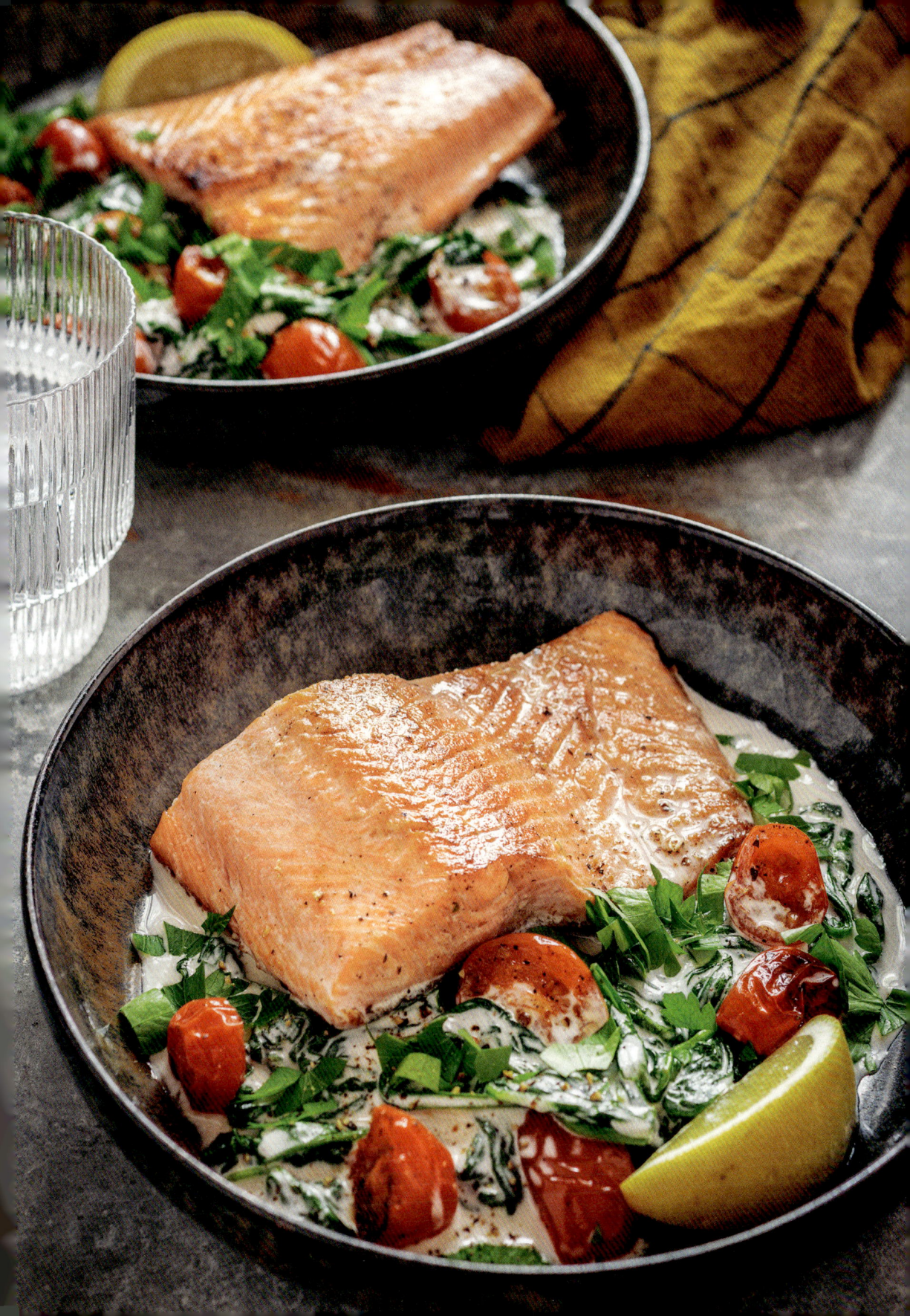

Reisnudeln mit Thunfischsauce

FÜR 2 PERSONEN • ZUBEREITUNG: CA. 15 MIN.
PRO PORTION CA. 445 KCAL, 27 G E, 6 G F, 71 G KH

200 g Thunfisch in
    Wasser (abgetropft
    gewogen; aus der
    Dose)
1 Dose stückige
    Tomaten (400 g)
½ Zucchino
½ TL hefefreie Gemüse-
    brühe (Instant)
Salz
Pfeffer
150 g feine Thai-
    Reisnudeln
2 TL gehackte Petersilie
    (frisch oder TK)
2 TL vegane Frischcreme
    (ohne Soja)
½ Packung Sprossen
    (z. B. Alfalfa- oder
    Brokkolisprossen)

1 Den Thunfisch in ein Sieb abgießen und abtropfen lassen, dann zusammen mit den Tomaten in einen Topf geben.

2 Den Zucchino waschen, putzen, in ca. 1 cm große Würfel schneiden und zusammen mit Brühe, Salz und Pfeffer zur Tomatenmischung in den Topf geben. Die Sauce erhitzen und 5–8 Min. köcheln lassen.

3 Währenddessen die Reisnudeln nach Packungsanweisung kochen, dann abgießen und auf zwei Teller verteilen.

4 Die Petersilie unter die fertige Sauce rühren, diese mit Salz und Pfeffer abschmecken und auf die Reisnudeln geben. Zuletzt je 1 TL vegane Frischcreme und ein paar Sprossen als Topping auf die Pasta geben.

SCHAU IM VORRAT Wer nichts Frisches im Haus hat, zaubert sich das Rezept einfach aus dem Vorrat. **Dosentomaten, Thunfisch und Pasta** sind deshalb immer eine gute Basis für die Speisekammer.

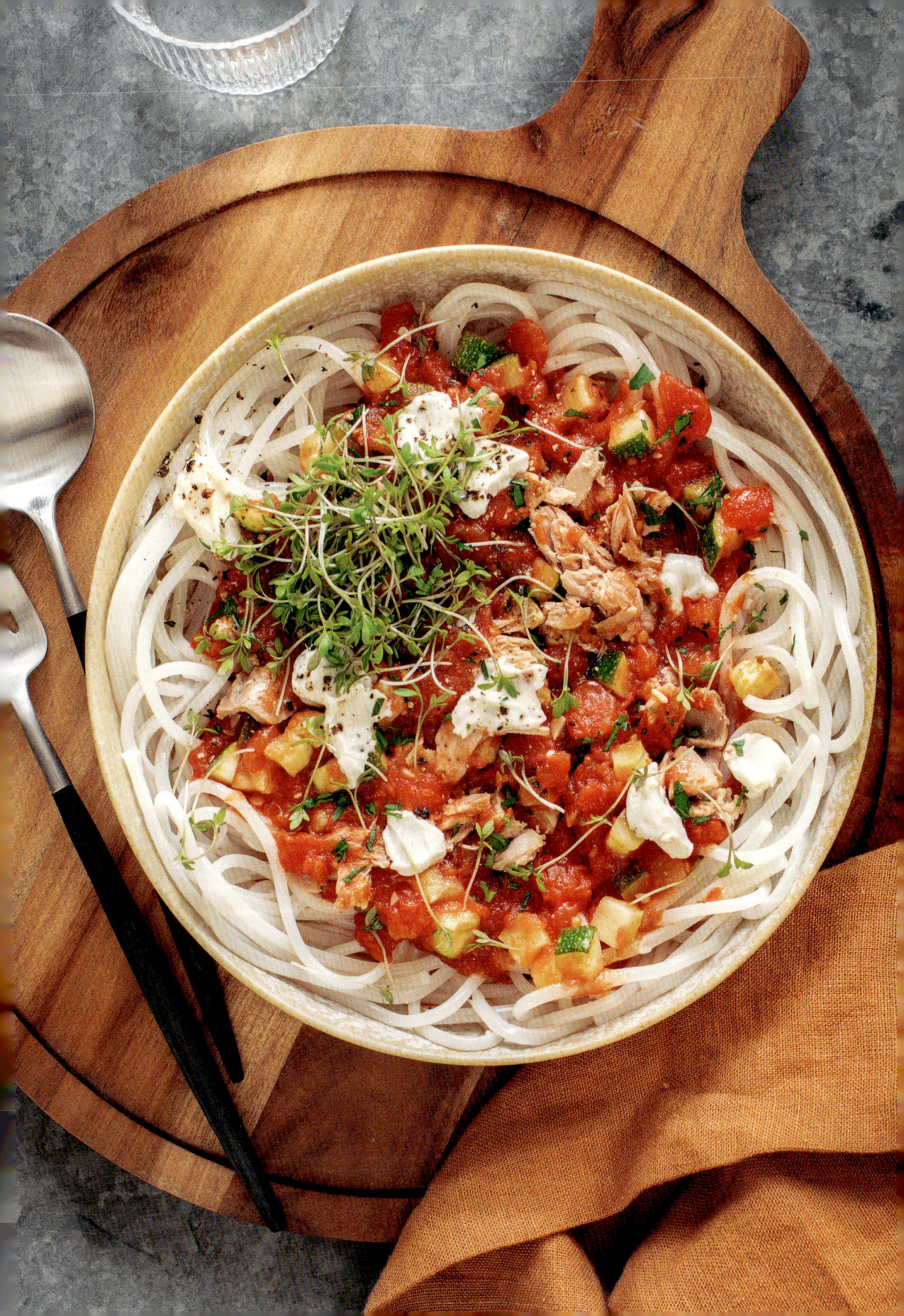

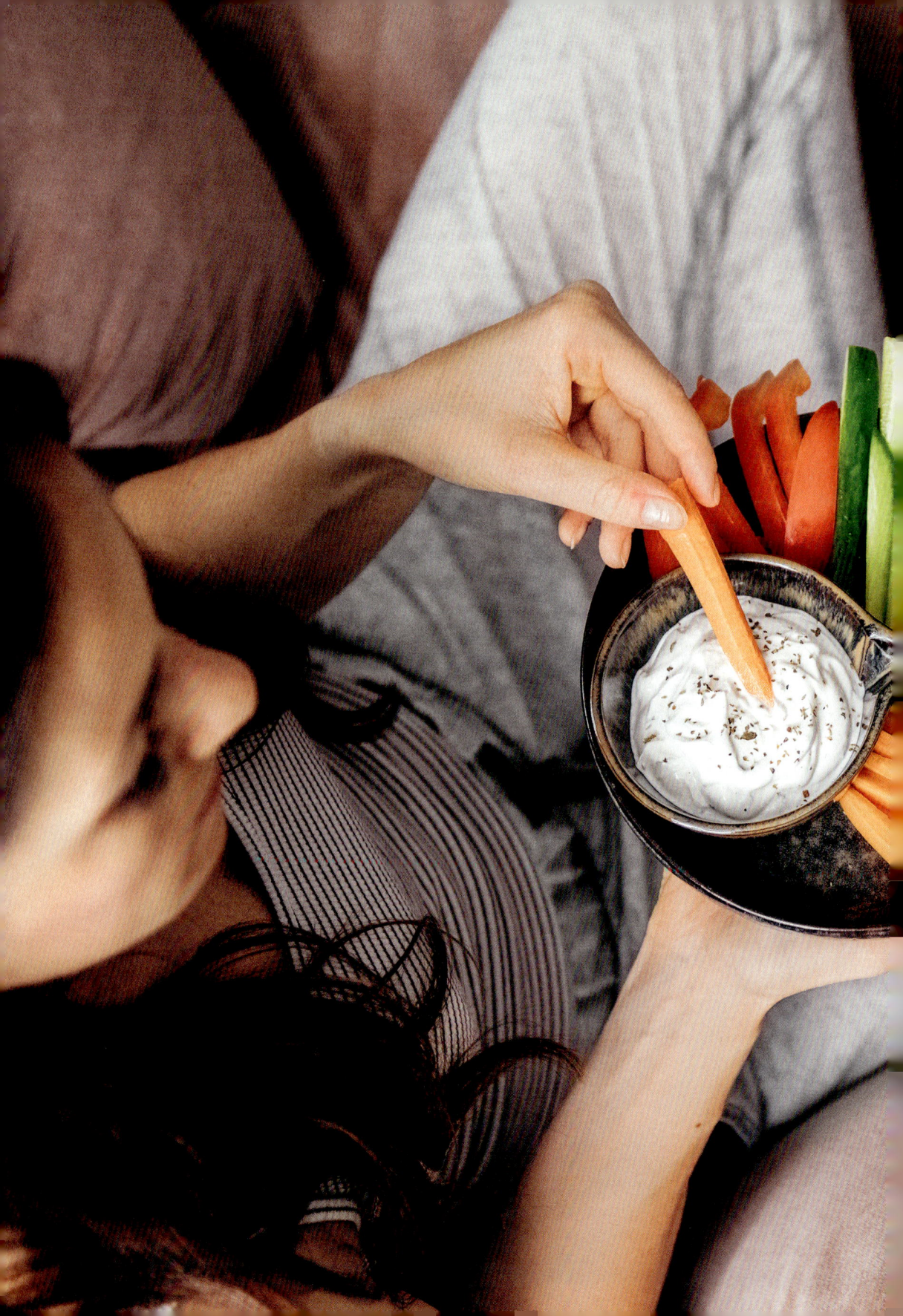

SNACKS & CO.

Auch wenn im Homeoffice die analogen Kollegen fehlen, geht es doch manchmal heiß her. Ein kleines Päuschen zum Runterkommen, kann dann nicht schaden. Und wenn jetzt statt des Schokoriegels noch ein blutzuckerfreundlicher Snack rumsteht, umso besser.

LOW CARB

SNACKS

Um Heißhungerattacken zu meiden, sollte der Blutzucker auch über den Tag stabilisiert werden. Regelmäßige Mahlzeiten sind dafür das A und O. Wie viele du brauchst und wie sie zusammengesetzt sein sollen, hängt von deinem Bewegungsverhalten ab und davon, welcher Esstyp du bist. Fühlst du dich wohl und leistungsfähig, wenn du nur drei Hauptmahlzeiten isst, oder brauchst du zusätzliche Snacks?

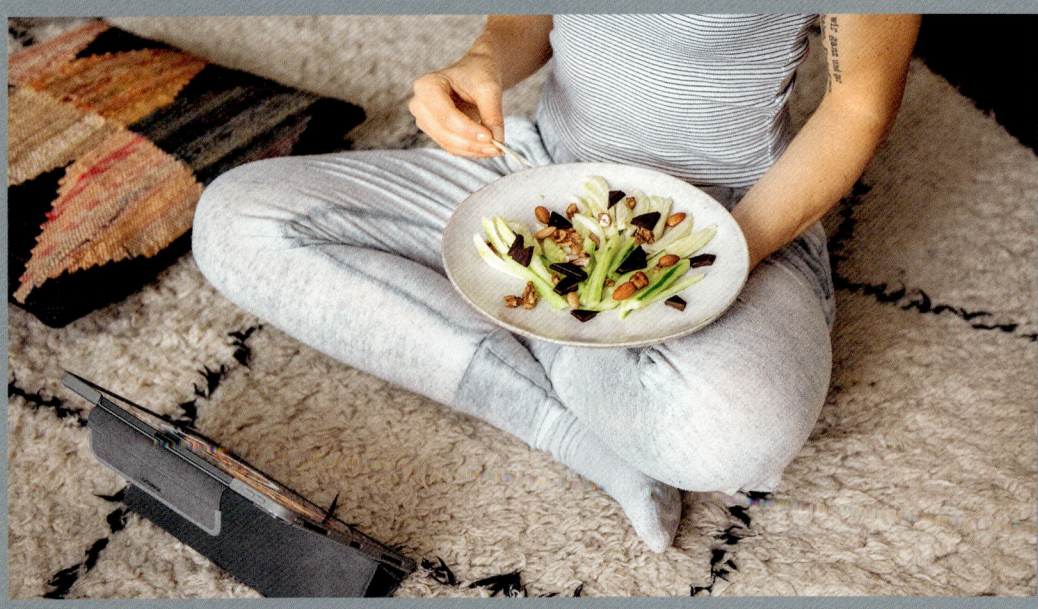

Für manche reichen tatsächlich ausgewogene Hauptmahlzeiten aus, um fit und ohne Energietiefs durch den Tag zu kommen. Die meisten sollten jedoch zwei bis drei kleinere Snacks zwischendurch essen, damit der Körper gleichmäßig mit Energie versorgt wird. Am besten funktioniert das mit einer Kombination aus Ballaststoffen, guten Fetten und Protein.

Wer Sport gemacht hat, kann auch etwas komplexere Kohlenhydrate und Früchte snacken. Dann sind Obst, Ahornsirup, Honig, Haferflocken oder Bananenbrot perfekte Zutaten, um die leeren Zuckerspeicher wieder aufzufüllen und die Regeneration voranzutreiben. Dafür aber auf Fett verzichten. Protein darfst du dagegen gerne dazu kombinieren.

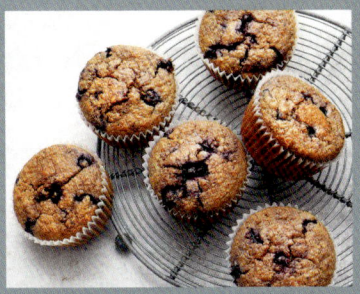

Gute Fette! Nüsse, Oliven, Avocado und dunkle Schokolade (80–99 % Kakaoanteil) sättigen zwischendurch.

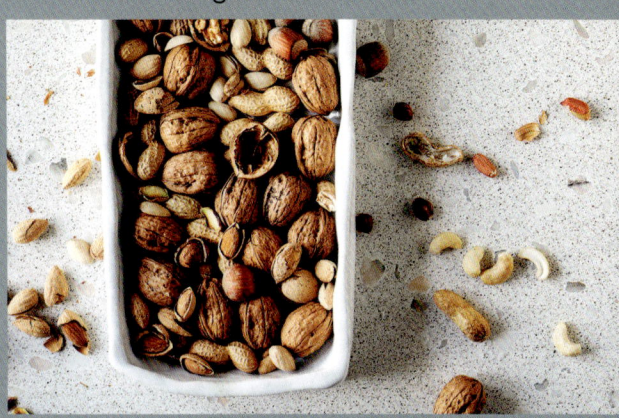

REGELMÄSSIGE MAHLZEITEN:

Du solltest alle drei bis vier Stunden etwas essen. Zwei bis drei kleinere Snacks täglich sind sinnvoll.

AUCH NACH DEM SNACKEN IST BEWEGUNG SUPER:

Ein paar Stretchings oder ein kurzer Spaziergang stabilisieren den Blutzucker zusätzlich.

KOHLEN-HYDRAT-SNACKS:

Davor immer zuerst etwas rohes Gemüse (Gurke, Paprika, Sellerie, Fenchel, …) oder Protein (Rinderschinken) essen.

! FIBRE FIRST

Bei Kohlenhydraten darauf achten, dass sie auch Ballaststoffe enthalten, optimal ist ein **Ballaststoffgehalt von 20 Prozent.**

PRE-BED-SNACK:

Ein kleiner Snack aus komplexen Kohlenhydraten abends kann den Schlaf verbessern: Reiswaffeln oder Buchweizen-knäckebrot.

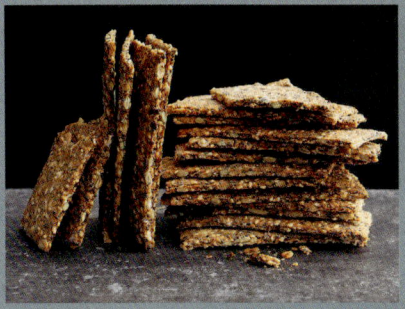

NO-GO-ZUCKER-SNACKS:

Fruchtsäfte, Süßigkeiten, Brot, Kuchen aus Zucker und Weizenmehl, aber auch **RIEGEL AUS DATTELN UND GESÜSSTES MÜSLI SIND TABU!**

Buchweizen-Knäckebrot

FÜR 16 SCHEIBEN • ZUBEREITUNG: CA. 15 MIN. • BACKEN: CA. 30 MIN.
PRO SCHEIBE CA. 58 KCAL, 2 G E, 1 G F, 10 G KH

200 g Vollkorn-Buch-
    weizenmehl
    (plus 1 EL mehr
    zum Arbeiten)
15 g geschrotete
    Leinsamen
15 g Sesam
2 TL Salz

1 Vollkorn-Buchweizenmehl, Leinsamen, Sesam und Salz in einer Rührschüssel mischen. Dann 150 ml lauwarmes Wasser dazugeben und alles mit den Knethaken des Handrührgeräts zu einem glatten und festen Teig verkneten.

2 Den Backofen auf 200° vorheizen. Eine Lage Backpapier mit ½ EL Buchweizenmehl bestreuen. Den Teig kurz mit der Hand durchkneten und mit den Händen auf dem Backpapier zu einem Rechteck flach drücken.

3 Den Teig vorsichtig gleichmäßig dünn mit dem Nudelholz ausrollen. Er sollte das komplette Backpapier bedecken. Den Teig mit einer Gabel mehrmals einstechen und mit einem Teigrädchen in 16 Rechtecke teilen. Den Teig auf ein Blech ziehen und im heißen Ofen (Mitte) in 20–30 Min. goldbraun backen. Sollten die Randstücke schneller bräunen, diese früher aus dem Ofen nehmen als die Mittelstücke.

4 Das Knäckebrot sollte in der Mitte nicht mehr hell sein, damit es wirklich knusprig wird. Die Brote auf einem Kuchengitter auskühlen lassen und in einer Papiertüte oder Keksdose aufbewahren. So halten sie sich 2–3 Wochen.

BROT
AUF
VORRAT
Ein Viertel der im Rezept angegebenen Menge reicht für **eine Portion**. Den Rest aufbewahren und wenn die Zeit knapp ist, in Kombination mit Räucherlachs, Putenbrust oder veganer Frischcreme snacken.

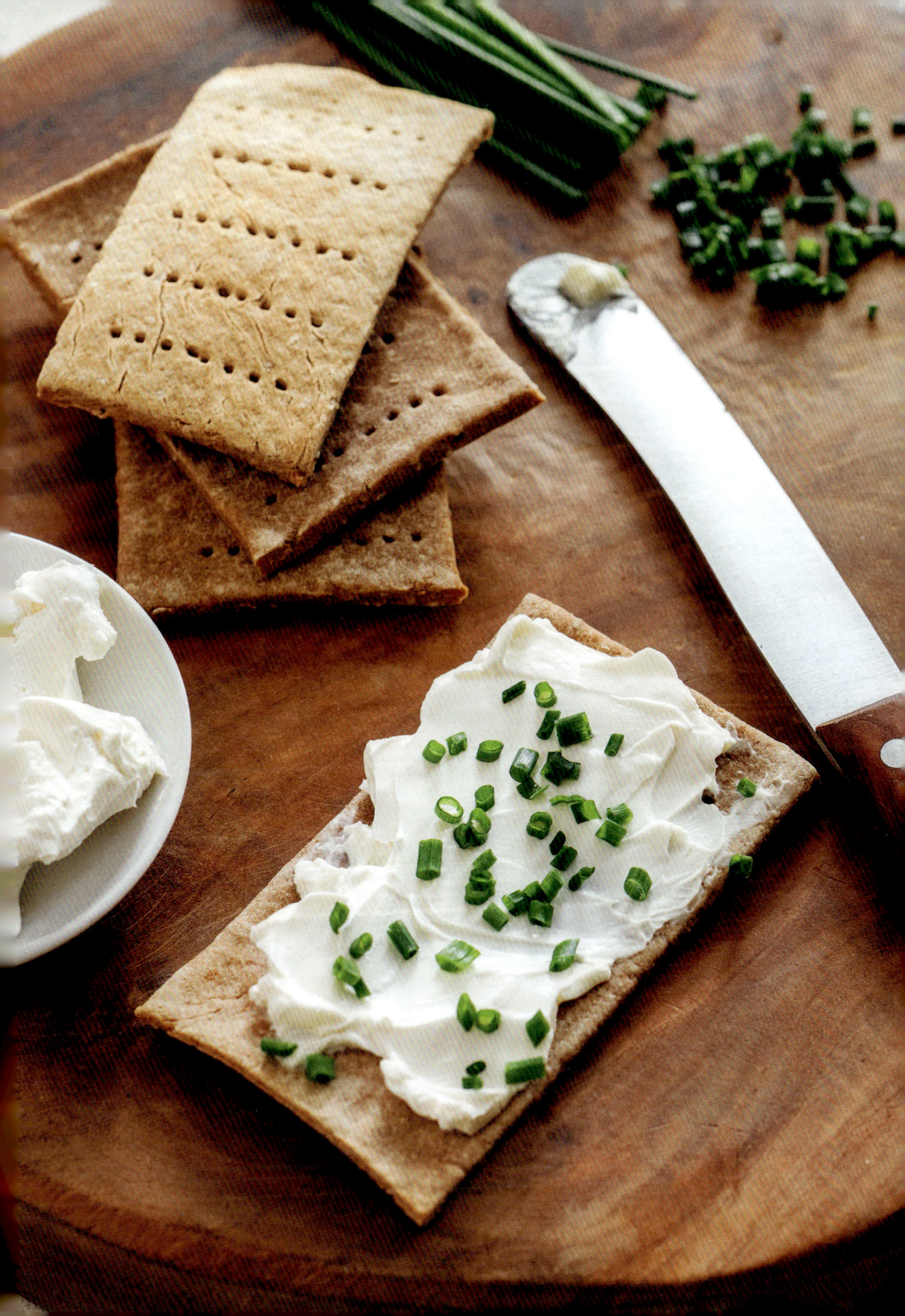

Zucchinichips mit Salsa

FÜR 2 PERSONEN • ZUBEREITUNG: CA. 20 MIN. • BACKEN: CA. 1 STD.
PRO PORTION CA. 87 KCAL, 4 G E, 4 G F, 8 G KH

2 Zucchini
Kräutersalz
200 g stückige Tomaten
(aus der Dose)
½ Zitrone
½ kleine Zwiebel
Salz
Pfeffer
Chiliflocken
½ EL natives Olivenöl

1 Den Backofen auf 150° Umluft vorheizen. Die Zucchini waschen, putzen, in dünne (ca. 5 mm dicke) Scheiben schneiden und auf einem mit Backpapier belegten Backofenrost oder Backblech verteilen. Die Zucchinischeiben mit Kräutersalz würzen und im heißen Ofen (Mitte) bei leicht geöffneter Backofentür in 50–60 Min. trocknen lassen, bis sie knusprig sind. Dazu am besten einen Holzlöffel in die Tür klemmen.

2 Während die Zucchini im Ofen backen, für die Salsa die Tomaten in eine Schüssel geben. Die Zitrone auspressen und den Saft zu den stückigen Tomaten geben.

3 Die Zwiebel schälen, klein hacken und zusammen mit Salz, Pfeffer, Chiliflocken und dem Olivenöl zu den Tomaten geben. Alles gut mischen. Wenn du die Salsa für später oder den nächsten Tag vorbereitet hast, dann gib sie bis zum Verzehr in ein verschließbares Gefäß.

4 Die Gemüsechips aus dem Ofen nehmen und auskühlen lassen. Zusammen mit dem Salsa-Dip genießen. Übrige Chips in einer Papiertüte oder einem luftdicht schließenden Glas aufbewahren, damit sie knusprig bleiben.

KUNTER-BUNT DIPPEN Das Gemüse kann frei und saisonal variiert werden: **Rote Bete, Möhren und Auberginen** eignen sich auch sehr gut dafür. Das Gemüse so lange backen, bis es schön knusprig geworden ist.

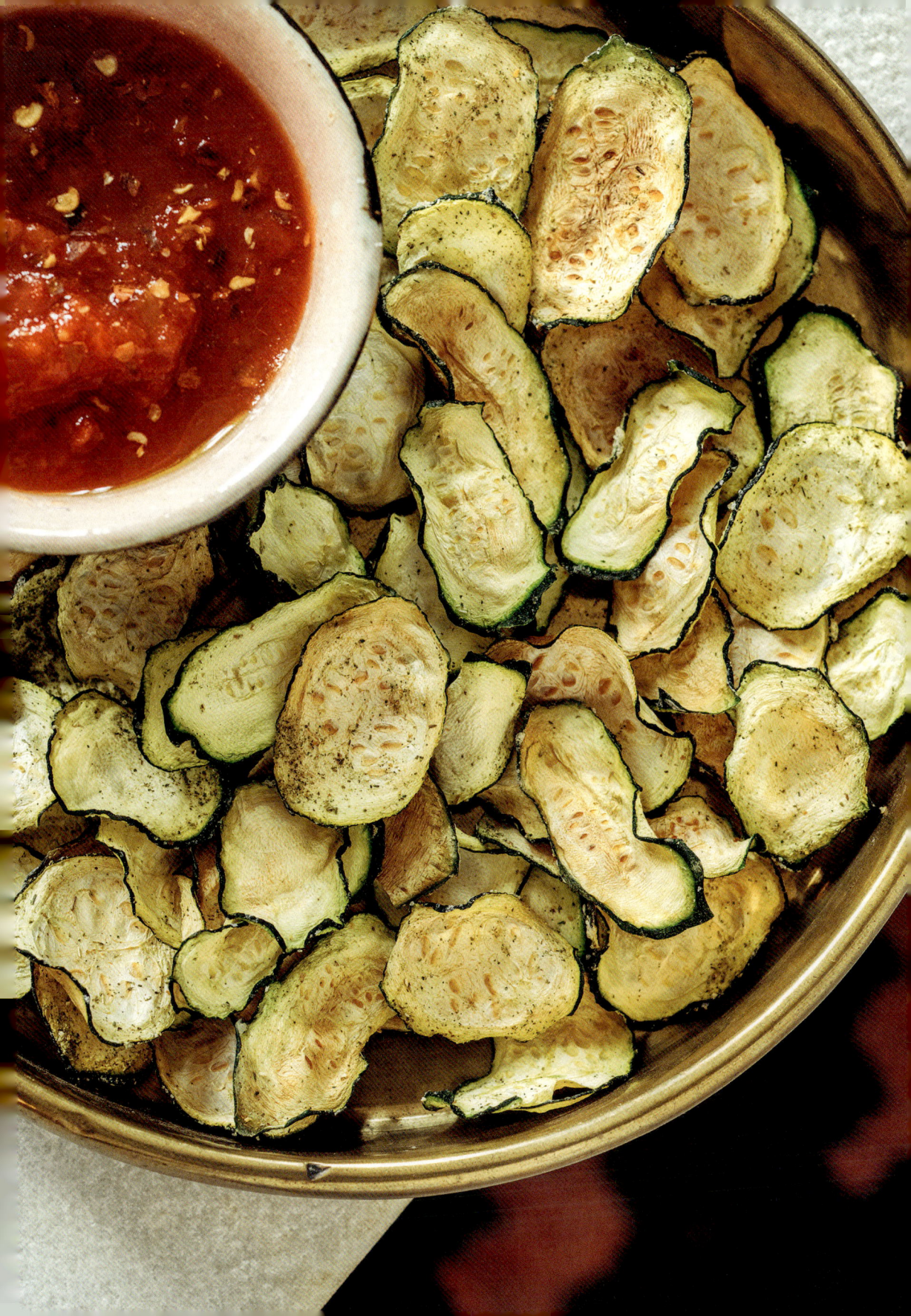

Eingelegte Kräuter-Antipasti

FÜR 4 PERSONEN • ZUBEREITUNG: CA. 10 MIN.
PRO PORTION CA. 205 KCAL, 3 G E, 19 G F, 6 G KH

100 g grüne Oliven in
Salzlake (entsteint)
100 g schwarze Oliven in
Salzlake (entsteint)
1 Glas Artischocken-
herzen in Salzlake
(ca. 165 g Abtropf-
gewicht)
3 kleine Knoblauchzehen
3 EL natives Olivenöl
1 EL getrocknete
italienische Kräuter
½ TL Chiliflocken
(nach Belieben)

1 Die Oliven und die Artischocken abtropfen lassen und in ein Schraubglas (700 ml) geben.

2 Die Knoblauchzehen schälen und zusammen mit dem Olivenöl, den italienischen Kräutern und nach Belieben den Chiliflocken zu den Oliven und Artischocken ins Glas geben.

3 Nun den Deckel des Glases gut zuschrauben und das Glas so lange schütteln, bis sich der Inhalt gut vermischt hat. Der Antipasti-Mix kann sofort verzehrt werden, schmeckt jedoch noch besser, wenn die Gewürze über Nacht einziehen können. Der Snack hält sich 1–2 Wochen im Kühlschrank.

SIMPEL UND GESUND Der schnelle Antipasti-Snack fördert die Produktion von Gallensaft und verbessert so die Verdauung. Richte die Antipasti **mit frischen Tomaten** an – so tankst du ein **Extra an Vitaminen und Ballaststoffen**.

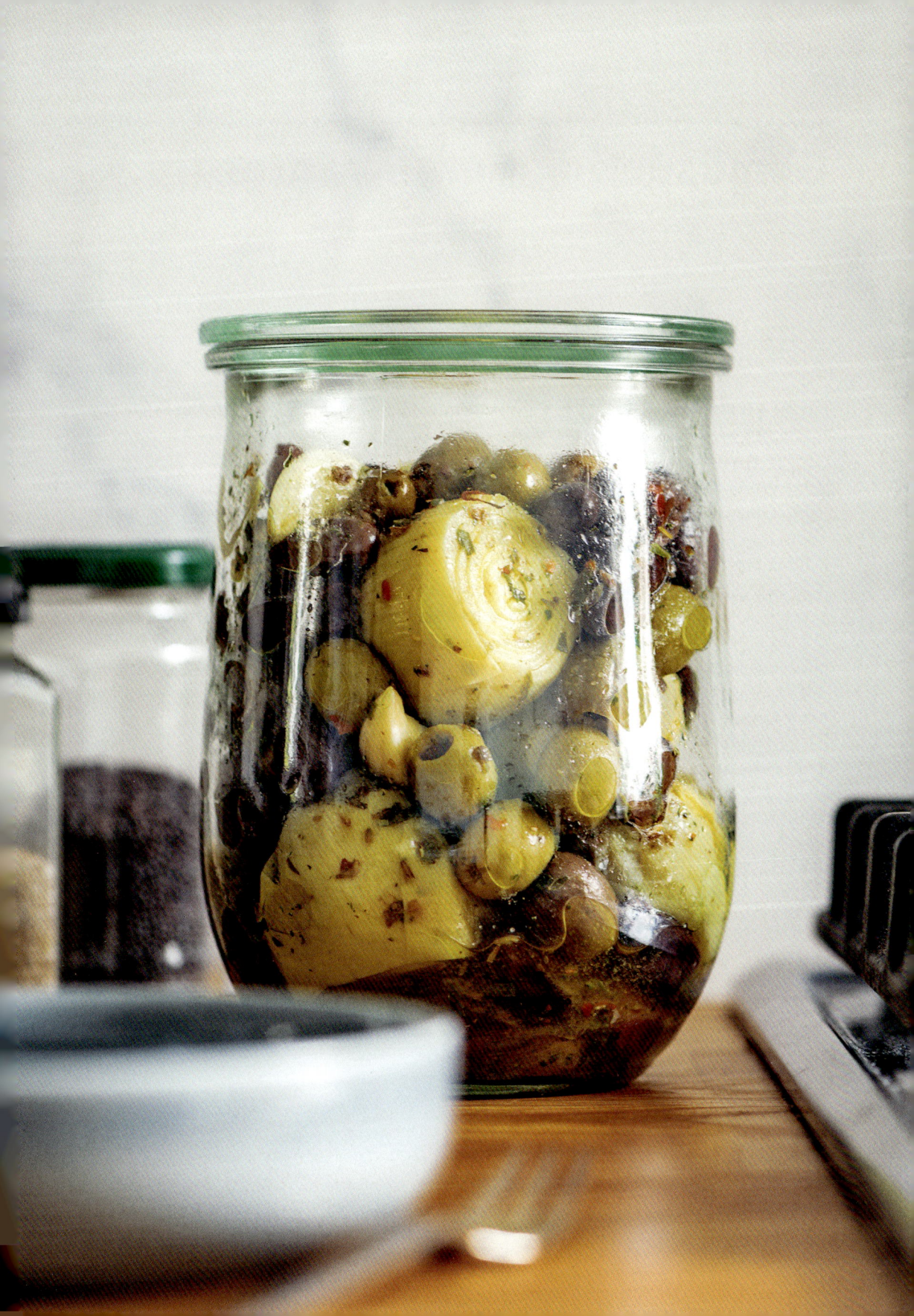

Gemüsesticks mit Kräuterdip

FÜR 2 PERSONEN • ZUBEREITUNG: CA. 10 MIN.
PRO PORTION CA. 115 KCAL, 4 G E, 6 G F, 13 G KH

Für die Gemüsesticks

2 Möhren
½ Salatgurke
½ rote Paprika
½ gelbe Paprika

Für den Dip

150 g ungesüßter
    Mandeljoghurt
25 g vegane Frischcreme
    (ohne Soja)
Salz
½ TL Knoblauchpulver
1½ EL gehackte,
    gemischte Kräuter
    (frisch oder TK)

1 Für die Gemüsesticks die Möhren putzen und schälen. Gurke schälen und putzen. Die Paprika waschen und von Kernen und weißen Trennwänden befreien. Das Gemüse in ca. 7 cm lange und 1 cm breite Streifen schneiden. Alles auf einem Teller anrichten oder zum Aufbewahren in eine dichtschließende Dose packen.

2 Alle Zutaten für den Dip in eine Schüssel geben und gut miteinander verrühren. Vor allem die vegane Frischcreme braucht einen Moment, bis sie sich mit den anderen Zutaten verbunden hat, da sie sehr fest ist. Den Dip in einem Schälchen zu den Gemüsesticks servieren oder zum Aufbewahren in ein Schraubglas füllen und in den Kühlschrank stellen.

GUT FÜR DEN DARM Dieser **vegane Snack** sättigt wunderbar und der Darm freut sich über Ballaststoffe, Vitamine und gute Fette. Auch knackiger Fenchel, Radieschen, Kohlrabi oder Staudensellerie schmecken toll als Dip-Gemüse.

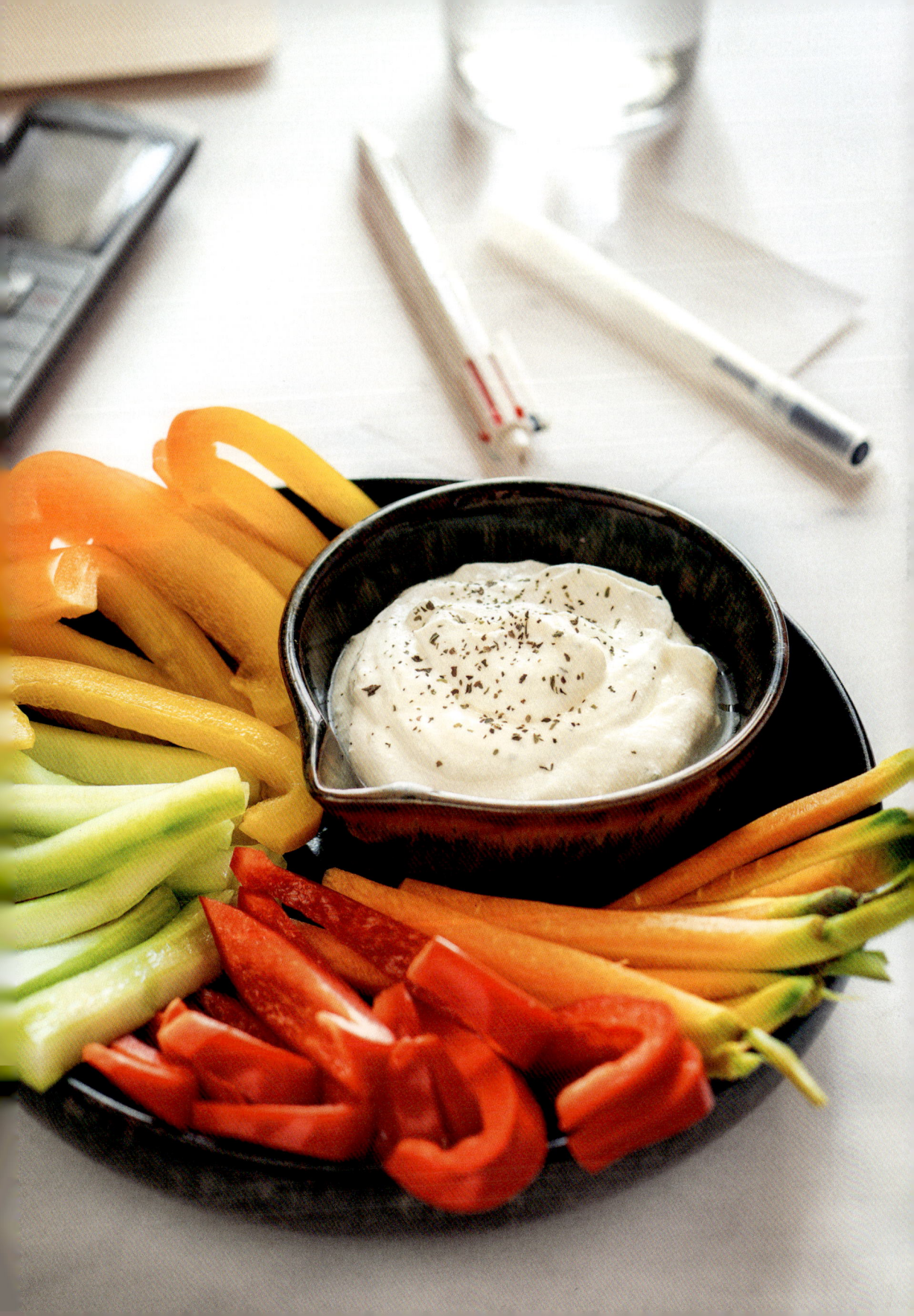

Schneller Reiswaffel-Snack mit Gurke

FÜR 1 PERSON • ZUBEREITUNG: CA. 10 MIN.
PRO PORTION CA. 105 KCAL, 4 G E, 3 G F, 17 G KH

¼ Salatgurke
Kräutersalz
2 Reiswaffeln
2 TL vegane Frischcreme
    (ohne Soja)
¼ Packung Alfalfa-
    Sprossen (ca. 50 g)

1 Die Gurke waschen, putzen, in Scheiben schneiden, auf einem Teller auslegen und mit Kräutersalz bestreuen.

2 Die Reiswaffeln mit je 1 TL Frischcreme bestreichen, mit den Sprossen toppen und zu den Gurken auf den Teller legen.

MACHT RASCH SATT   Dieser blitzschnelle Snack schmeckt frisch und knackig, ist schnell vorbereitet und löst ein **gutes Sättigungsgefühl** aus. Damit ist er immer die bessere Alternative zum Schokoriegel.

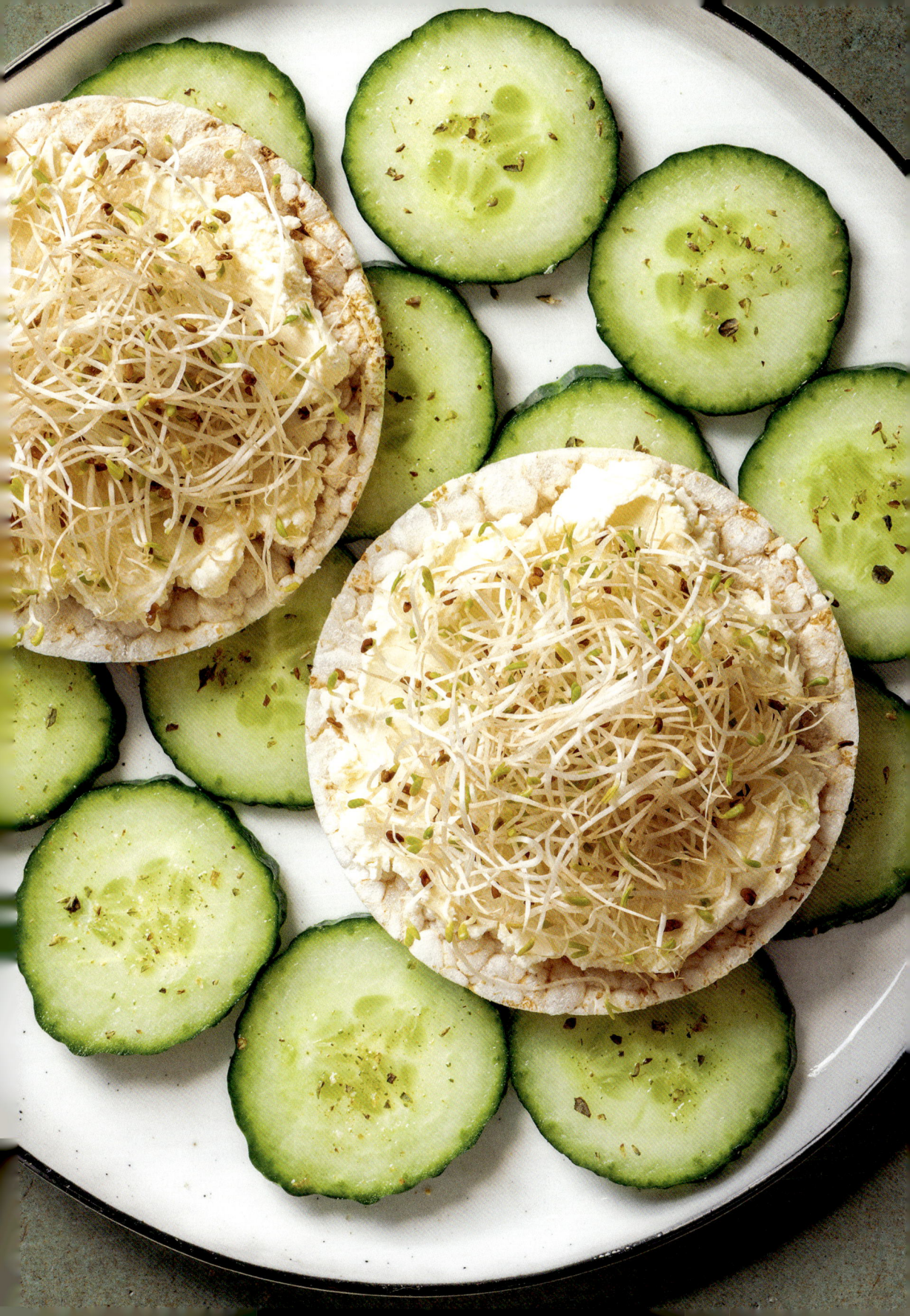

SNACKS & CO.

Gurken-Ziegenkäse-Schiffchen mit Lachs

FÜR 1 PERSON • ZUBEREITUNG: CA. 10 MIN.
PRO PORTION CA. 205 KCAL, 14 G E, 14 G F, 4 G KH

½ Salatgurke
1 kleiner Stängel Dill
    (ersatzweise 2 EL
    gehackte Petersilie)
25 g geräucherter
    Wildlachs
40 g Ziegenfrischkäse
Salz (nach Belieben)
Pfeffer (nach Belieben)

1 Die Gurke schälen, putzen, längs halbieren und die Kerne mit einem Teelöffel herauskratzen. Den Dill waschen, trocken schütteln, die Spitzen abzupfen und fein hacken.

2 Den Lachs in feine Streifen schneiden. Den Ziegenfrischkäse in die entstandenen Mulden in den Gurkenhälften streichen, die Lachsstreifen darauf verteilen und den Dill darüberstreuen. Die Schiffchen nach Belieben mit Salz und Pfeffer würzen und genießen.

KUNTER-BUNT FÜLLEN Für eine **vegetarische Variante** kannst du statt Lachs auch Avocado- oder Karottenstreifen in die Gurkenmulde füllen. Und statt Käse passt Pesto oder eine Avocadocreme für eine komplett vegane Version gut.

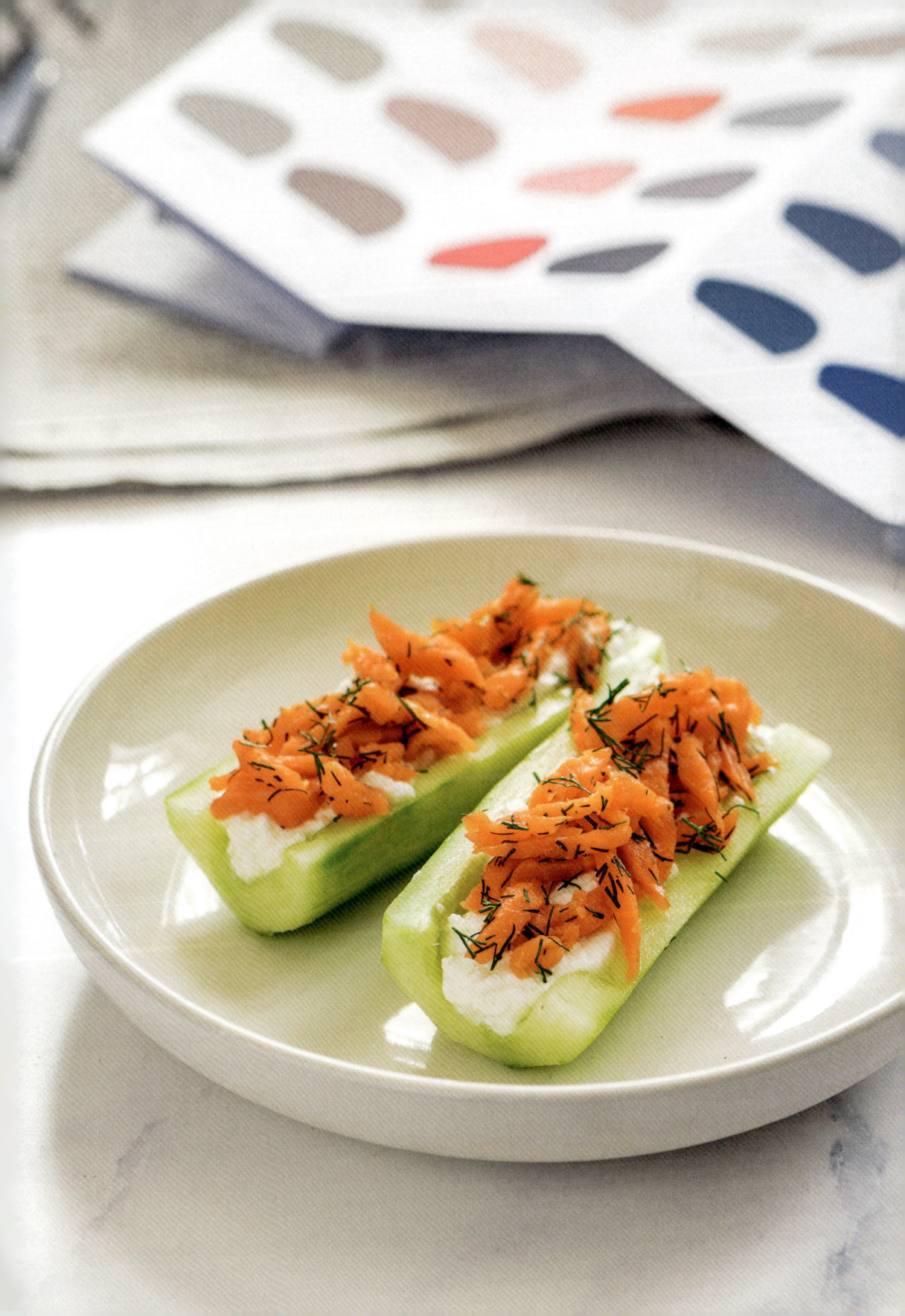

Gemüsespieße mit Rinderschinken

FÜR 1 PERSONEN • ZUBEREITUNG: CA. 15 MIN.
PRO PORTION CA. 55 KCAL, 8 G E, 1 G F, 4 G KH

¼ Salatgurke
¼ gelbe Paprika
25 g Kirschtomaten
20 g luftgetrockneter
Rinderschinken

Außerdem
2 lange Holzspieße

1 Die Gurke schälen und putzen. Die Paprika waschen und von Kernen und weißen Trennwänden befreien. Beides in 2–3 cm große Würfel schneiden. Die Tomaten waschen.

2 Schinkenscheiben aufrollen und einmal zusammenfalten. Alle Zutaten abwechselnd auf die Spieße stecken.

FEIER-ABEND-SNACK Wenn sich die kleine Homeoffice-Pause wie der **After-Work-Apero-Snack** anfühlt – dann liegt das sicherlich an diesen Häppchen, die im Handumdrehen zubereitet sind.

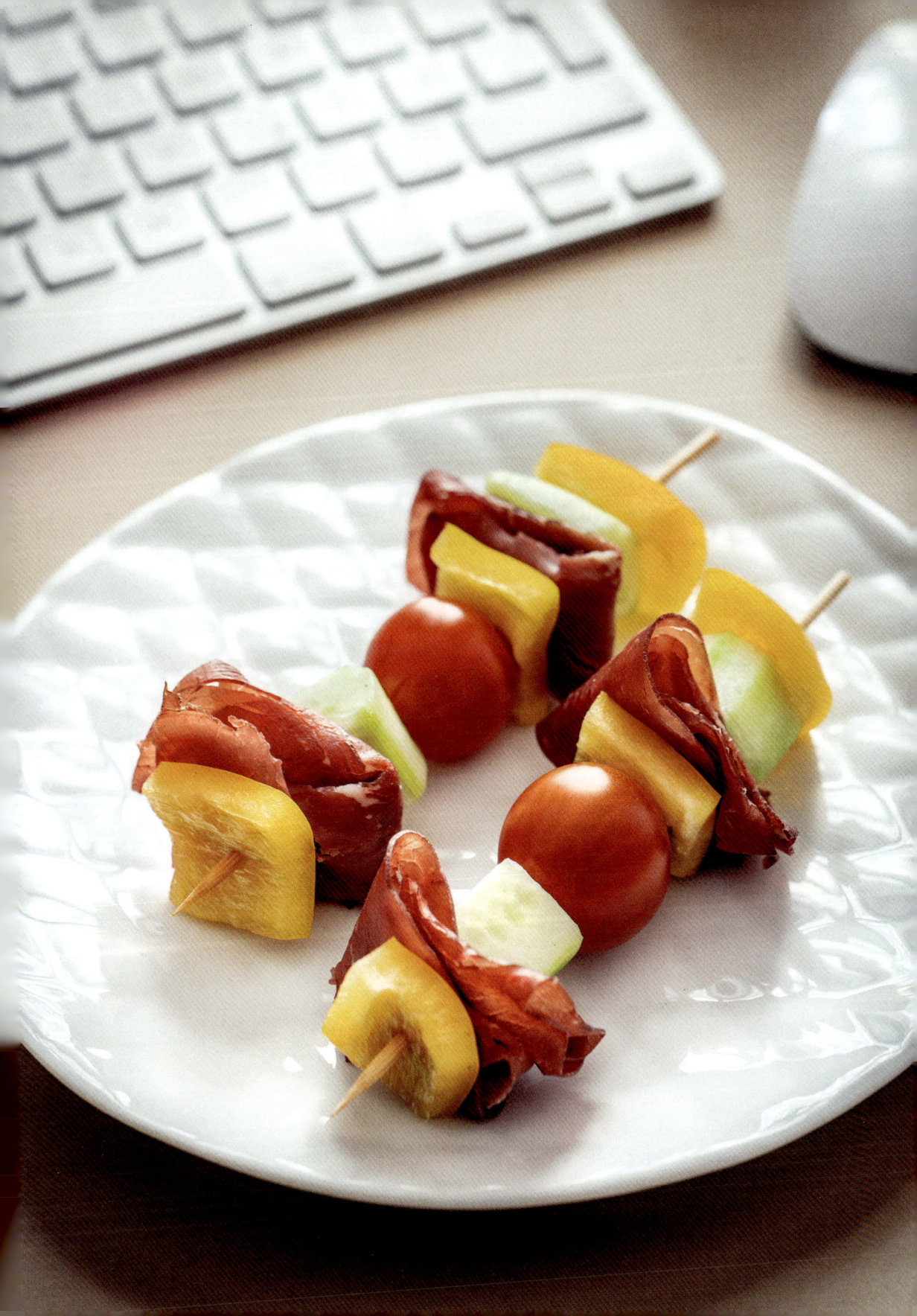

Nuts and Greens Snackteller

FÜR 1 PERSON • ZUBEREITUNG: CA. 5 MIN.
PRO PORTION CA. 145 KCAL, 4 G E, 11 G F, 6 G KH

¼ Knolle Fenchel
¼ Salatgurke
10 g Schokolade
       (90 % Kakaoanteil)
10 g Edelnussmix (ohne
       Rosinen, Cranberrys
       oder Erdnusskerne)

1 Den Fenchel waschen und vom Strunk befreien. Gurke schälen und putzen. Beides in Streifen schneiden und auf einem großen Teller oder Brett auslegen.

2 Die Schokolade zusammen mit den Nüssen neben dem Gemüse auf den Teller legen und lossnacken.

MEAL-
PREP-
TIPP
Wer den Snack vorbereiten möchte, kann den Nussmix zusammen mit der Schokolade in einem **Schraubglas** und das Gemüse in einer **separaten Lunchbox** bis zum Verzehr aufbewahren.

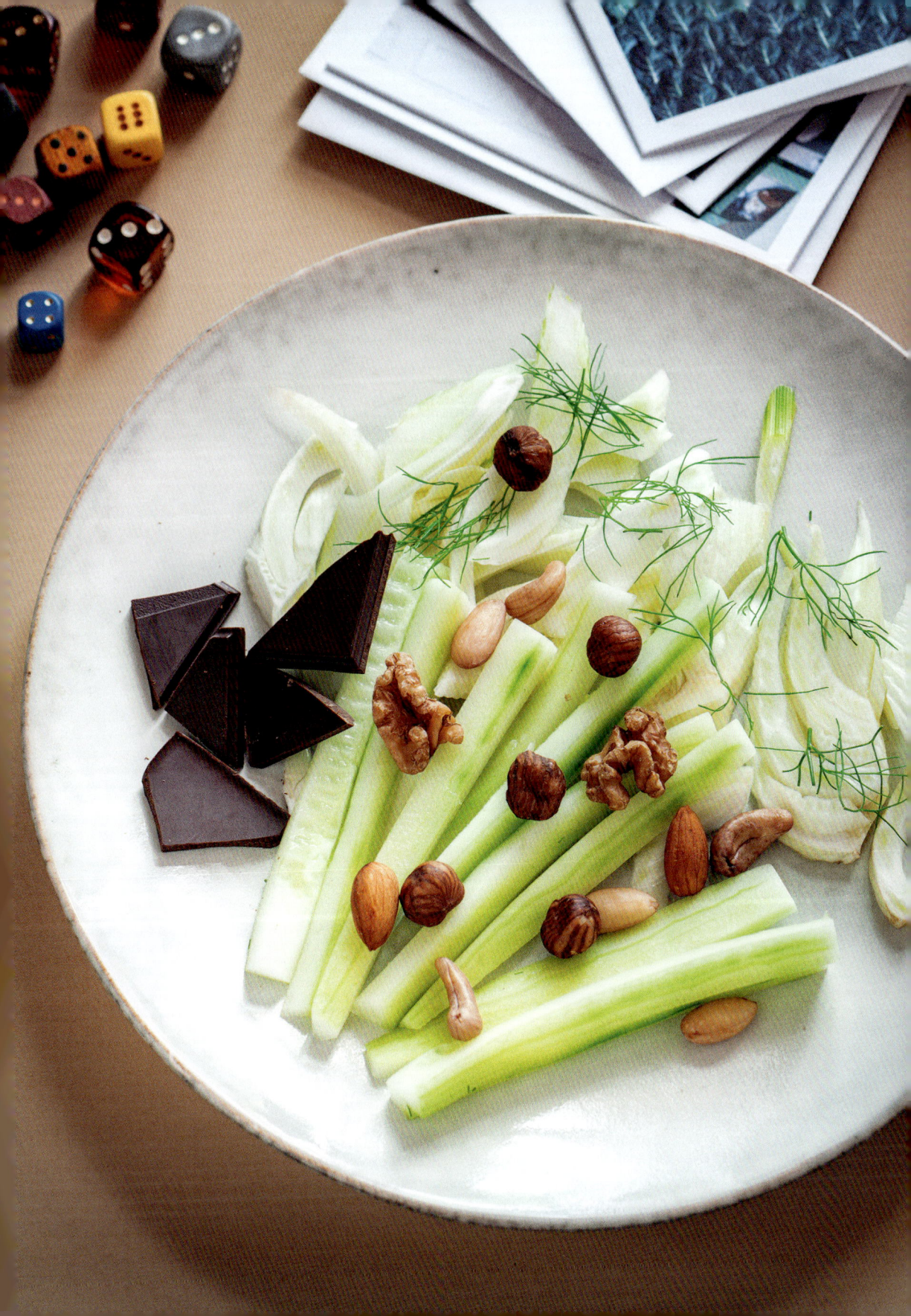

Gurken-Avocado-Happen

FÜR 1 PERSON • ZUBEREITUNG CA. 10 MIN.
PRO PORTION CA. 115 KCAL, 2 G E, 10 G F, 4 G KH

½ Salatgurke
¼ Avocado
½ TL Zitronensaft
½ TL gehackte Petersilie
(frisch oder TK)
Salz
Pfeffer

1 Das Gurkenstück schälen, putzen und quer in Scheiben schneiden. Diese auf einem großen Teller auslegen.

2 Die Avocado schälen, vom Kern befreien und in ca. 1 cm große Würfel schneiden. Den Zitronensaft darüberträufeln.

3 Die Avocadostückchen auf den Gurkenscheiben verteilen und mit Petersilie, Salz und Pfeffer bestreuen.

SUSHI LIKE SNACK Wer diese Häppchen noch mit proteinreichem Lachs toppt, zaubert schon beinahe **Sushi-Feeling** auf den Teller. Ziegenfrischkäse oder -Feta machen sich auch sehr gut als kleine Eiweiß-Booster.

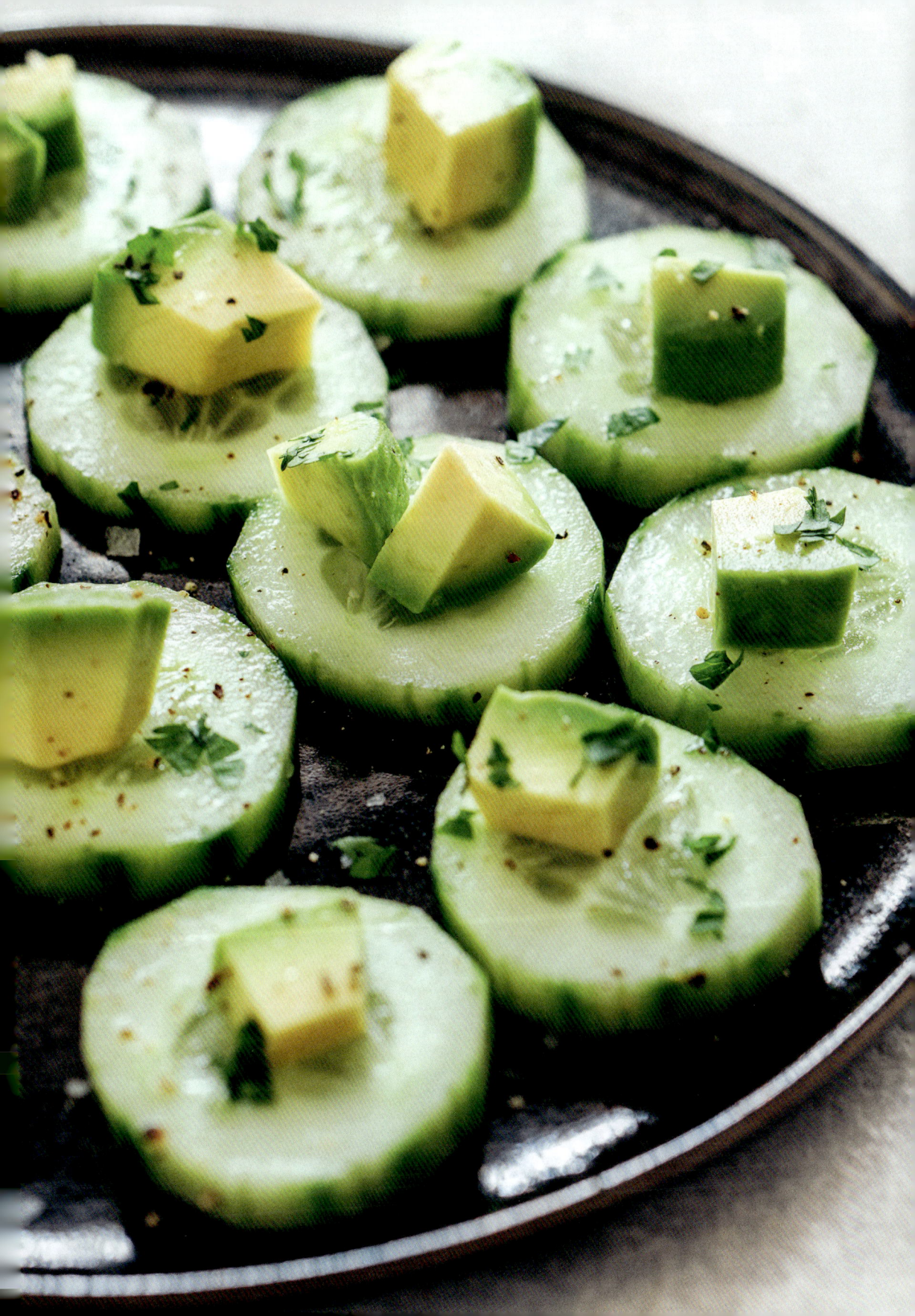

Post Workout Protein Shake

FÜR 1 SHAKE (CA. 400 ML) • ZUBEREITUNG: CA. 10 MIN.
PRO PORTION CA. 355 KCAL, 39 G E, 5 G F, 36 G KH

60 g TK-Sauerkirschen
40 g pflanzliches Protein-
       pulver (Reis-,
       Erbsen- oder
       Hanfprotein ohne
       Soja und/oder
       Zucker)
80 g TK-Mangowürfel
       (nach Belieben)
30 g Haferflocken
       (nach Belieben)

1 Alle Zutaten zusammen mit 300 ml kaltem Wasser in den Standmixer geben.

2 Die Zutaten mit der Icecrush-Funktion zu einem cremigen Shake mixen, in ein großes Glas füllen und genießen.

GIB DEN MUCKIS ZUCKER! Wer schon etwas Muskelmasse besitzt und keinen zu hohen Körperfett-anteil hat, der kann den Shake mit **Mango** und **Haferflocken** ergänzen. Die Nährwerte sind inklusive der beiden Zutaten berechnet.

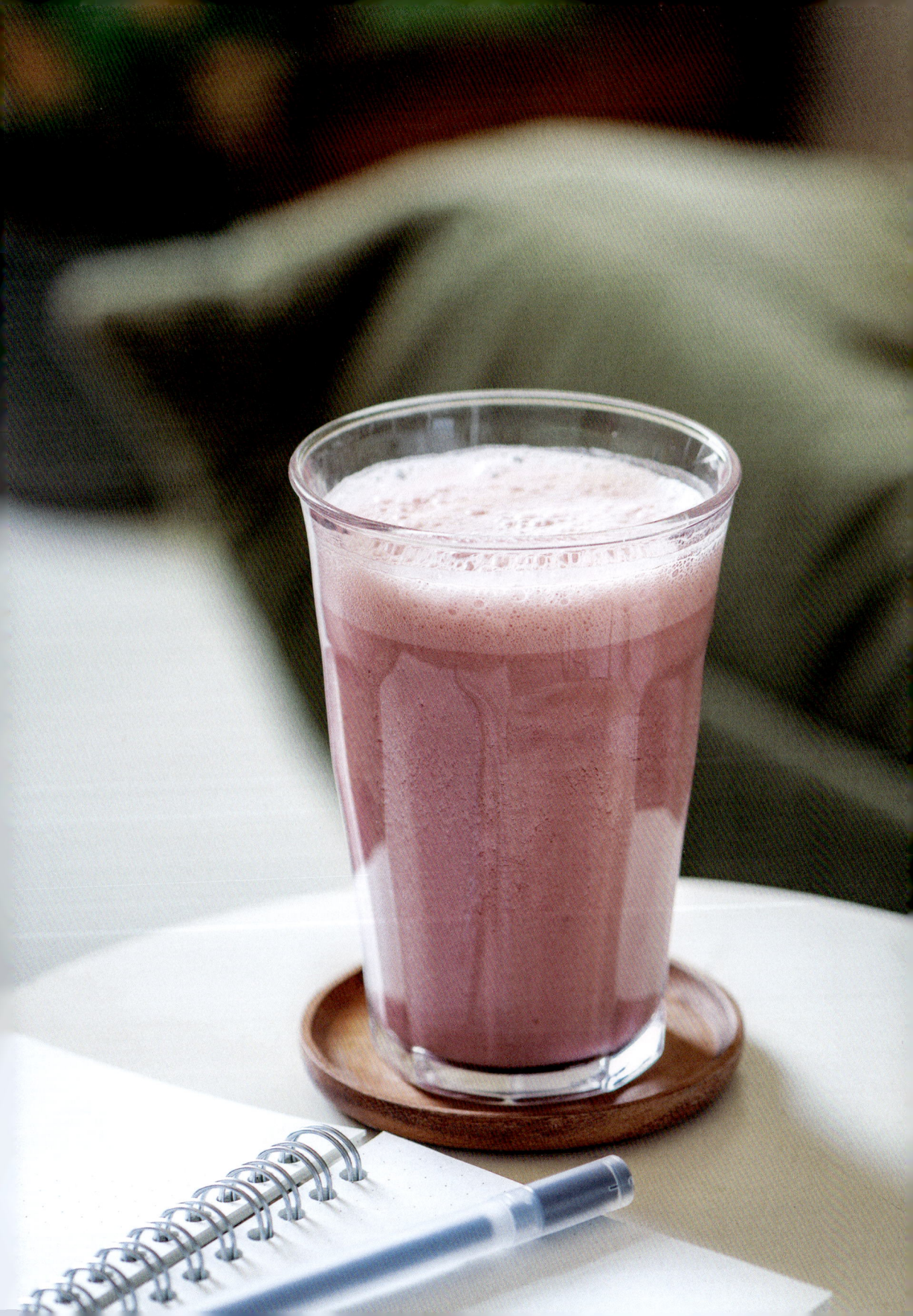

Protein Coffee on the Rocks

FÜR 1 GLAS (CA. 400 ML) • ZUBEREITUNG: CA. 5 MIN.
PRO PORTION CA. 150 KCAL, 8 G E, 12 G F, 3 G KH

¼ Avocado
200 ml ungesüßter
     Coldbrew Coffee
     (ersatzweise normal
     aufgebrühter,
     kalter Kaffee)
25 ml cremige
     Kokosmilch
¼ TL Zimtpulver
¼ TL gemahlene Vanille
3 Eiswürfel
½ EL ungesüßtes
     Kakaopulver
8 g ungesüßtes Reis-
     protein mit Schoko-
     geschmack

1 Die Avocado von Schale und Kern befreien, mit allen anderen Zutaten in einen Standmixer geben und mit der Icecrush-Funktion mixen, bis ein Smoothie entstanden ist.

2 Für noch mehr kühle Frische kannst du nach dem Mixen noch mehr Eiswürfel dazugeben. Den Smoothie ins Glas gießen und sofort genießen.

DRINK YOUR SNACK! Der Smoothie ist kein gewöhnlicher Kaffee, denn er enthält mehr Kalorien und ist vielmehr eine **kleine Mahlzeit**. Du kannst ihn vorbereiten und in einem Coffee-to-go-Becher für später aufbewahren.

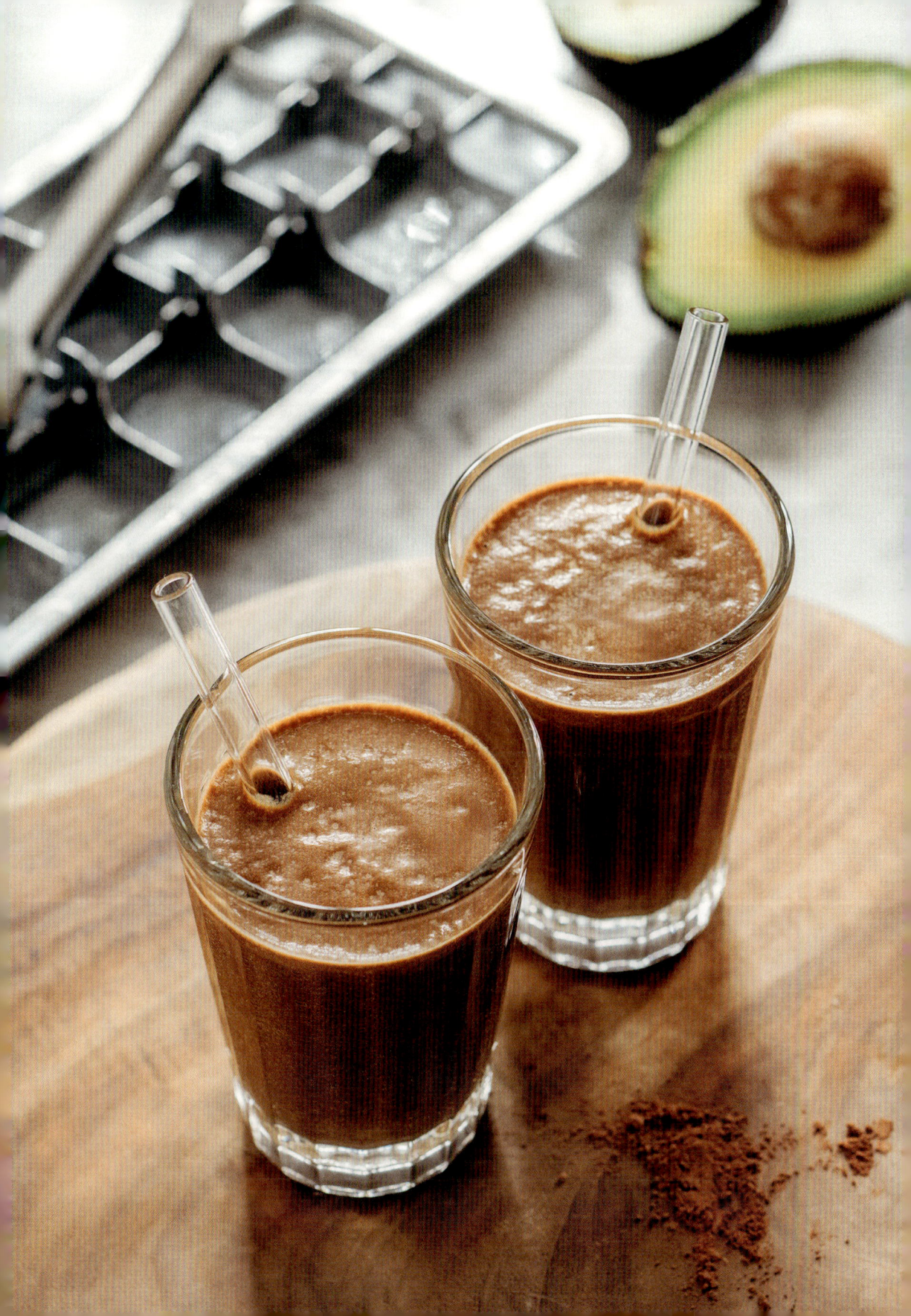

Kaffee mit Kokos-Cashew-Schaum

FÜR 1 TASSE (CA. 250 ML) • ZUBEREITUNG: CA. 5 MIN.
PRO PORTION CA. 105 KCAL, 2 G E, 9 G F, 3 G KH

75 ml ungesüßter
    Cashewdrink
25 ml Kokos cuisine
    (ersatzweise cremige
    Kokosmilch oder
    Mandel cuisine)
1 Tasse Kaffee Crema
    (ersatzweise 1 dop-
    pelter Espresso)
2 Prisen ungesüßtes
    Kakaopulver
gemahlene Vanille

Außerdem
Milchaufschäumer

1 Den Cashewdrink zusammen mit der Kokos cuisine in den Milchaufschäumer geben und zu heißem Schaum mixen.

2 Kokos-Cashew-Schaum auf den Kaffee in der Tasse geben, sodass oben ein relativ steifer Schaum bleibt. Auf den Schaum Kakaopulver und 1 Prise Vanille streuen.

SMOOTH COFFEE DREAM Die Kombination aus **Cashewdrink und Kokos cuisine** ist die cremigste Kuhmilchalternative. Du kannst die Pflanzenmilch aber variieren. Haferdrink ist wegen seines hohen Zuckergehalts nicht empfehlenswert.

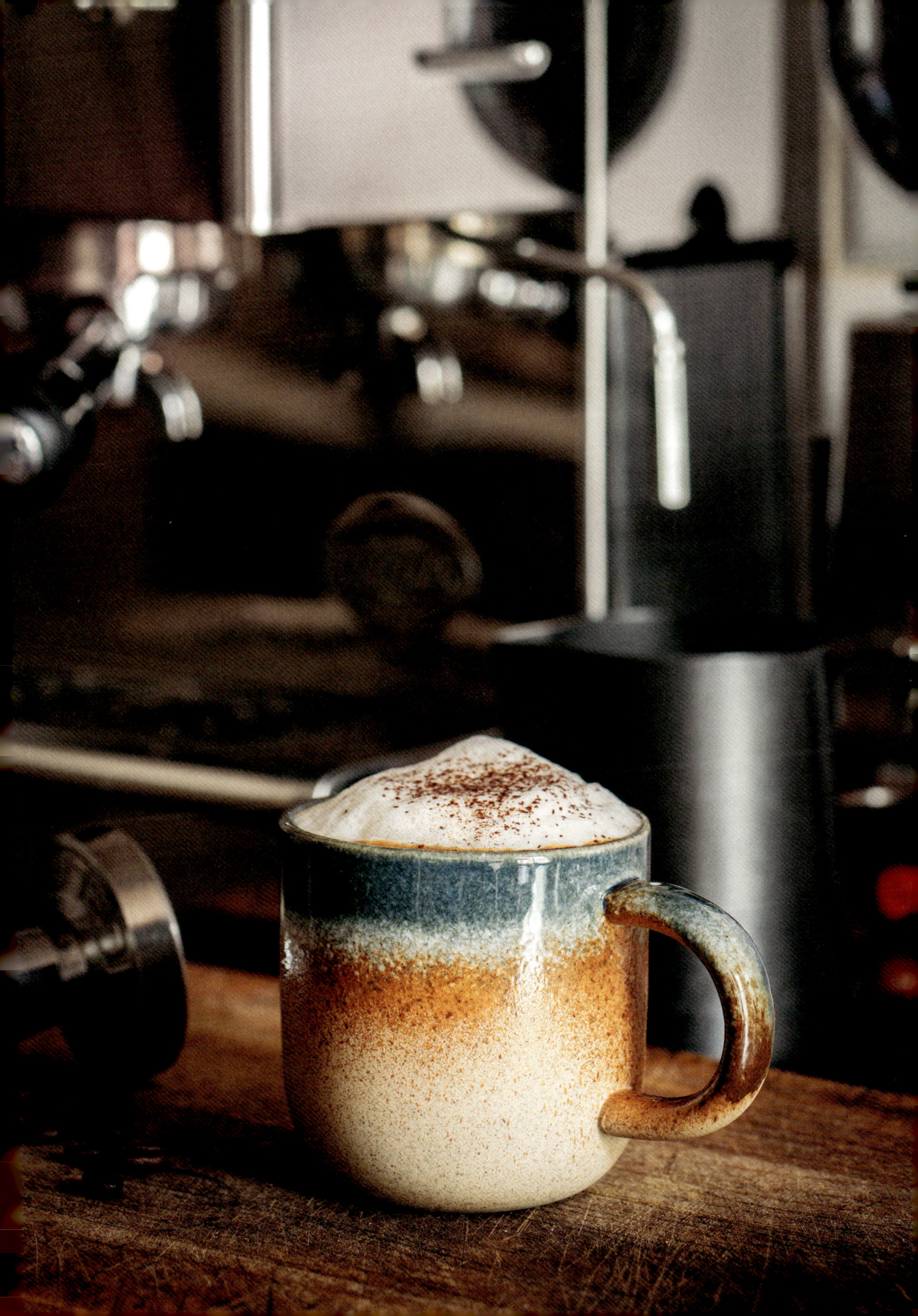

AKTIVE
PAUSEN

Ob man den Tag mit ein oder zwei Minuten knackigen Bewegungen startet oder aktive Pausen während der Homeoffice-Arbeit durchführt, ist ganz egal. Wichtig ist: Bewegung tut gut, sie macht einen klaren Kopf, lässt das Blut wieder richtig fließen und beugt Schmerzen vor. Ein paar Hampelmänner oder Liegestütze direkt nach dem Aufstehen sind besser als jeder laute Wecker!

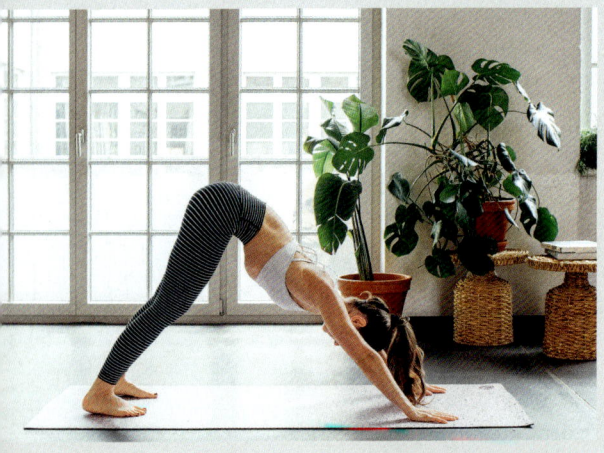

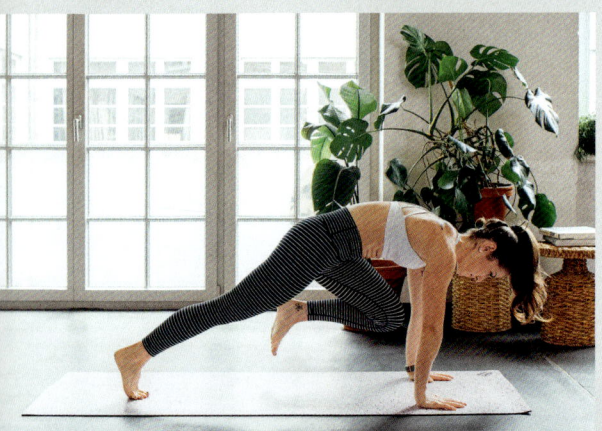

HERABSCHAUENDER HUND ZU MOUNTAIN CLIMBER
—

Diese Übung aktiviert die Bauchmuskulatur, stretcht aktiv die Waden, den Rücken und den Schultergürtel. Sie erfordert viel Körperspannung, was Versteifungen aus dem Alltag löst und die Muskeln in Balance bringt:
Auf allen Vieren – abgestützt auf Händen und Füssen – mit dem Gesäß nach oben wie ein Dreieck aufstellen. Dabei versuchen, die Fersen möglichst weit auf den Boden zu bringen, je nachdem, wie viel die individuelle Mobility zulässt. Dabei sollte ein Stretch auf den Waden spürbar sein. Nun abwechselnd ein Bein abheben und das jeweilige Knie angewinkelt Richtung Kinn nach vorne ziehen. Die vordere Position immer kurz halten und maximale Spannung in der Bauchmuskulatur erzeugen. 10–20 Wiederholungen pro Seite machen. Puh, das ist schon ein wenig anstrengend, aber es tut so gut!

LUNGE AND REACH

—

Diese Übung ist gleichzeitig auch ein aktiver Stretch für die Hüfte und die Brustwirbelsäule. Aus einem hüftbreiten Stand in einen Ausfallschritt nach vorne gehen und gleichzeitig dynamisch die gestreckten Arme über den Kopf bringen. Die vordere Position gerne 1–2 Sekunden halten. Dann geht's wieder zurück und das andere Bein ist dran, also immer abwechselnd. Pro Bein 5–10 Wiederholungen.

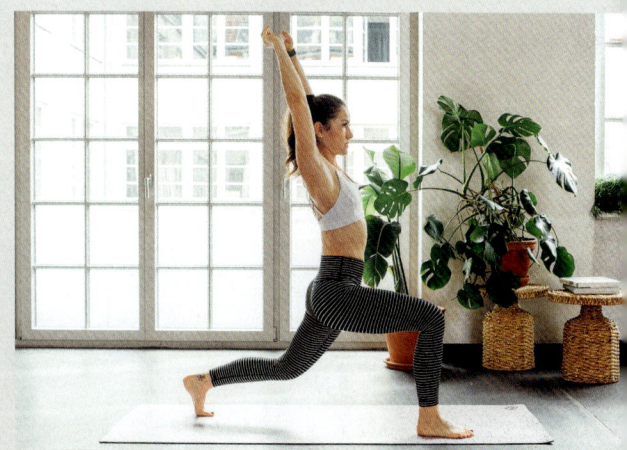

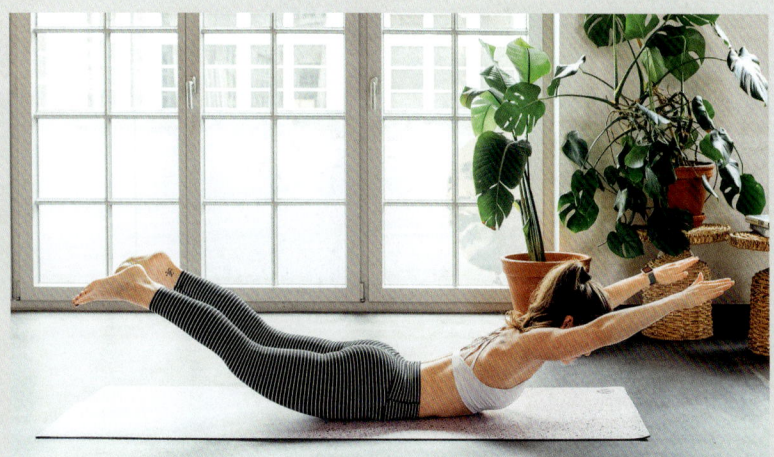

SUPERMAN

Die Namensgebung ist der Übung direkt anzusehen, wie Superman in der Luft fliegt man hier davon. Superman ist super für den unteren Rücken und den Schultergürtel, aber auch für die Bein- und Pomuskulatur.
Die Beine und Arme sind möglichst gestreckt, der Körper liegt in Bauchlage wie ein X da – die Arme sind also über den Kopf nach vorne gestreckt. Nun Arme und Beine so weit es geht, vom Boden nach oben heben, diese Position kurz halten und dann wieder lösen. 10–20 Wiederholungen sind top.

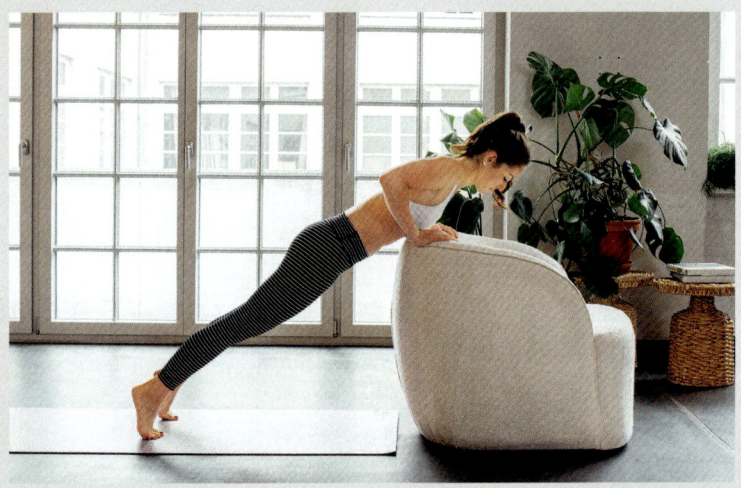

BEWEGUNG IM ALLTAG
—

Zähneputzen in der tiefen Hocke. Die tiefe Hocke ist eine uralte Bewegung, für die unsere Hüftanatomie geschaffen ist. Leider wurde länger der Mythos verbreitet, dass die Knie nicht vor die Fußspitzen geschoben werden sollen. Die Hocke wieder zu erlernen, lässt den Hüftbeuger wieder geschmeidig werden. Die Bewegung kann super während dem Zähneputzen durchgeführt werden, denn länger als die zwei Minuten wird man es zu Beginn meistens auch nicht aushalten.

Mit möglichst aufrechtem Oberkörper und den Füßen fest auf dem Boden in der Hocke sitzen bleiben. Wer noch nicht so tief kommt, bleibt erst einmal etwas weiter oben und steigert die Tiefe von Mal zu Mal.

Der Couch Stretch beim Fernsehen. Dieser Stretch kann – wie der Name es schon verrät – an jeder Couch, aber auch an einem Stuhl durchgeführt werden. Er stretcht den vorderen Oberschenkel und kann kurzfristige Knieschmerzen lösen. Du kannst ihn also einfach kurz abends, während die Tagesschau läuft, oder auch im Homeoffice zwischendurch machen.

Vor die Couch knien und einen Fuß hinten im Sofa einhaken. Das andere Bein vorne im 90°-Winkel aufstellen. Den Oberkörper aufrichten und die Po-Seite des hinteren Fußes anspannen. So entsteht ein spürbarer Zug vorne an der Hüfte und am Knie. Beide Seiten 20–30 Sekunden halten.

> ## TIPP
> Auch in den Alltagsroutinen können kleine Momente genutzt werden, um in Bewegung zu bleiben. Warum nicht mal während dem Kochen die Hüfte schwingen? Oder ein paar Bizeps Curls mit den Einkaufstüten machen? Es ist immer super, neue Routinen mit bereits bestehenden zu verknüpfen.

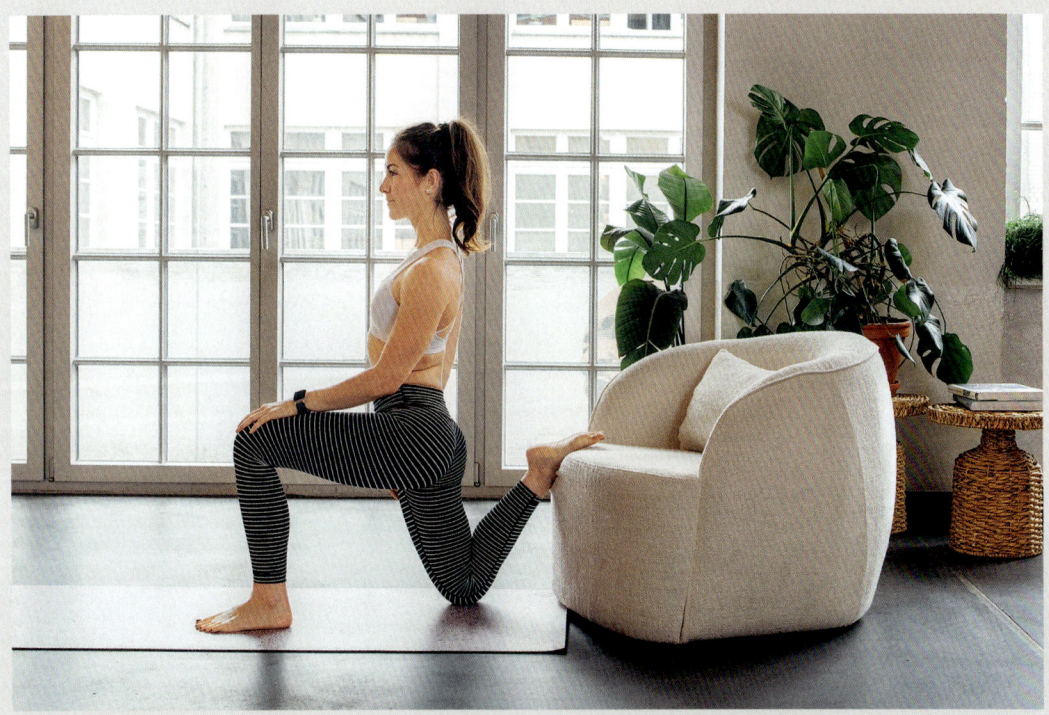

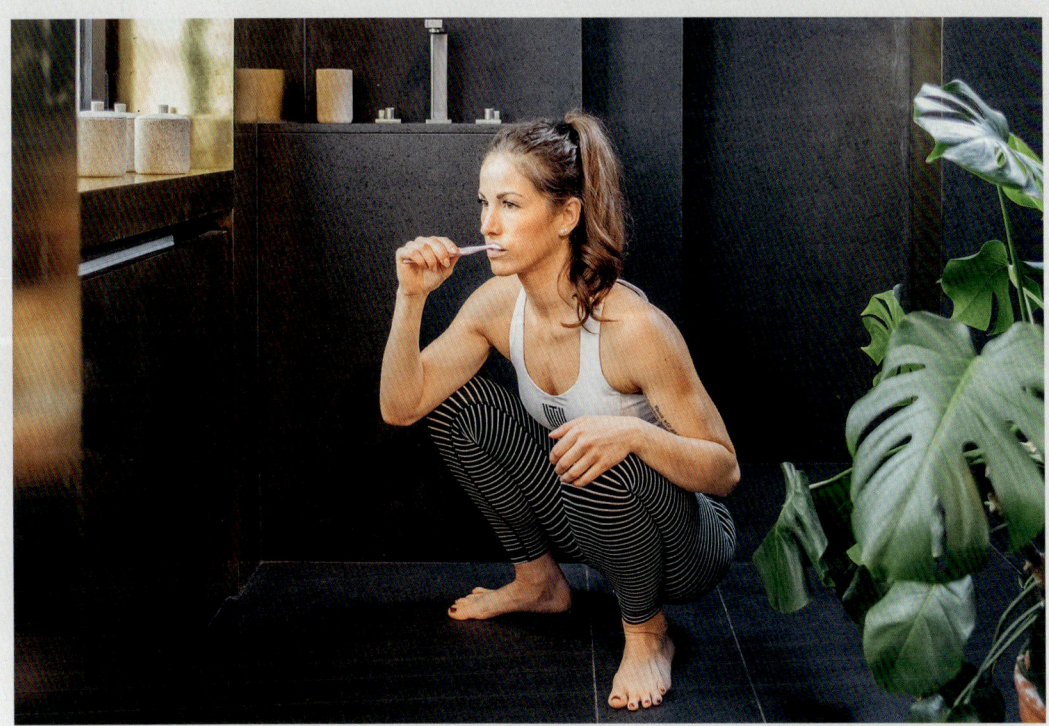

Johannisbeer-Muffins

FÜR 9 MUFFINS • ZUBEREITUNG: CA. 15 MIN. • BACKEN: CA. 25 MIN.
PRO STÜCK CA. 110 KCAL, 3 G E, 8 G F, 5 G KH

150 g Johannisbeeren
40 g Kokosmehl
40 g Hafermehl
1 TL Flohsamenschalen
1 TL Weinsteinbackpulver
50 g weiche Butter
50 g Erythrit
2 Bio-Eier (M)
100 ml ungesüßter
    Mandeldrink

Außerdem
9 Silikon-Muffinformen

1 Den Backofen auf 200° vorheizen. Die Johannisbeeren verlesen, waschen, abtrocknen und von den Rispen zupfen. Mehle, Flohsamenschalen und Backpulver mischen.

2 Die Butter und das Erythrit in einer Schüssel mit den Rührbesen des Handrührgeräts cremig aufschlagen.

3 Die Eier in eine Tasse aufschlagen und zur Butter geben. Alles schaumig rühren. Den Mehlmix und den Mandeldrink dazugeben und alles zu einem cremigen Teig rühren.

4 Die Johannisbeeren vorsichtig unter den Teig heben. Diesen in die Muffinformen füllen und im heißen Ofen (Mitte) 20–25 Min. backen. Die Muffins aus dem Ofen nehmen und auf einem Kuchengitter in den Förmchen auskühlen lassen.

KUCHEN AUF VORRAT Die Muffins können auch **tiefgekühlt** werden, so hat man immer einen kleinen Kuchenvorrat auf Lager, um ein kreatives Loch zu überbrücken. Einmal backen, neunmal naschen – Deal!

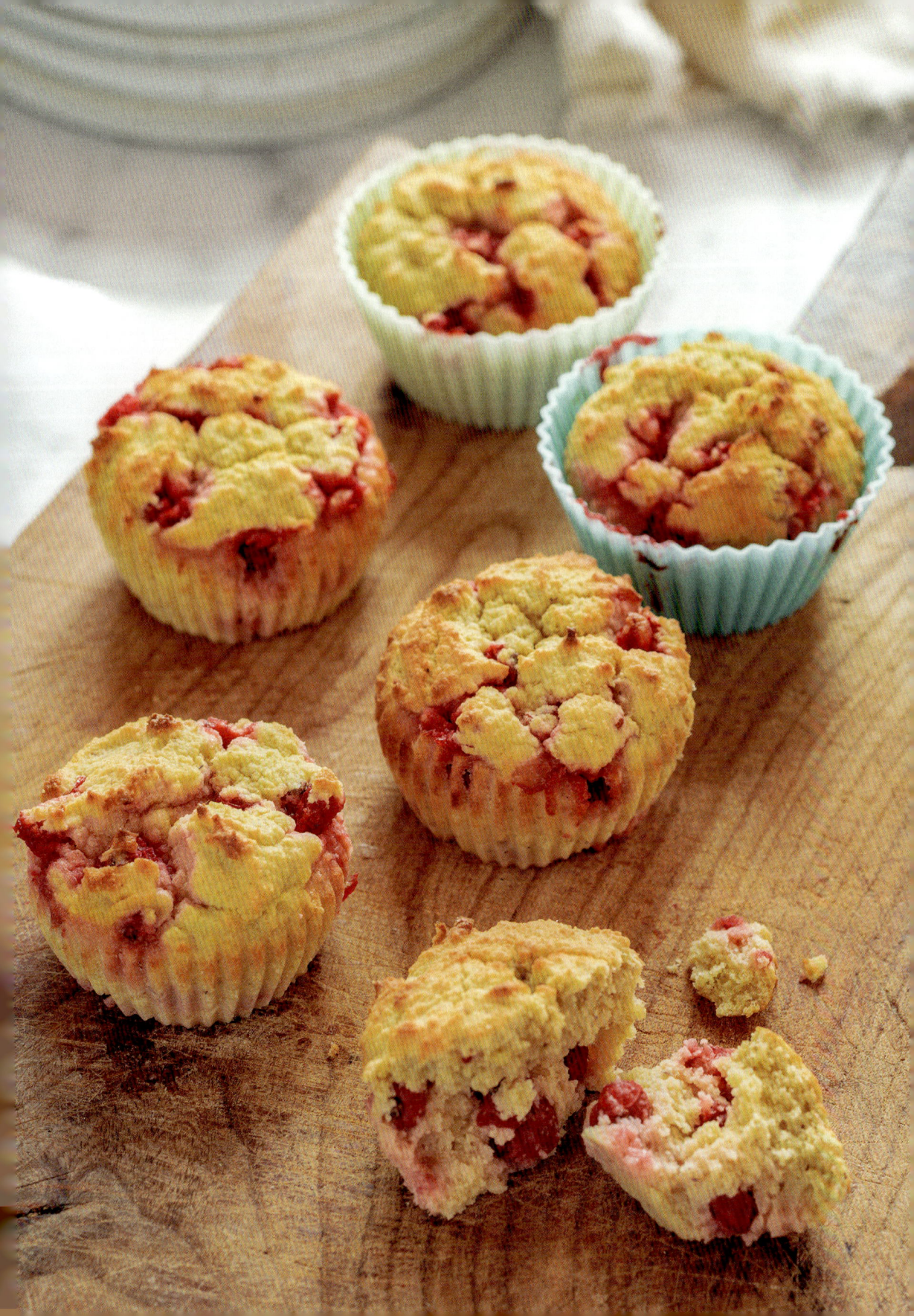

Heidelbeer-Bananen-Brot

FÜR 1 SILIKON-KASTENFORM (CA. 24 × 11 CM; ERGIBT 10 SCHEIBEN)
• ZUBEREITUNG: CA. 10 MIN. • BACKEN: CA. 40 MIN.
PRO SCHEIBE CA. 165 KCAL, 5 G E, 3 G F, 29 G KH

4 reife Bananen
300 ml ungesüßter
Mandeldrink
50 g Kokosmehl
100 g Hafermehl
125 g Buchweizenmehl
1 TL gemahlene Vanille
1 TL Zimtpulver
2 TL Weinsteinbackpulver
150 g TK-Heidelbeeren

1 Den Backofen auf 200° vorheizen. 3 Bananen schälen, in kleine Stücke brechen und mit dem Mandeldrink und dem Kokosmehl im Standmixer zu einer cremigen Flüssigkeit mixen. In einer großen Schüssel die beiden Mehle, Vanille, Zimt und Backpulver mischen und anschließend die Bananen-masse dazugeben. Alles mit einem großen Löffel zu einem homogenen Teig mischen.

2 Nun die Hälfte des Teiges in die Kastenform füllen. Die Heidelbeeren gleichmäßig auf den Teig streuen und die Form etwas hin- und herschütteln. Den restlichen Teig darüberge-ben und die Form noch mal etwas schütteln, damit keine Luftblasen im Teig verbleiben. Die vierte Banane schälen, längs aufschneiden und beide Teile mit der aufgeschnittenen Seite nach oben auf den Teig legen.

3 Das Bananenbrot im heißen Ofen (Mitte) 35–40 Min. backen. Das Brot auf einem Kuchengitter in der Form ausküh-len lassen, dann stürzen und in Scheiben schneiden.

AFTER WORK-OUT Diese Süßigkeit füllt nach dem Sport die **Kohlenhydratspeicher** wieder auf. Wer lange sitzt, sollte das Brot zwischendurch nicht snacken, da es den Blutzuckerspiegel zu sehr durcheinanderbringen könnte.

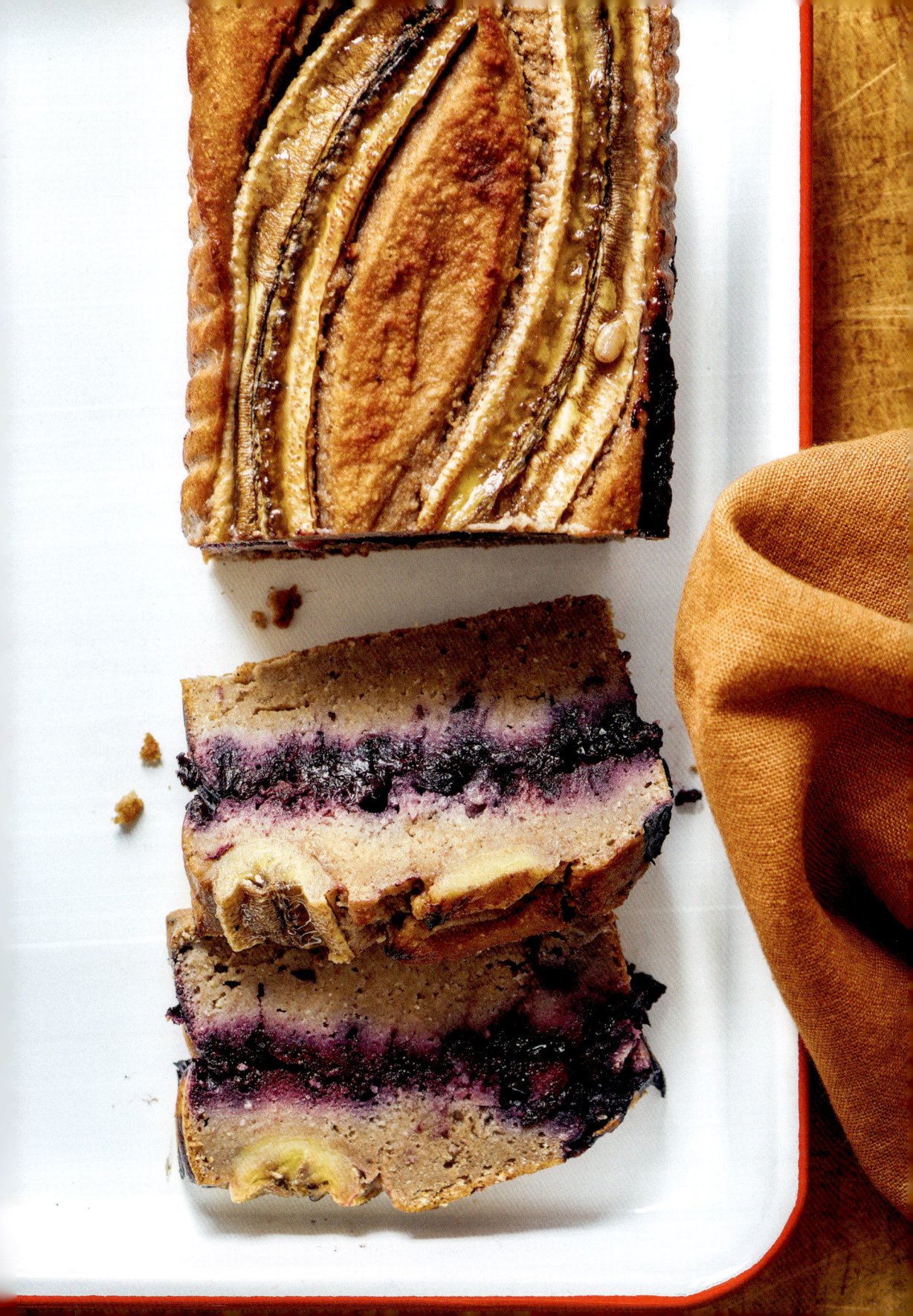

Bananen-Schoko-Waffeln

FÜR 3 PERSONEN • ZUBEREITUNG: CA. 30 MIN.
PRO PORTION CA. 255 KCAL, 8 G E, 12 G F, 29 G KH

Für die Waffeln

2 reife eher kleine
Bananen
25 g Buchweizenmehl
25 g Hafermehl (ersatz-
weise zarte Hafer-
flocken)
1 Bio-Ei (M)
150 ml ungesüßter
Mandeldrink
10 g ungesüßtes Kakao-
pulver
½ TL Zimtpulver
¼ TL gemahlene Vanille
½ EL Chia-Samen
1 TL Weinsteinbackpulver

Außerdem

natives Kokosöl für das
Waffeleisen
15 g Schokolade
(90 % Kakaoanteil)
75 g Himbeeren

1 Für die Waffeln die Bananen schälen, zusammen mit allen anderen Waffelzutaten in den Standmixer geben und auf hoher Stufe zu einem zähflüssigen Teig mixen. Wenn der Teig zu zäh ist, noch etwas Mandeldrink unterrühren.

2 Das Waffeleisen vorheizen und die Backflächen mit etwas Kokosöl einfetten. 3–4 EL Teig in die Mitte der unteren Backfläche geben. Das Waffeleisen schließen und die Waffel in 2–3 Min. goldbraun backen. Die Waffel herausnehmen und im auf 80° vorgeheizten Backofen warm stellen, bis alle Waffeln fertig sind. Auf die gleiche Art weitere Waffeln backen, bis der Teig aufgebraucht ist.

3 Während der Backzeit die Schokolade klein hacken. Die Himbeeren verlesen, abbrausen und abtropfen lassen. Die fertigen Waffeln mit Beeren und Schokolade belegen.

MACH PANCAKES! Wer kein Waffeleisen besitzt, kann Mini-Pancakes machen: Dafür das Kokosöl in einer großen **beschichteten Pfanne** erhitzen und darin bei mittlerer Hitze portionsweise Mini-Pancakes 2–3 Min. pro Seite backen.

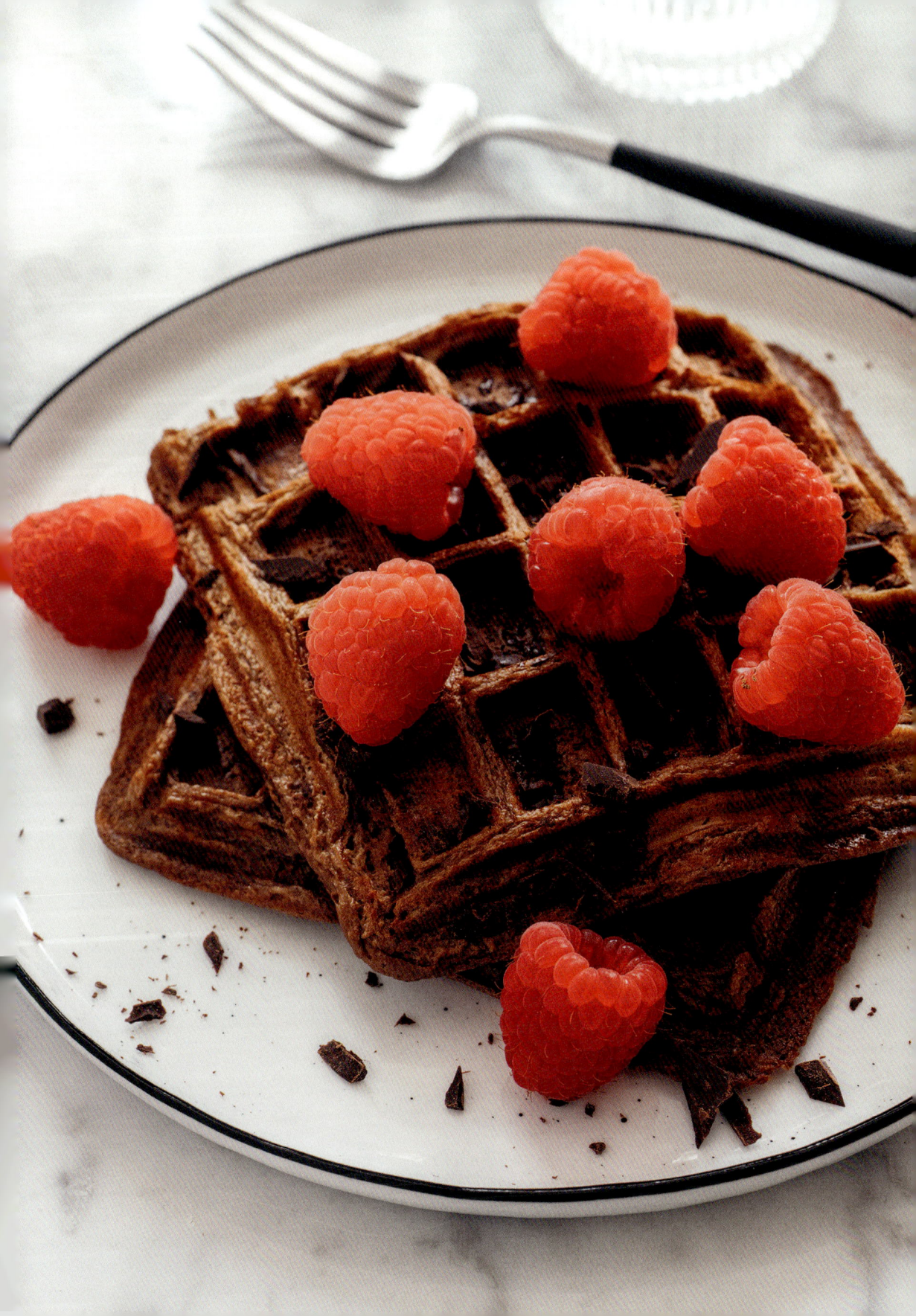

Raw-Cacao-Muffins mit Schokokern

FÜR 9 MUFFINS • ZUBEREITUNG: CA. 15 MIN. • BACKEN: CA. 30 MIN.
PRO STÜCK CA. 155 KCAL, 9 G E, 12 G F, 3 G KH

3 Bio-Eier (M)
40 g natives Kokosöl
80 g Erythrit
100 g Mandelmehl
25 g Kokosmehl
8 g Flohsamenschalen
50 g Raw-Cacao-Pulver
(ersatzweise unge-
süßtes Kakaopulver)
2 TL Weinsteinbackpulver
2 EL Apfelessig
250 ml ungesüßter
Mandeldrink
20 g Schokolade
(90 % Kakaoanteil)

Außerdem
9 Silikon-Muffinförmchen

1 Den Backofen auf 200° vorheizen und den Backofenrost auf mittlerer Schiene in den Ofen schieben. Die Eier in eine Rührschüssel aufschlagen und mit den Rührbesen des Handrührgeräts schaumig schlagen.

2 Das Kokosöl schmelzen, mit dem Erythrit zu den Eiern geben und erneut schaumig rühren. In einer zweiten Schüssel Mandel- und Kokosmehl, Flohsamenschalen, Kakao und Backpulver gut mischen.

3 Mehlmix, Apfelessig und Mandeldrink zur Eimasse geben. Die Zutaten in der Schüssel mit den Rührbesen des Handrührgeräts zu einem cremigen Teig verrühren.

4 Die Muffinförmchen knapp zur Hälfte mit Teig befüllen. Die dunkle Schokolade in neun Stückchen schneiden und jeweils in die Mitte der Muffins ein Stück legen. Danach die Formen mit dem restlichen Teig auffüllen und die Förmchen kurz hin- und herklopfen. Die Muffins auf den Rost im Ofen stellen und 25–30 Min. backen, anschließend auskühlen lassen.

VEGE-TABLES FIRST! Gewöhne dir folgendes Ritual an: Bevor du in die Kuchendose greifst, naschst du ein **bisschen rohes Gemüse**, um schneller gesättigt zu sein, dem Darm etwas Gutes zu tun und den Blutzucker zu stabilisieren.

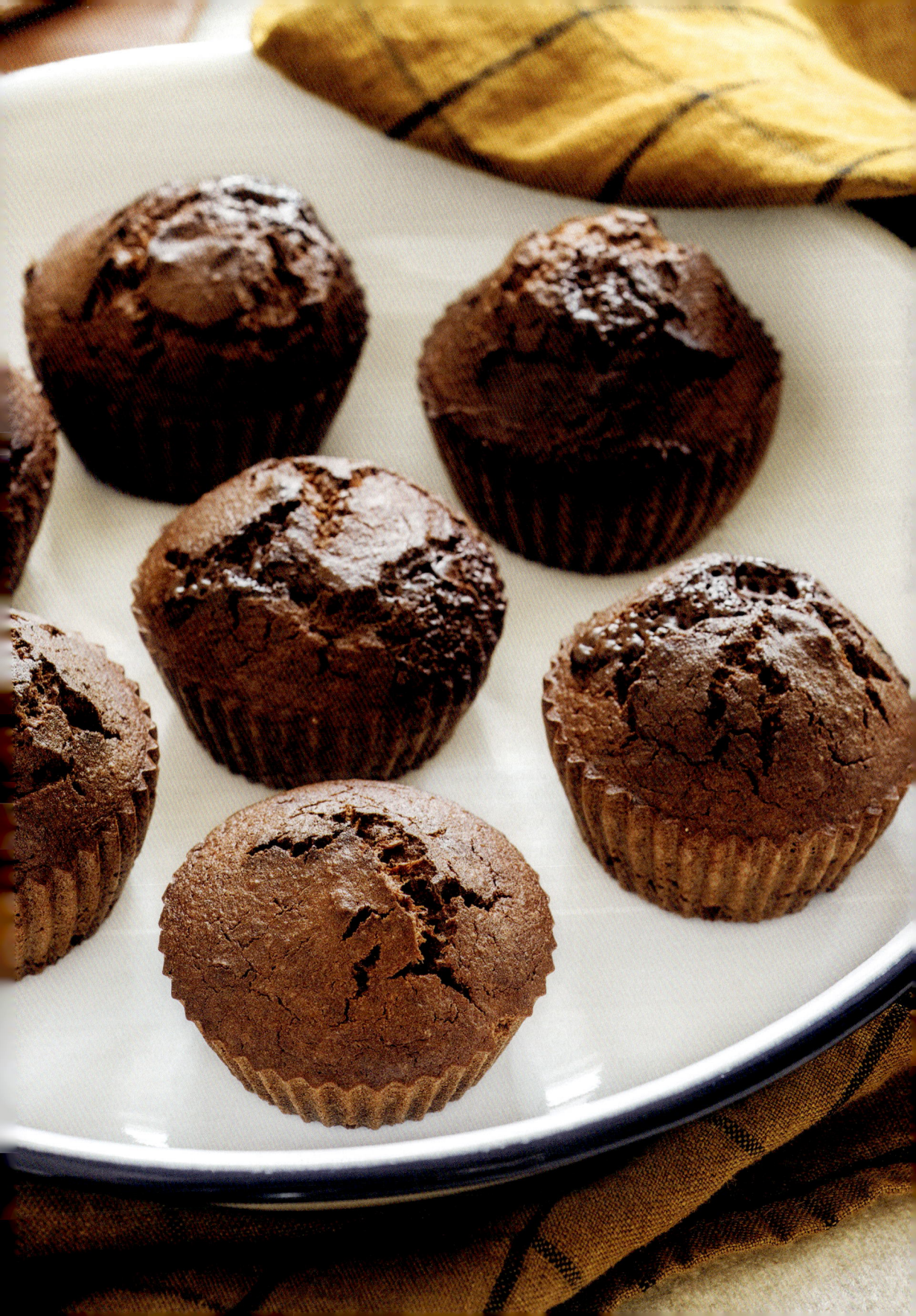

Low-Carb-Erdbeerkuchen

FÜR 1 SPRINGFORM (26 CM Ø; ERGIBT 12 STÜCKE) • ZUBEREITUNG: CA. 30 MIN. • BACKEN: CA. 20 MIN. • ABKÜHLEN: CA. 2 STD.
PRO STÜCK CA. 125 KCAL, 7 G E, 8 G F, 5 G KH

---

50 g Kokosmehl
100 g Mandelmehl
50 g gemahlene Mandeln
2 Bio-Eier (S)
40 g natives Kokosöl
(plus etwas mehr für
die Form)
150 g TK-Heidelbeeren
2 TL abgeriebene Bio-
Zitronenschale
50 g Erythrit
1 EL Bio-Gelatine
300 g Erdbeeren
etwas Kokosjoghurt
(nach Belieben)

1 Mehle und Mandeln in einer kleinen Schüssel mischen. In eine zweite Rührschüssel die Eier aufschlagen und mit den Rührbesen des Handrührgeräts schaumig schlagen. Das Kokosöl schmelzen, dazugeben und noch mal kräftig mixen. Den Mehl-Mandel-Mix dazugeben und alles mit den Händen zu einem festen Teig mischen und kneten.

2 Den Backofen auf 180° vorheizen. Die Form mit etwas Kokosöl einfetten. Den Teig mit den Händen auf der Arbeitsfläche zu einem flachen Kreis platt drücken und anschließend zwischen zwei Lagen Frischhaltefolie mit einem Nudelholz auf die Größe der Springform ausrollen.

3 Den Teig in die Form legen, mit einer Gabel mehrmals einstechen und im heißen Ofen (Mitte) 15–20 Min. backen.

4 Währenddessen Heidelbeeren, Zitronenabrieb und Erythrit in einem Topf erhitzen. Unter rühren die Gelatine hinzugeben und anschließend die Masse fein pürieren. Die Erdbeeren waschen, von den Stielansätzen befreien und halbieren.

5 Den Boden aus dem Ofen nehmen und 10 Min. auskühlen lassen, dann die Heidelbeermasse vorsichtig gleichmäßig daraufgießen und die Erdbeeren in den Guss drücken. Den Kuchen 1–2 Std. auskühlen lassen, bis die Füllung fest ist. Den Formrand entfernen und den Kuchen genießen. Nach Belieben einen Klecks Kokosjoghurt dazu servieren.

TAUSCH DIE BEERE! Die Erdbeeren kannst du beliebig durch **andere frische Beeren** ersetzen. Wenn man unter den Kokosjoghurt-Klecks noch ein wenig gemahlene Vanille mischt, schmeckt das Ganze noch himmlischer.

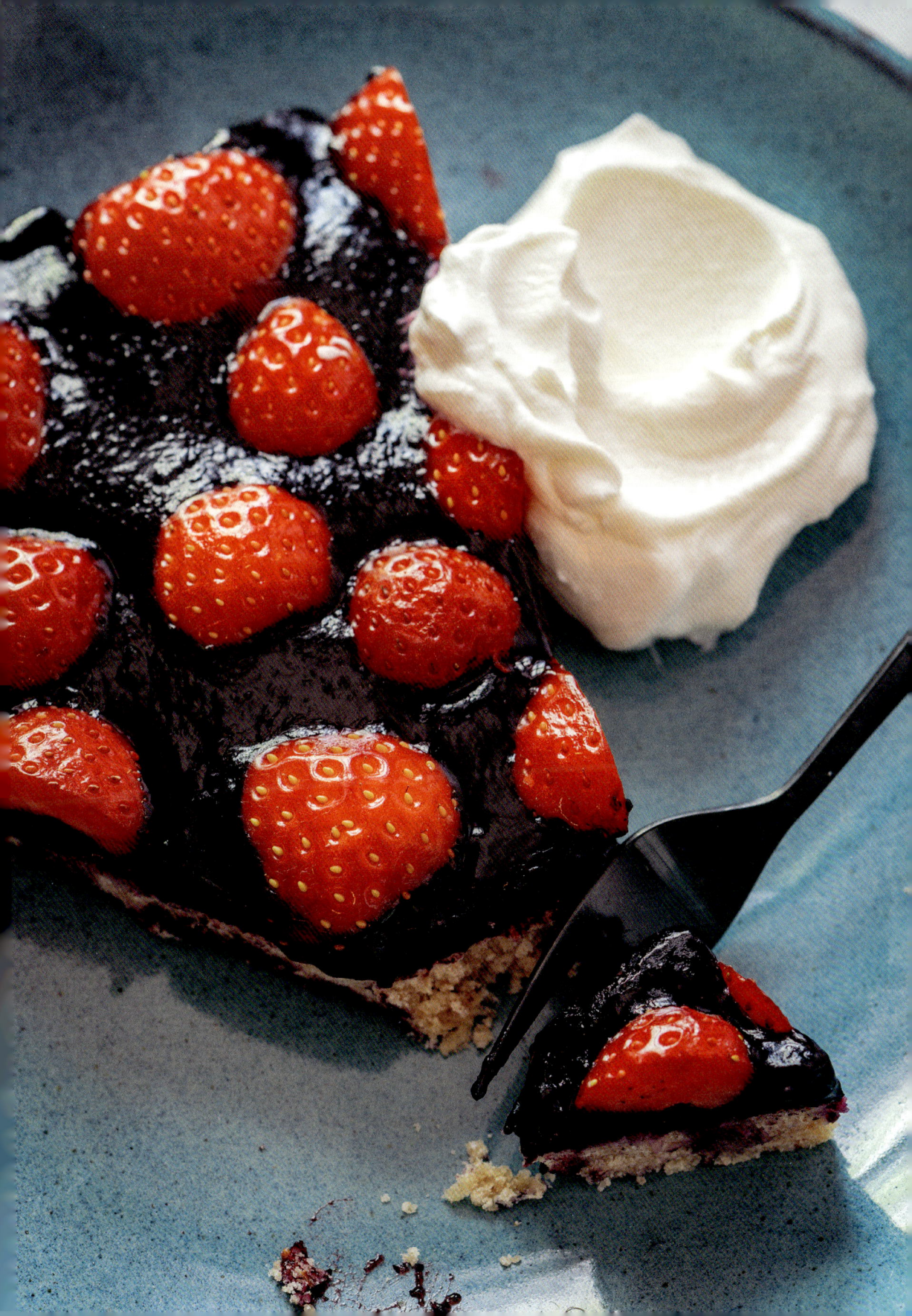

Banana Mini Pancakes

FÜR 4 PERSONEN • ZUBEREITUNG: CA. 30 MIN.
PRO PORTION CA. 210 KCAL, 7 G E, 7 G F, 35 G KH

2 kleine reife Bananen
1 Bio-Ei (S)
250 ml ungesüßter
    Mandeldrink
1½ TL Zimtpulver
½ EL Chia-Samen
1 TL Weinsteinbackpulver
50 g Buchweizenmehl
50 g Hafermehl
½ EL natives Kokosöl
1 Apfel

1 Die Bananen schälen, in kleine Stücke brechen und in den Standmixer geben. Das Ei aufschlagen und dazugeben. Mandeldrink, 1 TL Zimt, Chia-Samen und Backpulver ebenfalls dazugeben und alles zu einer cremigen Masse mixen. Buchweizen- und Hafermehl dazugeben und erneut mixen, bis ein zähflüssiger Teig entstanden ist.

2 In einer großen beschichteten Pfanne ca. ½ TL Kokosöl erhitzen und verteilen. Aus dem Teig portionsweise Pancakes backen. Dafür je vier bis fünf Kleckse (ca. 2 EL pro Klecks) Teig in die Pfanne geben und 2 Min. bei mittlerer Hitze braten, dann vorsichtig wenden und die andere Seite 1–2 Min. braten. Man muss etwas geduldig sein, die Oberfläche sollte vor dem Wenden bereits fast trocken sein.

3 Die fertigen Pancakes auf einem Teller unter Alufolie warm halten, bis alle fertig sind. Den Apfel waschen, vom Kerngehäuse befreien und klein würfeln. Die Apfelwürfel mit dem restlichen Zimt (½ TL) mischen. Die Pancakes mit den Apfelwürfeln garnieren und genießen.

VEGANE PAN-CAKES Für eine vegane Version das Ei einfach durch **1 TL Chia- oder Leinsamen**, die 5 Min. in 3 TL Wasser eingeweicht wurden, ersetzen. Diese Mischung liefert obendrein auch noch ein Plus an Ballaststoffen.

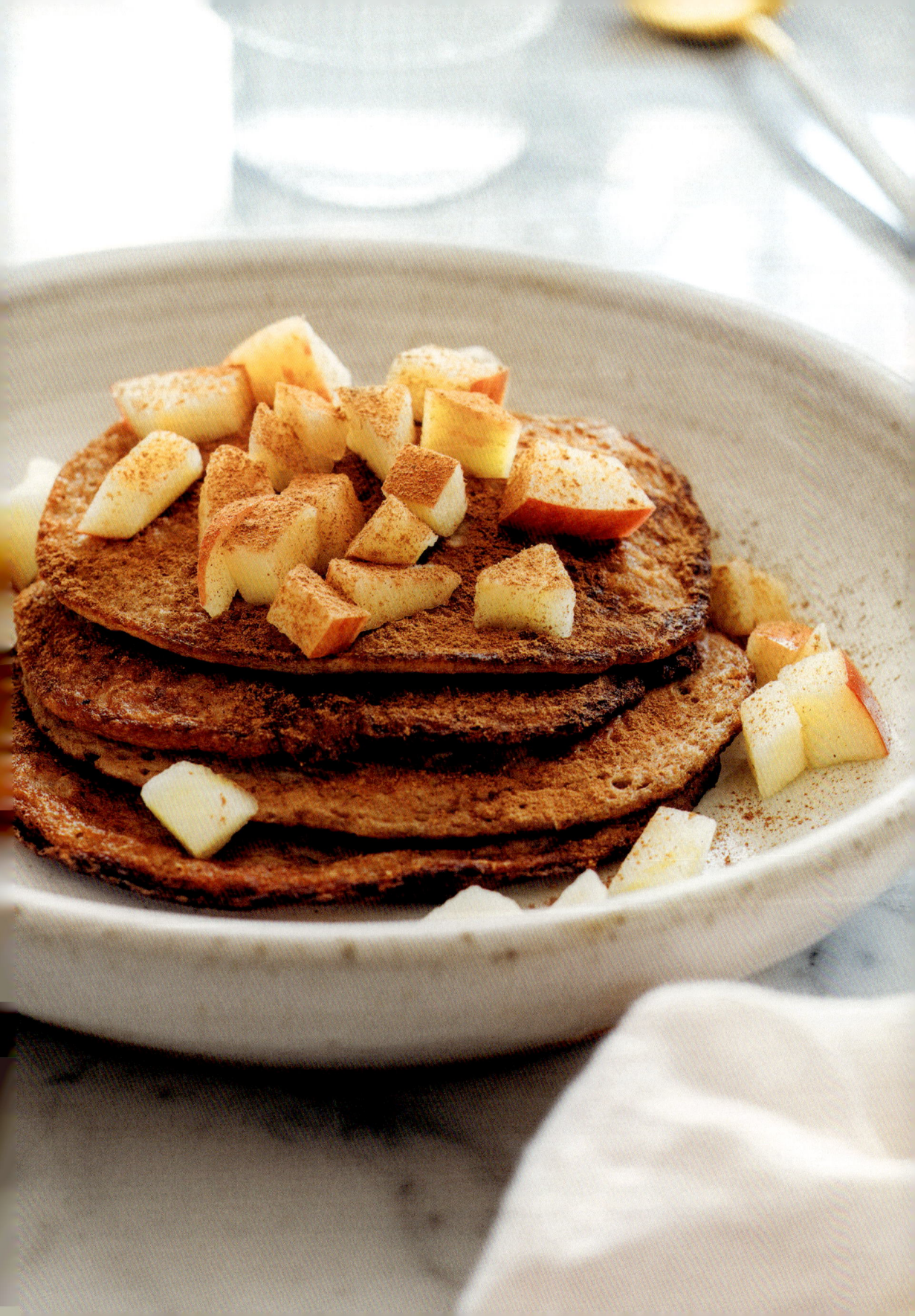

Raw Blueberry Mini Cakes

FÜR 6 TÖRTCHEN • ZUBEREITUNG: CA. 15 MIN. • AUFTAUEN: CA. 30 MIN. • TIEFKÜHLEN: CA. 2 STD.
PRO STÜCK CA. 130 KCAL, 3 G E, 11 G F, 6 G KH

Für den Boden
50 g gemahlene Mandeln
10 g Mandelmehl
20 g Erythrit
20 g Kokosöl

Für die Füllung
150 g TK-Heidelbeeren
40 g cremige Kokosmilch
80 g vegane Frischcreme
    (ohne Soja)
½ TL gemahlene Vanille

Außerdem
6 Silikon-Muffinförmchen
6 Heidelbeeren zum
    Garnieren

1 Für die Füllung die gefrorenen Heidelbeeren in einer Schüssel 30 Min. antauen lassen.

2 Für den Boden Mandeln, Mandelmehl und Erythrit in einer kleinen Schüssel mischen. Das Kokosöl im heißen Wasserbad schmelzen und zu den trockenen Zutaten geben. Mit einem Löffel alles zu einer klebrigen Masse verrühren, auf die Muffinförmchen verteilen und glatt streichen.

3 Für die Füllung alle Zutaten in den Standmixer geben und zu einer cremigen Masse pürieren. Diese in die Förmchen auf die Teigböden geben und die Förmchen etwas hin- und herschwenken, damit sich die Füllung gleichmäßig verteilt.

4 In die Mitte jedes Törtchens je 1 frische Heidelbeere legen und die Törtchen 1–2 Std. ins Tiefkühlfach stellen. Die Törtchen 30 Min. vor dem Verzehr aus dem Tiefkühlfach nehmen, etwas antauen lassen und dann genießen.

MANCH-MAL ERLAUBT Die Törtchen sind ein Treat. Heißt: Man kann sich damit ab und zu etwas Gutes tun. Dennoch sollten sie nicht maßlos gegessen werden, da mehr als eines doch **relativ viele Kalorien** enthalten – wenn auch gute.

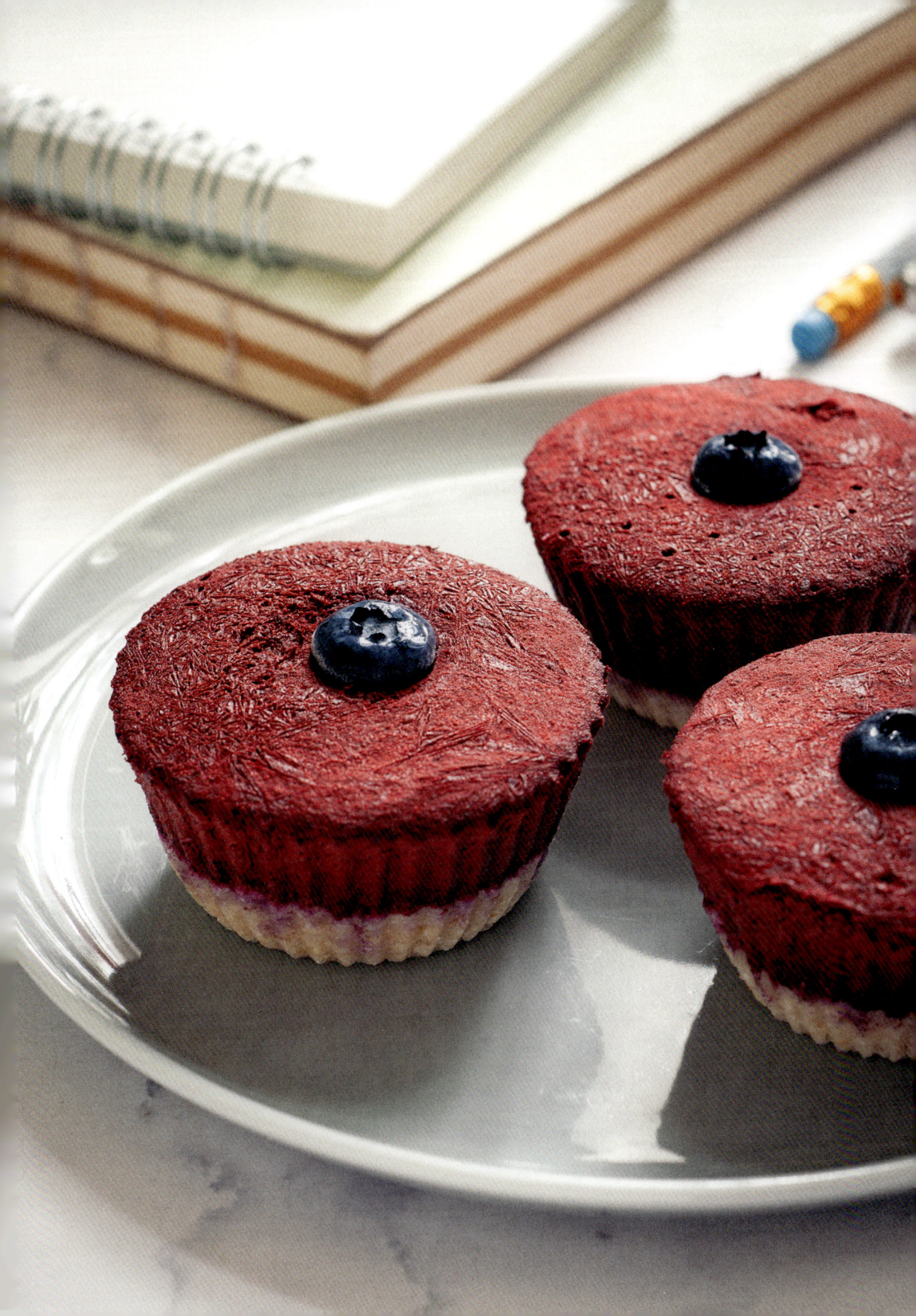

Schafquark mit Brombeeren

FÜR 1 PERSON • ZUBEREITUNG: CA. 2 MIN.
PRO PORTION CA. 270 KCAL, 11 G E, 19 G F, 12 G KH

100 g Brombeeren
(ersatzweise ange-
taute TK-Heidel-
beeren)
150 g Schafquark
10 g Haselnusskerne

1 Die Brombeeren verlesen, abbrausen, abtropfen lassen und in eine Schüssel geben. Den Quark untermischen.

2 Die Haselnusskerne grob hacken und auf den Quark streuen. Den Brombeer-Quark genüsslich löffeln.

WARUM SCHAF-QUARK? Schaf- und Ziegenmilch sind in ihrer Zusammensetzung der **menschlichen Milch ähnlicher** als Kuhmilchprodukte und deshalb besser verträglich. Du findest die Produkte in gut sortierten Bioläden.

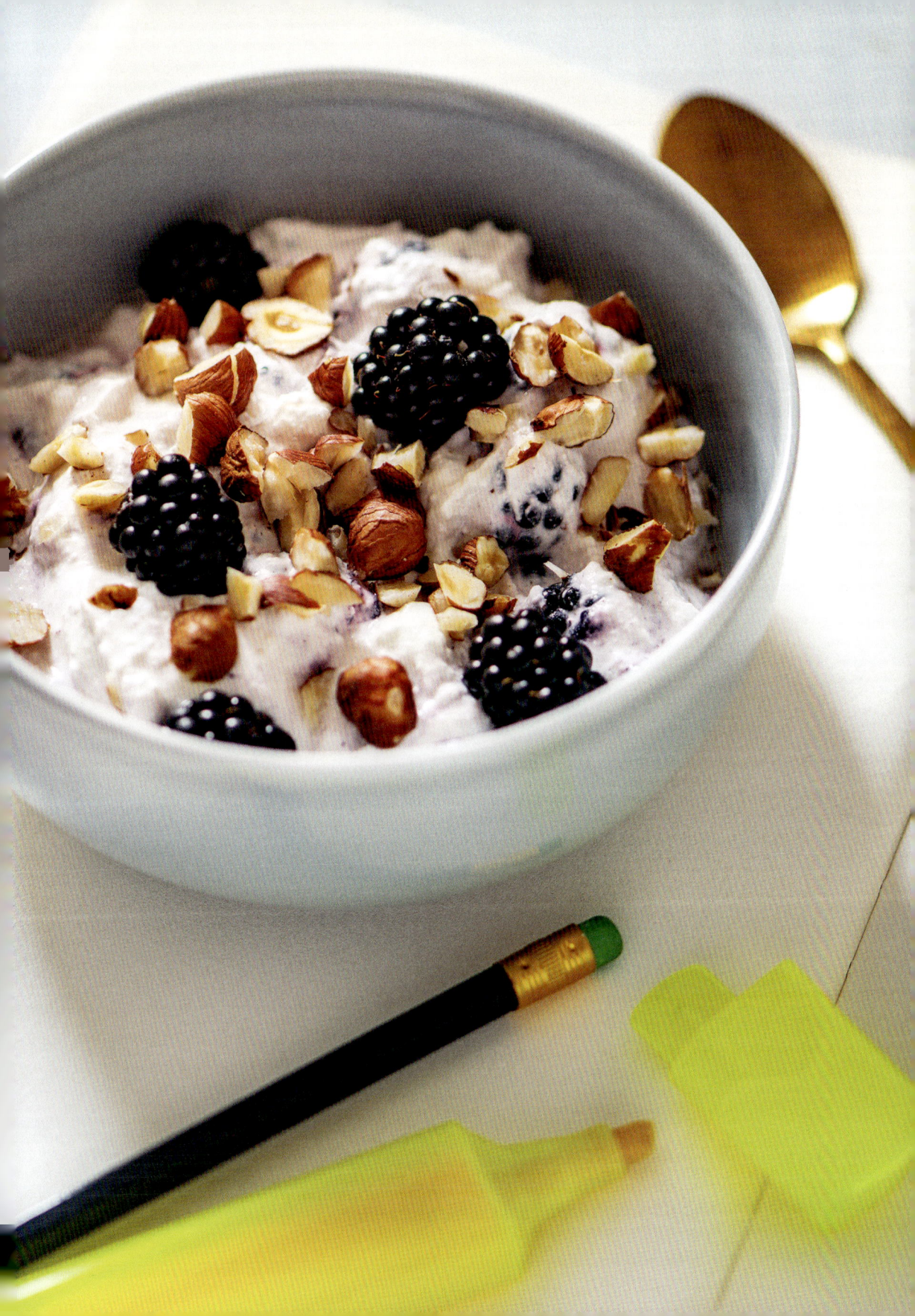

Zartbitter-Bananen-Nicecream

FÜR 2 PERSONEN • ZUBEREITUNG: CA. 10 MIN. • TIEFKÜHLEN: CA. 6 STD.
PRO PORTION CA. 225 KCAL, 5 G E, 7 G F, 33 G KH

3 reife Bananen
20 g Schokolade
   (90 % Kakaoanteil)
150 ml ungesüßter
   Mandeldrink
2 EL Raw-Cacao-Pulver
   (ersatzweise unge-
   süßtes Kakaopulver)

1 Die Bananen schälen und jede Banane in fünf Stücke schneiden. Diese in einen Zip-Gefrierbeutel füllen und 6 Std. ins Tiefkühlfach legen.

2 Die Schokolade klein hacken und beiseitestellen. Nach der Gefrierzeit die Bananen mit dem Mandeldrink und dem Raw Cacao in den Standmixer geben und mit der Icecrush-Funktion zu einem cremigen Sorbet mixen.

3 Das Eis auf zwei Schälchen aufteilen und mit den Schokostückchen toppen. Sofort genießen!

ERSTE-HILFE-TIPP Sollte das Eis bereits **zu flüssig** sein, kann es nochmal für 1–2 Std. ins Tiefkühlfach gestellt werden. Dann zwischendurch immer mal wieder überprüfen, ob die Konsistenz schon perfekt ist.

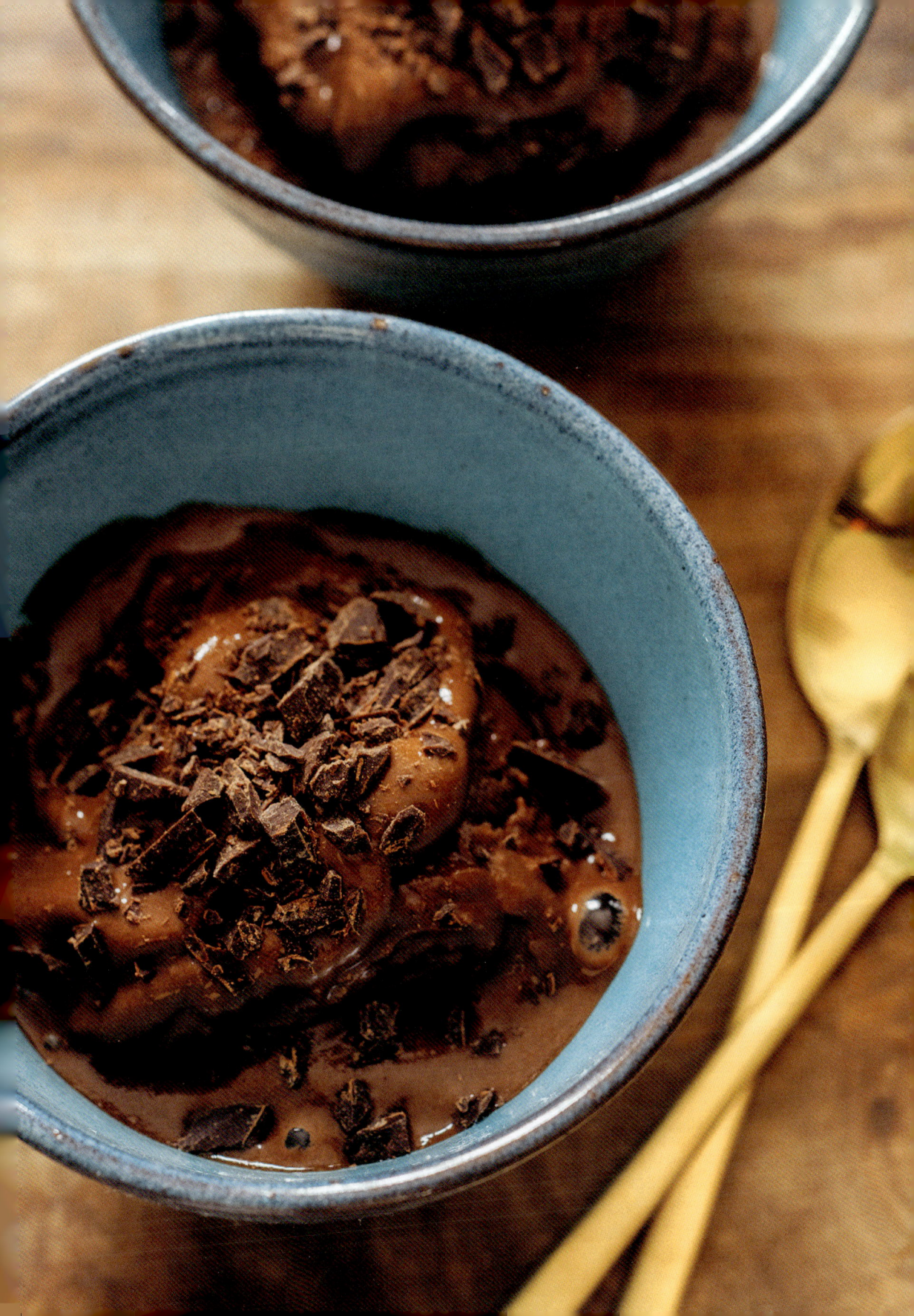

Erdbeer-Eisriegel im Schokokleid

FÜR 12 STÜCK • ZUBEREITUNG: CA. 20 MIN. • TIEFKÜHLEN: CA. 3 STD.
PRO STÜCK CA. 35 KCAL, 0 G E, 3 G F, 1 G KH

100 ml cremige
    Kokosmilch
½ TL gemahlene Vanille
100 g TK-Erdbeeren
25 g Schokolade
    (95 % Kakaoanteil)
15 g Kakaobutter
15 g geröstete, gehackte
    Haselnüsse

Außerdem
Silikonform für
    12 Müsliriegel
    (ca. 29 × 2,5 × 16,5 cm)

1 Die Kokosmilch mit 100 ml warmem, nicht kochend heißem Wasser, der gemahlenen Vanille und den Erdbeeren in einen Standmixer geben und alles zu einer cremigen, noch leicht gefrorenen Masse mixen.

2 Die Erdbeermischung auf die zwölf Vertiefungen der Müsliriegelform verteilen und kurz ins Tiefkühlfach stellen.

3 Während die Oberfläche der Riegel anfriert, Schokolade und Kakaobutter in einem heißen Wasserbad schmelzen.

4 Die Riegel aus dem Tiefkühlfach nehmen und die Nüsse darauf verteilen. Die flüssige Schokolade auf den Riegeln verteilen und die Riegelform vorsichtig vor- und zurückbewegen, damit sich die Schokolade gleichmäßig verteilt.

5 Die Riegel in 3 Std. vollständig tiefkühlen und vor dem Verzehr vorsichtig aus den Formen drücken, sodass die Schokolade dabei nicht bricht.

KOKOS-NUSS PUR   Cremige Kokosmilch findet man im Tetrapak im Super- oder Drogeriemarkt. Achte darauf, dass die einzigen Zutaten **Wasser und Kokosnuss** sind. Emulgatoren und E-Stoffe sind unnötige Zusatzstoffe.

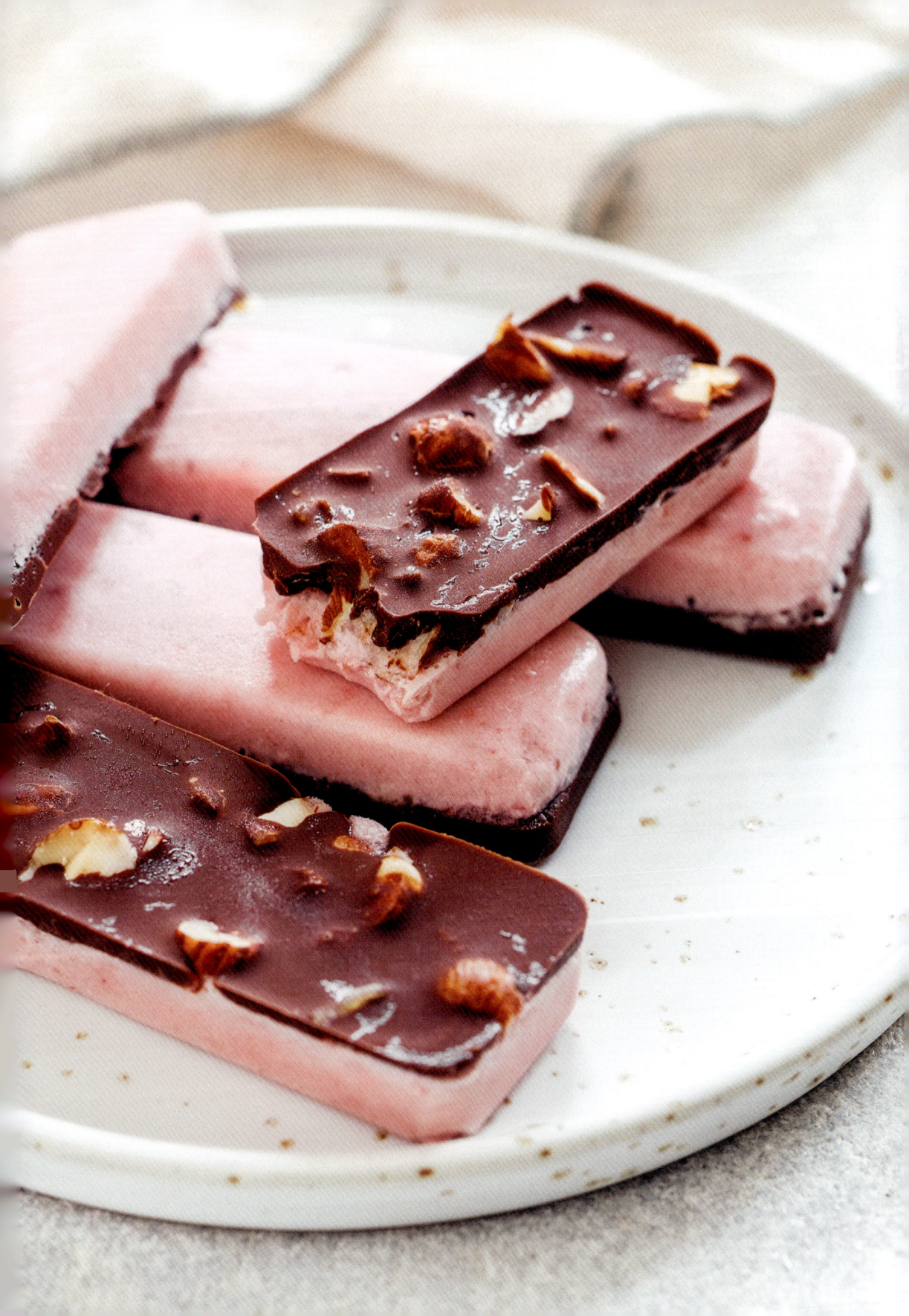

Zartbitter-Pralinen mit Cashewfüllung

FÜR 10 PRALINEN • ZUBEREITUNG: CA. 10 MIN. • TIEFKÜHLEN: CA. 45 MIN.
PRO STÜCK CA. 115 KCAL, 2 G E, 8 G F, 9 G KH

80 g Schokolade
    (90 % Kakaoanteil)
20 g Kakaobutter
2 TL Erythrit
½ TL gemahlene Vanille
25 g Cashewmus
10 gefriergetrocknete
    Sauerkirschen
    (ersatzweise andere
    gefriergetrocknete
    Beeren)

Außerdem
Silikoneiswürfelform mit
mindestens 10 eckigen
Mulden (ersatzweise
Pralinenförmchen)

1 Die Pralinenform im Tiefkühlfach ca. 15 Min. vorkühlen, damit die Schokolade beim Auskleiden an den Wänden besser haften bleibt. Inzwischen die Schokolade in kleine Stücke brechen und mit Kakaobutter, Erythrit und Vanille im heißen Wasserbad vorsichtig schmelzen.

2 Die Hälfte der Schokoladenmasse gleichmäßig in zehn Mulden der Eiswürfelform füllen. Die Form vorsichtig und langsam in alle Richtungen kippen, sodass ein kleiner Schokoladenrand an den Seitenwänden entsteht.

3 Die Form 10 Min. ins Tiefkühlfach stellen. Die flüssige Schokolade im warmen Wasserbad stehen lassen.

4 Nachdem die Schokolade in den Förmchen ausgekühlt ist, in der Mitte je einen Klecks (⅓ TL) Cashewmus platzieren und je 1 Sauerkirsche darauflegen.

5 Zuletzt die restliche flüssige Schokolade über die Füllung gießen und die Pralinen erneut 20 Min. ins Tiefkühlfach stellen. Die Pralinen anschließend im Kühlschrank lagern.

SO GEHT'S AUCH Wer es nicht zu süß braucht, kann das Erythrit auch weglassen. Alternativ kann übrigens auch **anderes Nussmus** wie Mandelmus, Haselnussmus oder Erdnussmus verwendet werden.

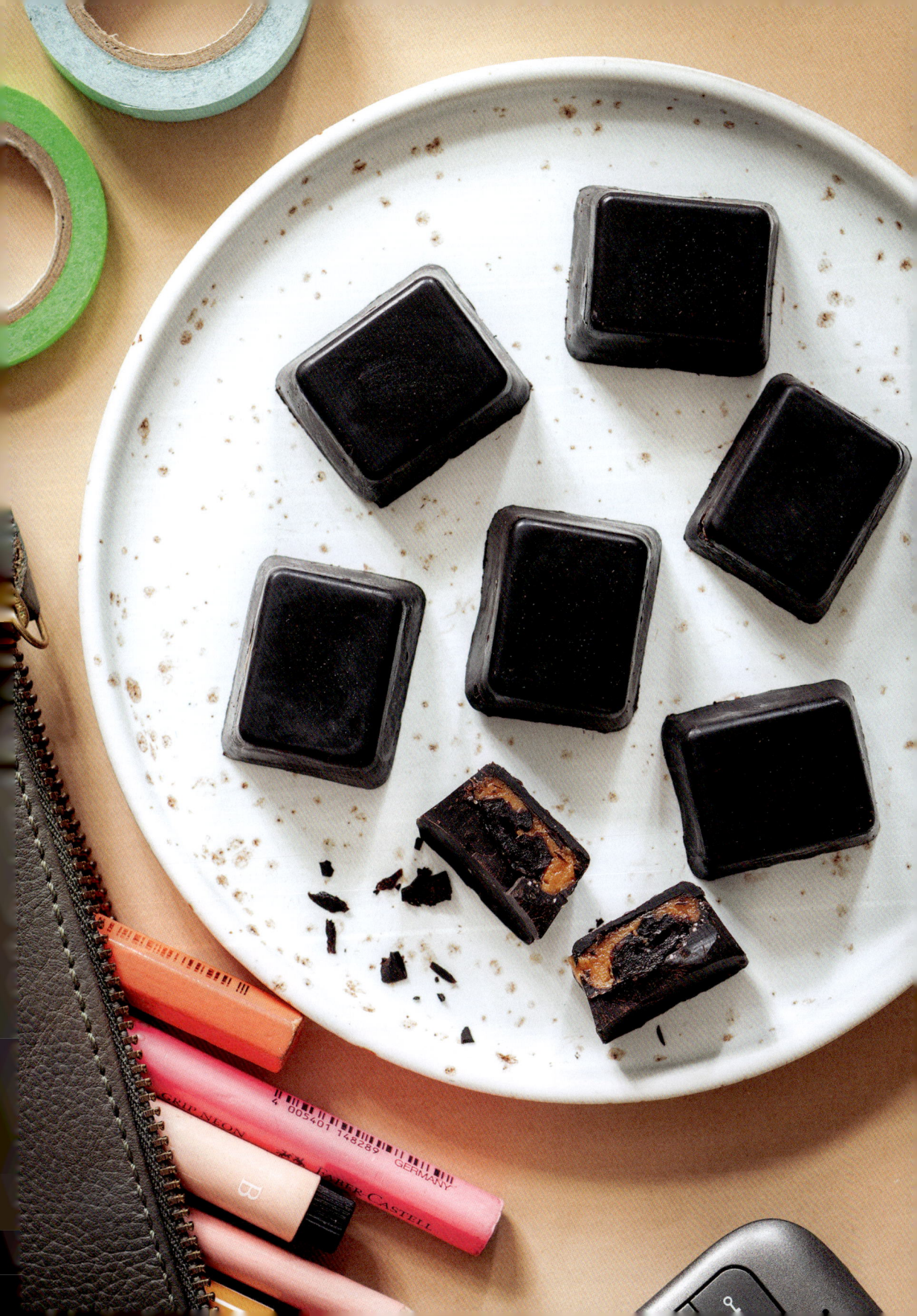

REZEPTREGISTER

Damit Sie Rezepte mit bestimmten Zutaten noch schneller finden, sind in diesem Register auch beliebte Zutaten wie Tomaten und Zucchini alphabetisch eingeordnet und hervorgehoben. Darunter finden Sie das Rezept Ihrer Wahl. Das Kürzel LC hinter einem Rezept bedeutet Low Carb, VG steht für vegetarisch und V für vegan.